高职高专"十三五"规划教材

安全技术系列

职业危害因素检测评价技术

周福富 赵艳敏 主编 王慈慈 主审

U0205497

化学工业出版社

·北京·

《职业危害因素检测评价技术》是为适应高校开展职业健康安全人才培养、社会对职业健康安全知识的需求而编写的，教材内容紧跟行业企业发展要求，提供教学及指导行业企业做好职业健康安全工作。课程主要内容有认识职业病危害因素及其检测评价，职业卫生设计规范及"三同时"要求，职业病危害因素采样技术规范，化学危害因素检测技术，生产性粉尘危害因素检测技术，物理危害因素检测技术，职业病危害因素控制措施及报告编制，建设项目职业病危害因素评价程序与方法，职业病危害因素检测评价机构管理及相关检测评价标准规范。

本书作为高职高专化工安全及机关专业学生教材，同时也可作为企业安全生产管理人员、政府安全生产监管人员、安全中介机构安全评价及职业危害因素检测评价人员的参考用书。

图书在版编目（CIP）数据

职业危害因素检测评价技术/周福富，赵艳敏主编. —北京：化学工业出版社，2016.10（2024.7 重印）

高职高专"十三五"规划教材——安全技术系列）

ISBN 978-7-122-27886-9

Ⅰ.①职… Ⅱ.①周…②赵 Ⅲ.①职业病-安全危害因素-检测技术-高等职业教育-教材 Ⅳ.①R134

中国版本图书馆 CIP 数据核字（2016）第 197307 号

责任编辑：张双进   加工编辑：李 玥

责任校对：宋 夏   装帧设计：王晓宇

出版发行：化学工业出版社（北京市东城区青年湖南街13号 邮政编码100011）
印 装：北京虎彩文化传播有限公司
787mm×1092mm 1/16 印张17¼ 字数469千字 2024年7月北京第1版第5次印刷

购书咨询：010-64518888   售后服务：010-64518899
网 址：http://www.cip.com.cn
凡购买本书，如有缺损质量问题，本社销售中心负责调换。

定 价：39.00元

职业危害因素检测评价技术

编写人员名单

主　　编　　周福富　赵艳敏

编写人员（按姓氏笔画排列）

　　　　　　刁银军（金华职业技术学院）

　　　　　　陆　佳（江苏蓝天安全科技有限公司）

　　　　　　周福富（金华职业技术学院）

　　　　　　郭庆亮（广东食品药品职业学院）

　　　　　　赵艳敏（宁波职业技术学院）

　　　　　　夏　良（金华职业技术学院）

　　　　　　曾宇春（金华职业技术学院）

　　　　　　蒋良中（浙江高鑫安全检测科技有限公司）

　　　　　　葛晓霞（巨化集团公司）

主　　审　　王慈慈

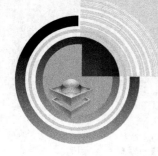

FOREWORD 前 言

按照《中华人民共和国职业病防治法》相关规定，职业性有害因素检测评价即职业病一级预防职责由安监部门负责，职业健康安全成为安全管理的重要内容之一。近年来各级安监部门及行业企业重视职业性危害因素检测评价，发布并实施了很多新的规范标准，如安监总厅安健〔2016〕9号《职业卫生技术服务机构检测工作规范》等，课程需紧跟行业企业发展，编写教材提供教学及指导行业企业做好职业健康安全工作。

本教材融入了职业健康安全的新技术、新标准、新规范，适应高校开展职业健康安全人才培养、社会对职业健康安全知识的需求。本书由周福富和赵艳敏担任主编，金华职业技术学院周福富和江苏蓝天安全科技有限公司陆佳评价师编写课题一认识职业病危害因素及其检测评价；广东食品药品职业学院郭庆亮老师编写课题二职业卫生设计规范及"三同时"要求；金华职业技术学院曾宇春老师和巨化集团公司安环部葛晓霞编写课题三职业病危害因素采样技术规范及课题六物理危害因素检测技术；金华职业技术学院刁银军老师和浙江高鑫安全检测科技有限公司蒋良中编写课题四化学危害因素检测技术和课题五生产性粉尘危害因素检测技术；宁波职业技术学院赵艳敏老师编写课题七建设项目职业病危害因素评价程序与方法和课题九职业病危害因素检测评价机构管理；金华职业技术学院夏良老师编写课题八职业病危害因素控制措施及报告编制。全书由金华职业技术学院周福富统稿，浙江高鑫安全检测科技有限公司王慈慈评价师主审。

编写本书参考了相关专著与其他文献资料，收集了国家安全生产监督管理总局及其他相关网站内容和案例，并得到了巨化集团公司、浙江高鑫安全检测科技有限公司、江苏蓝天安全科技有限公司的技术支持，在此向相关文献作者、网站、企业表示感谢。

由于编者水平有限，书中不妥之处在所难免，敬请读者批评指正。

编者
2016 年 7 月

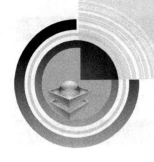

CONTENTS 目 录

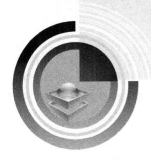

课题 一
认识职业病危害因素
及其检测评价

▷▷▷

学习目标

知识目标
了解职业病危害因素定义、分类及造成职业病危害原因的分析与辨识。

能力目标
具备根据职业危害相关标准，初步辨识生产过程中的职业危害因素能力和了解职业病危害因素检测及评价内容。

素质目标
培养学生正确认知生产企业的职业危害因素、防范职业危害的意识。

知识储备

项目一 职业危害因素概述

一、职业病危害因素定义

职业病危害因素是指在职业活动中产生和（或）存在的，可能对职业人群健康、安全和作业能力造成不良影响的因素或条件，包括化学、物理、生物等因素。

职业病危害因素在生产劳动过程中存在，且存在于工作场所中。工作场所指劳动者进行职业活动，并由用人单位直接或间接控制的所有工作地点。职业病危害因素对人体的作用，如果超过人体的生理承受能力，就可能产生以下 3 种不良后果：

① 可能引起身体的外表变化，俗称"职业特征"，如皮肤色素沉着、皮肤粗糙等；

② 可能引起职业性疾患——职业病及职业性多发病；

③ 可能降低身体对一般疾病的抵抗能力。

二、职业病危害因素分类

职业病危害因素按其来源可分为生产工艺过程中的有害因素、劳动过程中的有害因素和生产环境中的有害因素 3 类。

1. 生产工艺过程中的有害因素

生产工艺过程中的有害因素主要包括化学因素、物理因素和生物因素。化学因素包括生产过程中的许多化学物质和生产性粉尘；物理因素包括异常气象条件、异常气压、噪声、振动、非电离辐射、电离辐射等；生物因素包括炭疽杆菌、布氏杆菌、森林脑炎病毒等传染性病原体。

2. 劳动过程中的有害因素

劳动过程中的有害因素主要包括劳动组织和劳动制度不合理、劳动强度过大、过度精神或心理紧张、劳动时个别器官或系统过度紧张、长时间不良体位、劳动工具不合理等。

3. 生产环境中的有害因素

生产环境中的有害因素主要包括自然环境因素、厂房建筑或布局不合理、来自其他生产过程散发的有害因素造成的生产环境污染。

近年来，随着工业化、城镇化的加快，经济转型及产业结构的调整，新技术、新工艺、新设备和新材料的推广应用，劳动者在职业活动中接触的职业病危害因素更为多样、复杂。因此，为贯彻落实《中华人民共和国职业病防治法》，切实保障劳动者健康权益，根据职业病防治实际工作需要，国家卫生和计划生育委员会、国家安全生产监督管理总局、人力资源和社会保障部及全国总工会决定对《职业病危害因素分类目录》进行修订。职业病危害因素分类由原来的 10 类修订为 6 类，即粉尘类、化学因素类、物理因素类、放射因素类、生物因素类和其他因素类。将原有的"导致职业性皮肤病的危害因素""导致职业性眼病的危害因素""导致职业性耳鼻喉口腔疾病的危害因素"和"职业性肿瘤的职业病危害因素"分别纳入上述 6 类职业病危害因素之中。

修订的《职业病危害因素分类目录》（见附录二）中对职业病危害因素进行细化，由原来的 133 种修订为 460 种。其中，粉尘类 51 种，化学因素类 379 种，物理因素类 11 种，放射因素类 10 种，生物因素类 6 种，其他因素类 3 种。粉尘类前 12 种因素与《职业病分类和目录》中前 12 种尘肺病病种对应，其他因素按拼音顺序依次排列；化学因素类前 59 种因素与《职业病分类和目录》中前 59 种职业性化学中毒病种对应，其他因素按物质类别依次排列。另外，为便于识别管理，对物质（混合物除外）CAS 编号进行了标注，并对接触氡及其短寿命子体、艾滋病病毒及从事不良条件下井下作业及刮研作业的相关人员作了明确限定。2015 年 11 月 17 日印发并实施。《职业病危害因素分类目录》。2002 年 3 月 11 日原卫生部印发的《职业病危害因素分类目录》同时废止。

三、职业危害因素管理现状

2011 年 12 月 31 日第十一届全国人民代表大会常务委员会第二十四次会议通过关于修改《中华人民共和国职业病防治法》的决定。法律规定职业病防治工作坚持预防为主、防治结合的方针，建立用人单位负责、行政机关监管、行业自律、职工参与和社会监督的机制，实行分类管理、综合治理。国务院安全生产监督管理部门、卫生行政部门、劳动保障行政部门依照本法和国务院确定的职责，负责全国职业病防治的监督管理工作。国务院有关部门在各自的职责范围内负责职业病防治的有关监督管理工作。国家安全生产监督管理总局成立职业安全健康监督管理司依法监督检查工矿商贸作业场所（煤矿作业场所除外）职业卫生情况；按照职责分工，拟订作业场所职业卫生有关执法规章和标准；组织查处职业危害事故和违法违规行为；承担职业卫生安全许可证的颁发管理工作；组织指导并监督检查有关职业安全培训工作；组织指导职业危害申报工作；参与职业危害事故应急救援工作；明确工作场所职业危害因素管理职责。

1. 国际上职业安全卫生学科的发展历程

1921 年国际劳工大会通过的公约将工伤定义为"由于工作直接或间接引起的事故为工伤"。简言之，生产劳动过程中造成的身体伤害（以伤害为目的的除外），即为工伤。工伤和职业病有紧密的联系，不少国家逐步把职业病纳入到"工伤"的范畴。美国国家标准ANSIZ16.1 中，将"工作伤害"定义为"任何由工作引起并在工作过程中发生的（人受到的）伤害或职业病，即由工作活动或工作环境导致的伤害或职业病"。在科学研究和实际管理工作中，都把职业安全和卫生融为一体，统称"职业安全卫生"（occupational safety and health）。美国早已组成综合的科学研究机构——美国全国职业安全和卫生研究所（NIOSH），以及监督机构——美国职业安全卫生总署（OSHA）。

俄罗斯、德国、奥地利和南斯拉夫等国家使用劳动保护的名称，而美国、日本、英国等国家则使用职业安全卫生或劳动安全卫生的名称。称呼虽然不同，但研究内容却大致相仿。现在统称为职业安全卫生，涵盖所有职业。在跨世纪之际，有关专家、学者将现代职业安全卫生与健康称为"跨世纪的综合学科"，引起各国政府和社会的高度重视。国际上及一些地区和国家还设立有专门的职业安全机构：国际劳工组织、世界卫生组织、国际职业安全健康局、国际职业安全健康信息中心、国际劳动监督协会、国际职业卫生学会、国际社会保障协会、欧洲职业安全健康局、亚太职业安全健康组织、美国职业安全卫生总署、美国安全机械协会、加拿大职业卫生中心等。

在职业卫生法律法规立法上，国外称为职业卫生法或职业安全卫生法，芬兰、美国、英国、加拿大、南非、瑞典、古巴、澳大利亚、阿尔及利亚、希腊、日本等国家以及中国台湾、香港等地区都有相应立法。其目的明确，条款清晰，罗列劳资各方的义务、权利、政府职能、职业卫生服务内容、预防性卫生等内容。

2. 职业安全卫生学科在我国的发展

早在 20 世纪 50 年代，随着"三大规程"（《工厂安全卫生规程》《建筑安装工程安全技术规程》《工人职员伤亡事故报告规程》）的颁布，形成了我国劳动保护的基本制度；在 20世纪 80 年代中期以前，安全生产工作一般被称为劳动保护，目前劳动保护逐渐成为含义狭小的概念。国家标准《企业职工伤亡事故分类》（GB 6441—1986）中将"伤亡事故"定义为"企业职工在劳动生产过程中，发生的人身伤害、急性中毒"。20 世纪 90 年代《中华人民共和国劳动法》的实施，是我国由计划经济向市场经济转型的重要标志，劳动关系以合同方式建立，劳动力成为商品。在这种情况下，政府的基本职能之一就是依法保护劳动力资源，协调劳动关系。企业的生产以获取利润为前提，但必须依法保证职工的安全健康。职工不是"企业人"，而是社会共有的人力资源，使用这一资源必须履行应有的义务。基于此，《中华人民共和国劳动法》确立了"劳动安全卫生"（保护劳动者安全与健康的法律、制度、文化教育、技术等的总和）的政府职能概念，这与《中华人民共和国宪法》规定的劳动保护原则相符。

由于历史原因，我国的职业安全和职业卫生工作自 1949 年后一直分属国家劳动部和卫生部管辖。国务院机构改革后，职业安全归国家安全生产监督管理总局管辖，职业卫生仍由卫生部管辖，而教育、培训、科研和管理也相互独立。这虽然有其历史渊源和继续沿袭的现实性，但安全与卫生专业的互相融合、渗透和互补，将有助于学科的发展，更有利于生产环境的改善和劳动者的健康。因此，在我国要加强安全生产监督管理部门、劳动卫生与职业病防治机构、医疗康复机构和工会等各部门的相互沟通与合作，调动各方面的积极性，共同做好职业病/工伤的预防和康复工作，保障生产的发展和顺应国际潮流。

目前我国正处于体制改革和转轨的整合时期，党和政府高度重视职业安全卫生工作。政府一贯坚持"安全第一，预防为主，综合治理"的安全工作方针，并针对国内职业安全卫生的实际提出了"企业负责、行业管理、国家监察、群众监督、劳动者遵章守纪"的运行管理模式。

我国职业安全卫生工作的指导方针是"生产必须安全，安全促进生产"，即企业法人在管生产的同时，必须管安全，生产和安全两者统一，不能有所偏废。新中国成立以来，在这一方针指导下，制订并颁布了一系列劳动保护和技术安全的法规、规程和标准，特别是近年相继颁布了《中华人民共和国职业病防治法》《中华人民共和国安全生产法》等。这些法律都是为了保障"职业安全与卫生"任务的顺利执行，具体包括以下几方面内容：

① 消除生产中不安全因素，消灭或减少工伤事故，保障职工安全。

② 控制职业病危害，预防职业性病损，保护和促进职工健康。

③ 按《中华人民共和国劳动法》规定合理安排工作时间和休息时间，保证劳逸结合。

④ 按有关规定，实行女职工和未成年工的特殊保护等。

在1998年的机构改革中，国务院把原劳动部负责管理的、由《中华人民共和国劳动法》界定的劳动安全卫生工作分解，将安全生产综合管理、职业安全监察、矿山安全监察职能划入生产经营管理部门，特种设备划入技监部门，职业卫生划入卫生行政部门。随着我国加入WTO，我国的职业安全教育正在全面深入发展，其应用领域涉及人们生产、生活中的诸多方面。至今，我国职业危害状况十分令人担忧。据近年来的统计数据分析，全国有50多万个厂矿存在不同程度的职业病危害，实际接触粉尘、毒物和噪声等职业危害的职工有2500万人以上。近些年，全国每年报告统计的急慢性中毒人数达数千人，死亡有数百人。

改革开放以来，中小企业蓬勃发展，为国民经济高速增长做出了很大贡献。但多数中小企业是以从事采掘、粗加工和手工劳动为主，技术落后，作业环境较差，工伤事故与职业危害风险很大。小煤矿工伤事故十分严重，在全国7.3万个小煤矿中，无照经营煤矿约占30%，尚未达到安全要求的约占64.5%。据抽样调查，82%的中小企业存在不同程度的职业病危害，在中小企业中近30%的从业人员接触粉尘、毒物等职业病危害，其中职业病和可疑职业病患病率达到15.8%；一些高危险化学品和强致癌物的使用没有得到严格的管理和限制，使重大恶性职业中毒事故时有发生，职业癌患者频频出现。中小企业的职业安全健康已成为经济社会发展中的一个严重问题。

职业安全健康状况是国家经济发展和社会文明程度的反映，安全生产事关劳动者的基本人权和根本利益；使所有劳动者获得安全与健康，是社会公正、安全、文明、健康发展的基本标志之一，也是保持社会安定团结和经济持续、快速、健康发展的重要条件。如果工伤事故和职业病对人民群众生命与健康的威胁长期得不到解决，会使广大劳动者感到不满，严重影响社会经济的发展。我国严峻的安全生产问题还造成不良的社会影响，成为社会不稳定的因素。部分省市日益增多的劳动争议案件中涉及安全卫生条件和工伤保险的已超过50%。全国各地已多次发生因安全卫生问题激化而集体示威等事件。严峻的安全生产形势已成为社会关注的焦点和热点，安全生产问题可能直接影响到国家的政治经济安全。这种形势对我国职业安全健康工作提出了紧迫严肃的要求，改善职业安全健康状况、推行先进科学的职业安全健康管理体系已成为重中之重、急而又急的任务。

3. 目前我国企事业单位职业危害管理要求

2009年9月1日，国家安全生产监督管理总局颁布的《作业场所职业健康监督管理暂行规定》正式开始实施；同年11月1日，该局制定的《作业场所职业危害申报管理办法》施行，为预防和减少职业病危害、改善作业环境、保障劳动者生命健康权益提出了新的具体要求。根据规定，作业场所职业危害申报内容主要包括：生产经营单位的基本情况，产生职业危害因素的生产技术、工艺和材料，作业场所职业危害因素的种类、浓度或强度，作业场所接触职业危害因素的人数及分布情况，职业危害防护设施及个人防护用品的配备情况，对接触职业危害因素从业人员的管理情况。

2015年3月23日国家安全生产监督管理总局令第76号公布并实施《用人单位职业病危害防治八条规定》，指出目前绝大多数中小微型用人单位对职业卫生工作不重视，职业病防治主体责任不落实，职业卫生管理基础十分薄弱，相当多的用人单位主要负责人及管理人员不知道怎样抓职业病危害防治工作。因此，需要对用人单位职业病危害防治工作提出最基本的要求，以便加强用人单位职业卫生基础工作。涉及职业病防治的法规标准较多，内容要求较为复杂，用人单位掌握起来比较困难，特别是对一些关键要素，相当多的用人单位把握不准，很难做到突出重点抓好落实。因此，需要将法规标准中对用人单位职业病危害防治要求的核心内容进行归纳提炼，以便用人单位掌握和落实。由于职业卫生监管工作专业性、技术性强，而基层监管人员大多数没有从事过职业卫生工作，缺少相应的职业病危害防治知识和业务能力，监管工作难以抓住重点。因此，需要将职业病危害防治的重点要求突出出来，以利于各级职业卫生监管人员实施重点监管，促进用人单位主体责任的落实。

《用人单位职业病危害防治八条规定》围绕责任制、工作场所、防护设施、防护用品、警示告知、定期检测、培训教育、健康监护8个方面对所有产生职业病危害的用人单位提出了要求，由"八个必须、八个严禁"组成。

（1）必须建立健全职业病危害防治责任制，严禁责任不落实违法违规进行生产。

针对问题：当前一些用人单位特别是中小微型用人单位职业病防治主体责任不落实，用人单位主要负责人不重视职业卫生管理工作，各管理环节责任不明确，违法违规生产现象屡有发生，针对上述情况，本条规定提出相关要求。

主要依据：《中华人民共和国职业病防治法》第五条规定：用人单位应当建立、健全职业病防治责任制，加强对职业病防治的管理，提高职业病防治水平，对本单位产生的职业病危害承担责任。第二十一条规定：用人单位应当采取下列职业病防治管理措施：设置或者指定职业卫生管理机构或者组织，配备专职或者兼职的职业卫生管理人员，负责本单位的职业病防治工作；制定职业病防治计划和实施方案；建立、健全职业卫生管理制度和操作规程；建立、健全职业卫生档案和劳动者健康监护档案；建立、健全工作场所职业病危害因素监测及评价制度；建立、健全职业病危害事故应急救援预案。

法律责任：《中华人民共和国职业病防治法》第七十一条第二项规定：未采取本法第二十一条规定的职业病防治管理措施的，由安全生产监督管理部门给予警告，责令限期改正；逾期不改正的，处十万元以下的罚款。

（2）必须保证工作场所符合职业卫生要求，严禁在职业病危害超标环境中作业。

针对问题：劳动者长期在职业病危害超标工作场所中作业易导致职业病，因此用人单位必须采用先进的工艺、技术、装备和材料，设计合理的生产布局，设置有效的职业病防护设施，进行严格的职业卫生管理，才能从根本上保证工作场所环境职业病危害达到国家职业卫生标准要求。而目前一些用人单位在工艺、技术、装备、材料、生产布局、防护设施等方面存在诸多问题，工作场所职业病危害超标问题比较严重，针对这个问题，本条规定提出了明确要求。

主要依据：《中华人民共和国职业病防治法》第十五条规定：产生职业病危害的用人单位的设立除应当符合法律、行政法规规定的设立条件外，其工作场所还应当符合下列职业卫生要求：职业病危害因素的强度或者浓度符合国家职业卫生标准。

法律责任：《中华人民共和国职业病防治法》第七十三条第一项规定：工作场所职业病危害因素的强度或者浓度超过国家职业卫生标准的，由安全生产监督管理部门给予警告，责令限期改正；逾期不改正的，处五万元以上二十万元以下的罚款；情节严重的，责令停止产生职业病危害的作业，或者提请有关人民政府按照国务院规定的权限责令关闭。

（3）必须设置职业病防护设施并保证有效运行，严禁不设置不使用。

针对问题：排毒除尘等工程防护设施的有效运行是治理职业病危害的根本措施。为了节约成本，有的用人单位不设置，有的用人单位防护设施不使用不运行，成了摆设，导致工作场所粉尘、化学毒物等危害因素超标，有的甚至发生生产安全事故和职业病危害事故。本条规定对防护设施的设置及运行提出了要求。

主要依据：《中华人民共和国职业病防治法》第二十三条第一款规定：用人单位必须采用有效的职业病防护设施。

法律责任：《中华人民共和国职业病防治法》第七十条第二项规定：建设项目的职业病防护设施未按照规定与主体工程同时投入生产和使用的，由安全生产监督管理部门给予警告，责令限期改正；逾期不改正的，处十万元以上五十万元以下的罚款；情节严重的，责令停止产生职业病危害的作业，或者提请有关人民政府按照国务院规定的权限责令停建、关闭。《中华人民共和国职业病防治法》第七十三条规定：未提供职业病防护设施，或者提供的职业病防护设施不符合国家职业卫生标准和卫生要求的；对职业病防护设备、应急救援设施和个人使用的职业病防护用品未按照规定进行维护、检修、检测，或者不能保持正常运行、使用状态的；由安全生产监督管理部门给予警告，责令限期改正；逾期不改正的，处五万元以上二十万元以下的罚款；情节严重的，责令停止产生职业病危害的作业，或者提请有关人民政府按照国务院规定的权限责令关闭。

（4）必须为劳动者配备符合要求的防护用品，严禁配发假冒伪劣防护用品。

针对问题：为劳动者提供个人使用的职业病防护用品是预防职业病的最后一道防线。目前一些用人单位不为劳动者配发防护用品，或者配发的防护用品质量不合格、防护效果差，一些企业为了降低成本甚至购买假冒伪劣产品，因此要求用人单位必须为劳动者提供符合防治职业病要求的防护用品。

主要依据：《中华人民共和国职业病防治法》第二十三条规定：用人单位必须为劳动者提供个人使用的职业病防护用品。用人单位为劳动者个人提供的职业病防护用品必须符合防治职业病的要求；不符合要求的，不得使用。

法律责任：《中华人民共和国职业病防治法》第七十三条第二项规定：未提供个人使用的职业病防护用品，或者提供的个人使用的职业病防护用品不符合国家职业卫生标准和卫生要求的，由安全生产监督管理部门给予警告，责令限期改正；逾期不改正的，处五万元以上二十万元以下的罚款；情节严重的，责令停止产生职业病危害的作业，或者提请有关人民政府按照国务院规定的权限责令关闭。

（5）必须在工作场所与作业岗位设置警示标识和告知卡，严禁隐瞒职业病危害。

针对问题：进行职业病危害告知是用人单位对劳动者应尽的法律义务。工作场所与作业岗位设置警示标识和告知卡是用人单位在其工作场所进行危害告知的具体形式。警示告知能够引起劳动者对职业病危害的重视，提高劳动者的防范意识，进而提升其职业病危害防控能力。当前有一些用人单位存在隐瞒职业病危害的情况，往往导致劳动者未能按照法规标准要求进行作业或操作。本条规定对用人单位职业病危害警示告知提出了要求。

　　主要依据：《中华人民共和国职业病防治法》第二十五条规定：产生职业病危害的用人单位，应当在醒目位置设置公告栏，公布有关职业病防治的规章制度、操作规程、职业病危害事故应急救援措施和工作场所职业病危害因素检测结果。对产生严重职业病危害的作业岗位，应当在其醒目位置，设置警示标识和中文警示说明。警示说明应当载明产生职业病危害的种类、后果、预防以及应急救治措施等内容。《工作场所职业卫生监督管理规定》（国家安全监管总局令第 47 号）第十五条规定：存在或者产生职业病危害的工作场所、作业岗位、设备、设施，应当按照《工作场所职业病危害警示标识》（GBZ 158—2003）的规定，在醒目位置设置图形、警示线、警示语句等警示标识和中文警示说明。警示说明应当载明产生职业病危害的种类、后果、预防和应急处置措施等内容。存在或产生高毒物品的作业岗位，应当按照《高毒物品作业岗位职业病危害告知规范》（GBZ/T 203—2007）的规定：在醒目位置设置高毒物品告知卡，告知卡应当载明高毒物品的名称、理化特性、健康危害、防护措施及应急处理等告知内容与警示标识。

　　法律责任：《中华人民共和国职业病防治法》第七十一条第三项、《工作场所职业卫生监督管理规定》第四十九条第六项规定：未按照规定公布有关职业病防治的规章制度、操作规程、职业病危害事故应急救援措施的，由安全生产监督管理部门给予警告，责令限期改正；逾期不改正的，处十万元以下的罚款。《中华人民共和国职业病防治法》第七十三条第八项、《工作场所职业卫生监督管理规定》第五十一条第七项规定：未按照规定在产生严重职业病危害的作业岗位醒目位置设置警示标识和中文警示说明的，由安全生产监督管理部门给予警告，责令限期改正；逾期不改正的，处五万元以上二十万元以下的罚款；情节严重的，责令停止产生职业病危害的作业，或者提请有关人民政府按照国务院规定的权限责令关闭。"

　　（6）必须定期进行职业病危害检测，严禁弄虚作假或少检漏检。

　　针对问题：委托具备资质的职业卫生技术服务机构开展职业病危害定期检测，是用人单位掌握其工作场所职业病危害及程度，以及检验用人单位职业病防护措施效果的主要途径。当前一些用人单位没有依法进行定期检测，也有些用人单位与职业卫生技术服务机构串通一气，弄虚作假。本条规定对定期检测提出了要求。

　　主要依据：《中华人民共和国职业病防治法》第二十七条第二款规定：用人单位应当按照国务院安全生产监督管理部门的规定，定期对工作场所进行职业病危害因素检测。检测结果存入用人单位职业卫生档案，定期向所在地安全生产监督管理部门报告并向劳动者公布。《工作场所职业卫生监督管理规定》第二十条第一款规定：存在职业病危害的用人单位，应当委托具有相应资质的职业卫生技术服务机构，每年至少进行一次职业病危害因素检测。

　　法律责任：《中华人民共和国职业病防治法》第七十三条第四项、《工作场所职业卫生监督管理规定》第五十一条第四项规定：未按照规定对工作场所职业病危害因素进行检测、评价的，由安全生产监督管理部门给予警告，责令限期改正；逾期不改正的，处五万元以上二十万元以下的罚款；情节严重的，责令停止产生职业病危害的作业，或者提请有关人民政府按照国务院规定的权限责令关闭。

　　（7）必须对劳动者进行职业卫生培训，严禁不培训或培训不合格上岗。

　　针对问题：做好劳动者职业卫生培训，普及职业卫生知识，督促劳动者遵守职业病防治法律、法规、规章和操作规程，指导劳动者正确使用职业病防护设施和个人使用的职业病防护用品是帮助劳动者树立职业病危害防治意识的重要措施，也是用人单位的法定义务。当前一些用人单位不组织劳动者进行职业卫生培训，或者劳动者培训不合格就上岗位作业。本条规定对职业卫生培训提出了要求。

　　主要依据：《中华人民共和国职业病防治法》第三十五条第二款规定：用人单位应当对劳动者进行上岗前的职业卫生培训和在岗期间的定期职业卫生培训，普及职业卫生知识，督促劳动者遵守职业病防治法律、法规、规章和操作规程，指导劳动者正确使用职业病防护设备和个人使用的职业病防护用品。

法律责任：《中华人民共和国职业病防治法》第七十一条第四项：未按照规定组织劳动者进行职业卫生培训，或者未对劳动者个人职业病防护采取指导、督促措施的，由安全生产监督管理部门给予警告，责令限期改正；逾期不改正的，处十万元以下的罚款。

（8）必须组织劳动者职业健康检查并建立监护档案，严禁不体检不建档。

针对问题：用人单位组织劳动者上岗前、在岗期间和离岗时的职业健康检查可以及早发现职业禁忌证和疑似职业病，尽早采取措施避免上述人员受到进一步危害；用人单位职业健康监护档案是劳动者进行职业病诊断的重要证据。当前一些用人单位不按规定组织劳动者进行职业健康检查，不为劳动者建立职业健康监护档案。本条规定对这两项工作提出了要求。

主要依据：《中华人民共和国职业病防治法》第三十六条第一款规定：对从事接触职业病危害作业的劳动者，用人单位应当按照国务院安全生产监督管理部门、卫生行政部门的规定组织上岗前、在岗期间和离岗时的职业健康检查，并将检查结果书面告知劳动者。职业健康检查费用由用人单位承担。《中华人民共和国职业病防治法》第三十七条第一款规定：用人单位应当为劳动者建立职业健康监护档案，并按照规定的期限妥善保存。

法律责任：《中华人民共和国职业病防治法》第七十二条第四项规定：未按照规定组织职业健康检查、建立职业健康监护档案或者未将检查结果书面告知劳动者的，由安全生产监督管理部门责令限期改正，给予警告，可以并处五万元以上十万元以下的罚款。

能力提升训练

请参考相关资料或进企业实习，分析相关行业企业的职业危害因素和有可能产生的职业病，如进行医药制造业职业病危害因素的分析。

我国医药行业自改革开放以来有很大发展，原料药和药品制剂生产厂家5000余家，可生产化学原料药近1500种，药品制剂30多个，剂型4000余种以及大量传统中药，但因制药工业复杂，制药行业中也存在职业危害，根据原料药生产和制剂型药品生产工艺，对其中涉及的主要职业病危害因素进行识别，举例见表1-1～表1-3。

表1-1 青霉素发酵提取过程职业病危害因素识别

工序		职业病危害因素
	配料	
	消毒	
	发酵	
过滤	鼓风过滤	
	加药	

表1-2 化学药咖啡因生产过程职业病危害因素识别

工序	职业病危害因素
氰化	
缩合	
环合亚化	
还原	
酰化闭环	
压滤	
碳提	
粉碎	

表1-3　片剂制造生产过程职业病危害因素识别

工序	职业病危害因素
粉碎	
筛分	
称量	
制粒	
混合	
压片	
包衣	
包装	

知识储备

项目二　职业危害因素检测概述

一、职业病危害因素检测意义

安监总安健〔2015〕16号《国家安全监管总局办公厅关于印发用人单位职业病危害因素定期检测管理规范的通知》指出，为进一步加强和规范用人单位职业病危害因素定期检测工作，依据《中华人民共和国职业病防治法》和《工作场所职业卫生监督管理规定》（国家安全监管总局令第47号），国家安全生产监督管理总局研究制定了《用人单位职业病危害因素定期检测管理规范》，以充分认识做好职业病危害因素定期检测工作的重要意义，职业病危害因素定期检测是用人单位必须履行的法定义务；开展职业病危害因素定期检测，有利于用人单位及时掌握其工作场所职业病危害因素的种类及危害程度，采取有针对性的防控措施保护劳动者职业健康。

要做好职业病危害因素定期检测工作，各级安全监管部门和相关用人单位要高度重视职业病危害因素定期检测工作，采取行之有效的举措，切实抓好《用人单位职业病危害因素定期检测管理规范》的贯彻落实。认真组织用人单位学习和落实《用人单位职业病危害因素定期检测管理规范》。各级安全监管部门要把宣传好《用人单位职业病危害因素定期检测管理规范》作为当前一项重点工作，有计划、有步骤地组织辖区所有存在职业病危害的用人单位认真学习《用人单位职业病危害因素定期检测管理规范》内容，把握其核心要求。同时要组织辖区内职业病危害严重行业领域的用人单位对照《用人单位职业病危害因素定期检测管理规范》要求，全面自查职业病危害因素定期检测工作，查找出的问题要认真整改；加强对《用人单位职业病危害因素定期检测管理规范》落实情况的监督检查。各级安全监管部门要在用人单位自查基础上，结合目前正在开展的用人单位职业卫生基础建设活动组织一次专项检查，督促用人单位落实《用人单位职业病危害因素定期检测管理规范》各项要求；严厉查处职业卫生技术服务机构违法违规行为。各地区在对用人单位监督检查过程中，发现职业卫生技术服务机构未按照《用人单位职业病危害因素定期检测管理规范》和有关采样检测要求进行采样检测，或出具虚假检测报告的，要依法予以查处；情节严重的，由资质认可机关依法取消其资质。

二、职业病危害因素检测依据

　　根据《中华人民共和国职业病防治法》中"用人单位应当按照国务院卫生行政部门的规定，定期对工作场所进行职业病危害因素检测、评价"的规定，要求用人单位应当实施由专人负责的职业病危害因素日常监测，并确保监测系统处于正常运行状态。用人单位应当按照国务院安全生产监督管理部门的规定，定期对工作场所进行职业病危害因素检测、评价。检测、评价结果存入用人单位职业卫生档案，定期向所在地安全生产监督管理部门报告并向劳动者公布。职业病危害因素检测、评价由依法设立的取得国务院安全生产监督管理部门或者设区的市级以上地方人民政府安全生产监督管理部门按照职责分工给予资质认可的职业卫生技术服务机构进行。职业卫生技术服务机构所作检测、评价应当客观、真实。发现工作场所职业病危害因素不符合国家职业卫生标准和卫生要求时，用人单位应当立即采取相应治理措施；仍然达不到国家职业卫生标准和卫生要求的，必须停止存在职业病危害因素的作业；职业病危害因素经治理后，符合国家职业卫生标准和卫生要求的，方可重新作业。

　　《用人单位职业病危害因素定期检测管理规范》要求，产生职业病危害的用人单位对其工作场所进行职业病危害因素定期检测及其管理。《用人单位职业病危害因素定期检测管理规范》所指职业病危害因素是指《职业病危害因素分类目录》中所列危害因素以及国家职业卫生标准中有职业接触限值及检测方法的危害因素。用人单位应当建立职业病危害因素定期检测制度，每年至少委托具备资质的职业卫生技术服务机构对其存在职业病危害因素的工作场所进行一次全面检测。法律法规另有规定的，按其规定执行。

　　目前，职业病危害因素检测主要有三类：第一类是建设项目职业病危害评价，其中分为预评价、控制效果评价、现状评价三项检测；第二类是日常检测评价；第三类是放射防护检测评价。以上几项检测分别进行，不可混同。职业病危害因素检测依据有《工业企业设计卫生标准》（GBZ 1—2010）及《工作场所有害因素职业接触限值　第 1 部分：化学有害因素》（GBZ 2.1—2007）及《工作场所有害因素职业接触限值　第 2 部分：物理因素》（GBZ 2.2—2007）等。

能力提升训练 >>

　　请参考相关资料或进企业实习，了解相关行业企业的职业病危害因素检测情况，如涉及有害物质制鞋业、电子行业以及涉及粉尘的采矿、石材加工业职业病危害因素检测报告或进行现场职业病危害分析。

知识储备 >>

项目三　职业危害因素评价概述

一、建设项目职业病危害风险分类

　　安监总安健〔2012〕73 号《国家安全监管总局关于公布建设项目职业病危害风险分类管理目录（2012 年版）的通知》指出，为加强建设项目职业卫生"三同时"的监督管理工作，根据《中华人民共和国职业病防治法》第十七条及《建设项目职业卫生"三同时"监督管理暂行办法》（国家安全监管总局令第 51 号）第六条的规定，国家安全监管总局组织编制了《建设项目职业病危害风险分类管理目录（2012 年版）》（以下简称《目录》，见附录三)。《目录》是指导安全生产监督管理部门实行建设项目职业卫生"三同时"分类监督管理的依据，各级安全生产监督管理部门应按照《建设项目职业卫生"三同时"监督管理暂行办法》和《目录》对建设项目职业卫生"三同时"工作实施监督管理，并指导建设单位和职业卫生技术服务机构开展建设项目职业病危害评价工作。《目录》是在综合考虑《职业病危害因素分类目录》所列各类职业病危害因素及其可能产生的职业病和建设项目可能产生职业病危害的风险程度的基础上，按照《国民经济行业分类》（GB/T 4754—2011），对可能存在职业病危害的主要行业进行的分类。《目录》由国家安全监管总局定期修订公布。在实际运用中，如果建设项目拟采用的原材料、主要生产工艺和产品等可能产生的职业病危害的风险程度，与其在《目录》中所列行业职业病危害的风险程度有明显区别的，建设单位和职业卫生技术服务机构可以通过职业病危害预评价作出综合判断，根据评价结果确定该建设项目职业病危害的风险类别。

二、职业病危害因素评价分类

职业病危害的产生，往往是由于建设单位缺乏职业病防治意识，在项目的设计和施工阶段忽视职业卫生防护要求，没有配备应有的职业病危害防护设施，如通风、除尘、排毒等设施，从而导致项目建成后存在严重的先天设计性职业病危害隐患，消除这些职业病危害需要付出巨大的代价，有些甚至导致严重的资金浪费和职业病危害后果。因此，在建设项目的建设阶段做好职业病危害检测评价工作，是一件事半功倍的大事，是职业病危害因素控制的首要环节。在项目建设阶段，预防、控制可能产生的职业病危害不仅能够从源头上控制职业病的发生，而且能产生显著的经济效益。建设项目的职业病危害评价正是控制建设项目职业病危害的主要技术措施。通过职业病危害预评价可以确定建设项目职业病危害的类别，以便安监部门对建设项目实行分类管理，从而限制使用或者淘汰职业病危害严重的技术、工艺、材料。通过职业病危害控制效果评价，可以确定建设项目职业病防护措施的防护效果，只有符合国家职业卫生法律、法规、标准的建设项目才可以正式投入生产和使用。评价分为三类：建设项目职业病危害预评价、建设项目职业病危害控制效果评价和职业病危害现状评价。

《建设项目职业病危害预评价导则》（AQT 8009—2013）定义，职业病危害预评价（pre-assessment of occupational hazard）：可能产生职业病危害的建设项目，在其可行性论证阶段，对建设项目可能产生的职业病危害因素及其有害性与接触水平、职业病防护设施及应急救援设施等进行的预测性卫生学分析与评价。

《建设项目职业病危害控制效果评价导则》（AQ/T 8010—2013）定义，职业病危害控制效果评价（effect-assessment for control of occupational hazard）：建设项目完工后、竣工验收前，对工作场所职业病危害因素及其接触水平、职业病防护设施与措施及其效果等做出的综合评价。

《用人单位职业病危害现状评价技术导则》（AQ/T 4270—2015）定义，职业病危害现状评价（status quo assessment of occupational hazard）：对用人单位工作场所职业病危害因素及其接触水平、职业病防护设施及其他职业病防护措施与效果、职业病危害因素对劳动者的健康影响情况等进行的综合评价。

能力提升训练 >>

请参考相关资料或进企业实习，了解相关非金属矿物制品业、橡胶和塑料制品业、医药制造业等行业企业的具体生产工艺并对产生的职业病危害因素进行分析。研究哪些企业的建设项目属于职业病危害严重项目，职业病危害严重、较重、一般项目如何开展职业病危害预评价、控制效果评价和现状评价。

知识储备 》》

项目四 相关法律、法规及标准

一、职业病危害因素管理法律体系

1. 法律

《中华人民共和国宪法》规定："中华人民共和国公民有劳动的权利和义务。国家通过各种途径，创造劳动就业条件，加强劳动保护，改善劳动条件，并在发展生产的基础上，提高劳动报酬和福利待遇""中华人民共和国劳动者有休息的权利，国家发展劳动者休息和修养的设施，规定职工的工作时间和休假制度"等。

除《中华人民共和国宪法》外，由全国人民代表大会常务委员会通过的职业卫生法律包括职业卫生专项法律，如《中华人民共和国职业病防治法》；含有职业卫生条款的相关法律，如《中华人民共和国劳动法》《中华人民共和国安全生产法》等。

2. 行政法规

由国务院制定的职业卫生行政法规，如《使用有毒物品作业场所劳动保护条例》等。

3. 部门或地方规章

安监部门从规范用人单位职业病防治活动、规范职业卫生技术服务活动、规范卫生行政执法行为、职业卫生防控技术法规 4 个方面建立健全《中华人民共和国职业病防治法》的配套规章，如《职业卫生技术服务机构监督管理暂行办法》《工作场所职业卫生监督管理规定》《职业病目录》《职业病危害因素分类目录》《职业病危害项目申报管理办法》等。

4. 规范性文件

国务院及有关部委发布的各种规范性文件作为卫生法律、法规和行政规章的重要补充。这些规范性文件常以决定、办法、规定、意见、通知等形式出现，如《用人单位职业病危害防治八条规定》《企业安全生产风险公告六条规定》及《用人单位职业病危害告知与警示标识管理规范》等。

5. 职业卫生相关标准、规范

职业卫生标准主要包括职业卫生专业基础标准；工作场所作业条件卫生标准；工业毒物、生产性粉尘、物理因素职业接触限值；职业照射放射防护标准；职业防护用品卫生标准；职业危害防护导则；职业病危害因素检测、检验方法标准等方面。

二、主要职业卫生法律、法规简介

1. 《中华人民共和国职业病防治法》

《中华人民共和国职业病防治法》是我国第一部全面规范职业病防治工作的法律。它的出台，标志着我国预防、控制和消除职业病危害因素的侵袭，防治职业病，保护劳动者健康和权益的职业卫生工作走上了规范化、法制化的道路。为了贯彻实施《中华人民共和国职业病防治法》，在多年深入调查研究的基础上，我国初步形成了具有中国特色并与国际接轨的，符合依法治国和社会主义市场经济建设要求的，由职业卫生法律、法规、规章、相关技术标准与规范组成的职业卫生法律体系框架。

原《中华人民共和国职业病防治法》于2001年10月27日第九届全国人民代表大会常务委员会第二十四次会议通过，2002年5月1日起正式实施，包括七章七十九条；现行《中华人民共和国职业病防治法》于2011年12月31日第十一届全国人民代表大会常务委员会第二十四次会议通过，中华人民共和国第五十二号主席令公布了《全国人民代表大会常务委员会关于修改〈中华人民共和国职业病防治法〉的决定》并于公布之日起施行。

《中华人民共和国职业病防治法》主要内容做了如下修改。

（1）将第二条第二款修改为："本法所称职业病，是指企业、事业单位和个体经济组织等用人单位的劳动者在职业活动中，因接触粉尘、放射性物质和其他有毒、有害因素而引起的疾病。"

第三款修改为："职业病的分类和目录由国务院卫生行政部门会同国务院安全生产监督管理部门、劳动保障行政部门制定、调整并公布。"

（2）将第三条修改为："职业病防治工作坚持预防为主、防治结合的方针，建立用人单位负责、行政机关监管、行业自律、职工参与和社会监督的机制，实行分类管理、综合治理。"

（3）在第四条中增加一款，作为第三款："工会组织依法对职业病防治工作进行监督，维护劳动者的合法权益。用人单位制定或者修改有关职业病防治的规章制度，应当听取工会组织的意见。"

（4）增加一条，作为第六条："用人单位的主要负责人对本单位的职业病防治工作全面负责。"

（5）将第七条改为第八条，修改为："国家鼓励和支持研制、开发、推广、应用有利于职业病防治和保护劳动者健康的新技术、新工艺、新设备、新材料，加强对职业病的机理和发生规律的基础研究，提高职业病防治科学技术水平；积极采用有效的职业病防治技术、工艺、设备、材料；限制使用或者淘汰职业病危害严重的技术、工艺、设备、材料。"

（6）将第八条改为第九条，第二款修改为："国务院安全生产监督管理部门、卫生行政部门、劳动保障行政部门依照本法和国务院确定的职责，负责全国职业病防治的监督管理工作。国务院有关部门在各自的职责范围内负责职业病防治的有关监督管理工作。"

第三款修改为："县级以上地方人民政府安全生产监督管理部门、卫生行政部门、劳动保障行政部门依据各自职责，负责本行政区域内职业病防治的监督管理工作。县级以上地方人民政府有关部门在各自的职责范围内负责职业病防治的有关监督管理工作。"

增加一款，作为第四款："县级以上人民政府安全生产监督管理部门、卫生行政部门、劳动保障行政部门（以下统称职业卫生监督管理部门）应当加强沟通，密切配合，按照各自职责分工，依法行使职权，承担责任。"

（7）将第九条改为第十条，增加一款，作为第二款："县级以上地方人民政府统一负责、领导、组织、协调本行政区域的职业病防治工作，建立健全职业病防治工作体制、机制，统一领导、指挥职业卫生突发事件应对工作；加强职业病防治能力建设和服务体系建设，完善、落实职业病防治工作责任制。"

第二款作为第三款，修改为："乡、民族乡、镇的人民政府应当认真执行本法，支持职业卫生监督管理部门依法履行职责。"

（8）将第十条改为第十一条，修改为："县级以上人民政府职业卫生监督管理部门应当加强对职业病防治的宣传教育，普及职业病防治的知识，增强用人单位的职业病防治观念，提高劳动者的职业健康意识、自我保护意识和行使职业卫生保护权利的能力。"

（9）将第十一条改为第十二条，修改为："有关防治职业病的国家职业卫生标准，由国务院卫生行政部门组织制定并公布。

国务院卫生行政部门应当组织开展重点职业病监测和专项调查，对职业健康风险进行评估，为制定职业卫生标准和职业病防治政策提供科学依据。

县级以上地方人民政府卫生行政部门应当定期对本行政区域的职业病防治情况进行统计和调查分析。"

（10）将第十二条改为第十三条，第一款修改为："任何单位和个人有权对违反本法的行为进行检举和控告。有关部门收到相关的检举和控告后，应当及时处理。"

（11）增加一条，作为第十四条："用人单位应当依照法律、法规要求，严格遵守国家职业卫生标准，落实职业病预防措施，从源头上控制和消除职业病危害。"

（12）将第十四条改为第十六条，修改为："国家建立职业病危害项目申报制度。

用人单位工作场所存在职业病目录所列职业病的危害因素的，应当及时、如实向所在地安全生产监督管理部门申报危害项目，接受监督。

职业病危害因素分类目录由国务院卫生行政部门会同国务院安全生产监督管理部门制定、调整并公布。职业病危害项目申报的具体办法由国务院安全生产监督管理部门制定。"

（13）将第十五条改为第十七条，第三款修改为："建设项目职业病危害分类管理办法由国务院安全生产监督管理部门制定。"

（14）将第十六条改为第十八条，第二款修改为："职业病危害严重的建设项目的防护设施设计，应当经安全生产监督管理部门审查，符合国家职业卫生标准和卫生要求的，方可施工。"

（15）将第十八条改为第二十条，修改为："国家对从事放射性、高毒、高危粉尘等作业实行特殊管理。具体管理办法由国务院制定。"

（16）增加一条，作为第二十二条："用人单位应当保障职业病防治所需的资金投入，不得挤占、挪用，并对因资金投入不足导致的后果承担责任。"

（17）增加一条，作为第二十八条："职业卫生技术服务机构依法从事职业病危害因素检测、评价工作，接受安全生产监督管理部门的监督检查。安全生产监督管理部门应当依法履行监督职责。"

（18）将第三十一条改为第三十五条，第一款修改为："用人单位的主要负责人和职业卫生管理人员应当接受职业卫生培训，遵守职业病防治法律、法规，依法组织本单位的职业病防治工作。"

第三款修改为："劳动者应当学习和掌握相关的职业卫生知识，增强职业病防范意识，遵守职业病防治法律、法规、规章和操作规程，正确使用、维护职业病防护设备和个人使用的职业病防护用品，发现职业病危害事故隐患应当及时报告。"

（19）将第三十四条改为第三十八条，第一款修改为："发生或者可能发生急性职业病危害事故时，用人单位应当立即采取应急救援和控制措施，并及时报告所在地安全生产监督管理部门和有关部门。安全生产监督管理部门接到报告后，应当及时会同有关部门组织调查处理；必要时，可以采取临时控制措施。卫生行政部门应当组织做好医疗救治工作。"

（20）将第三十七条改为第四十一条，第一款修改为："工会组织应当督促并协助用人单位开展职业卫生宣传教育和培训，有权对用人单位的职业病防治工作提出意见和建议，依法代表劳动者与用人单位签订劳动安全卫生专项集体合同，与用人单位就劳动者反映的有关职业病防治的问题进行协调并督促解决。"

（21）增加一条，作为第四十三条："职业卫生监督管理部门应当按照职责分工，加强对用人单位落实职业病防护管理措施情况的监督检查，依法行使职权，承担责任。"

（22）将第三十九条改为第四十四条，修改为："医疗卫生机构承担职业病诊断，应当经省、自治区、直辖市人民政府卫生行政部门批准。省、自治区、直辖市人民政府卫生行政部门应当向社会公布本行政区域内承担职业病诊断的医疗卫生机构的名单。"

（23）将第四十三条改为第五十一条，修改为："用人单位和医疗卫生机构发现职业病病人或者疑似职业病病人时，应当及时向所在地卫生行政部门和安全生产监督管理部门报告。确诊为职业病的，用人单位还应当向所在地劳动保障行政部门报告。接到报告的部门应当依法作出处理。"

（24）将第四十八条修改为："用人单位应当如实提供职业病诊断、鉴定所需的劳动者职业史和职业病危害接触史、工作场所职业病危害因素检测结果等资料；安全生产监督管理部门应当监督检查和督促用人单位提供上述资料；劳动者和有关机构也应当提供与职业病诊断、鉴定有关的资料。

职业病诊断、鉴定机构需要了解工作场所职业病危害因素情况时，可以对工作场所进行现场调查，也可以向安全生产监督管理部门提出，安全生产监督管理部门应当在十日内组织现场调查。用人单位不得拒绝、阻挠。"

（25）增加一条，作为第四十九条："职业病诊断、鉴定过程中，用人单位不提供工作场所职业病危害因素检测结果等资料的，诊断、鉴定机构应当结合劳动者的临床表现、辅助检查结果和劳动者的职业史、职业病危害接触史，并参考劳动者的自述、安全生产监督管理部门提供的日常监督检查信息等，作出职业病诊断、鉴定结论。

劳动者对用人单位提供的工作场所职业病危害因素检测结果等资料有异议，或者因劳动者的用人单位解散、破产，无用人单位提供上述资料的，诊断、鉴定机构应当提请安全生产监督管理部门进行调查，安全生产监督管理部门应当自接到申请之日起三十日内对存在异议的资料或者工作场所职业病危害因素情况作出判定；有关部门应当配合。"

（26）增加一条，作为第五十条："职业病诊断、鉴定过程中，在确认劳动者职业史、职业病危害接触史时，当事人对劳动关系、工种、工作岗位或者在岗时间有争议的，可以向当地的劳动人事争议仲裁委员会申请仲裁；接到申请的劳动人事争议仲裁委员会应当受理，并在三十日内作出裁决。

当事人在仲裁过程中对自己提出的主张，有责任提供证据。劳动者无法提供由用人单位掌握管理的与仲裁主张有关的证据的，仲裁庭应当要求用人单位在指定期限内提供；用人单位在指定期限内不提供的，应当承担不利后果。"

（27）将第五十条改为第五十七条，第一款修改为："用人单位应当保障职业病病人依法享受国家规定的职业病待遇。"

（28）将第五十三条改为第六十条，修改为："劳动者被诊断患有职业病，但用人单位没有依法参加工伤保险的，其医疗和生活保障由该用人单位承担。"

（29）将第五十四条改为第六十一条，第二款修改为："用人单位在发生分立、合并、解散、破产等情形时，应当对从事接触职业病危害的作业的劳动者进行健康检查，并按照国家有关规定妥善安置职业病病人。"

（30）增加一条，作为第六十二条："用人单位已经不存在或者无法确认劳动关系的职业病病人，可以向地方人民政府民政部门申请医疗救助和生活等方面的救助。""地方各级人民政府应当根据本地区的实际情况，采取其他措施，使前款规定的职业病病人获得医疗救治。"

（31）将第六十二条改为第七十条，第一项修改为："未按照规定进行职业病危害预评价或者未提交职业病危害预评价报告，或者职业病危害预评价报告未经安全生产监督管理部门审核同意，开工建设的。"

第三项修改为："职业病危害严重的建设项目，其职业病防护设施设计未经安全生产监督管理部门审查，或者不符合国家职业卫生标准和卫生要求施工的。"

（32）将第七十五条改为第八十三条，修改为："卫生行政部门、安全生产监督管理部门不按照规定报告职业病和职业病危害事故的，由上一级行政部门责令改正，通报批评，给予警告；虚报、瞒报的，对单位负责人、直接负责的主管人员和其他直接责任人员依法给予降级、撤职或者开除的处分。"

（33）增加一条，作为第八十四条："违反本法第十七条、第十八条规定，有关部门擅自批准建设项目或者发放施工许可的，对该部门直接负责的主管人员和其他直接责任人员，由监察机关或者上级机关依法给予记过直至开除的处分。"

（34）将第七十六条改为第八十五条，修改为："县级以上地方人民政府在职业病防治工作中未依照本法履行职责，本行政区域出现重大职业病危害事故、造成严重社会影响的，依法对直接负责的主管人员和其他直接责任人员给予记大过直至开除的处分。

县级以上人民政府职业卫生监督管理部门不履行本法规定的职责，滥用职权、玩忽职守、徇私舞弊，依法对直接负责的主管人员和其他直接责任人员给予记大过或者降级的处分；造成职业病危害事故或者其他严重后果的，依法给予撤职或者开除的处分。"

（35）增加一条，作为第八十六条："违反本法规定，构成犯罪的，依法追究刑事责任。"

2.《使用有毒物品作业场所劳动保护条例》

2002年5月12日中华人民共和国国务院令第352号公布并施行了《使用有毒物品作业场所劳动保护条例》，条例共八章七十一条。目的是保证作业场所安全使用有毒物品，预防、控制和消除职业中毒危害，保护劳动者的生命安全、身体健康及其相关权益。

《使用有毒物品作业场所劳动保护条例》主要内容如下。

（1）按照有毒物品产生的职业中毒危害程度，有毒物品分为一般有毒物品和高毒物品。国家对作业场所使用高毒物品实行特殊管理。

一般有毒物品目录、高毒物品目录由国务院卫生行政部门会同有关部门依据国家标准制定、调整并公布。

（2）从事使用有毒物品作业的用人单位（以下简称用人单位）应当使用符合国家标准的有毒物品，不得在作业场所使用国家明令禁止使用的有毒物品或者使用不符合国家标准的有毒物品。

用人单位应当尽可能使用无毒物品；需要使用有毒物品的，应当优先选择使用低毒物品。

（3）用人单位应当依照本条例和其他有关法律、行政法规的规定，采取有效的防护措施，预防职业中毒事故的发生，依法参加工伤保险，保障劳动者的生命安全和身体健康。

（4）用人单位的设立，应当符合有关法律、行政法规规定的设立条件，并依法办理有关手续，取得营业执照。

用人单位的使用有毒物品作业场所，除应当符合职业病防治法规定的职业卫生要求外，还必须符合下列要求：

① 作业场所与生活场所分开，作业场所不得住人；

② 有害作业与无害作业分开，高毒作业场所与其他作业场所隔离；

③ 设置有效的通风装置；可能突然泄漏大量有毒物品或者易造成急性中毒的作业场所，设置自动报警装置和事故通风设施；

④ 高毒作业场所设置应急撤离通道和必要的泄险区。

用人单位及其作业场所符合前两款规定的，由卫生行政部门发给职业卫生安全许可证，方可从事使用有毒物品的作业。但是，根据2005年、2008年国务院关于国家安全生产监督管理总局和卫生部有关职业卫生监督管理职责调整的规定，作业场所职业卫生的监督检查和职业卫生安全许可证颁发的职责由国家安全生产监督管理总局负责。

（5）使用有毒物品作业场所应当设置黄色区域警示线、警示标识和中文警示说明。警示说明应当载明产生职业中毒危害的种类、后果、预防以及应急救治措施等内容。

高毒作业场所应当设置红色区域警示线、警示标识和中文警示说明，并设置通讯报警设备。

（6）新建、扩建、改建的建设项目和技术改造、技术引进项目（以下统称建设项目），可能产生职业中毒危害的，应当依照职业病防治法的规定进行职业中毒危害预评价，并经卫生行政部门审核同意；可能产生职业中毒危害的建设项目的职业中毒危害防护设施应当与主体工程同时设计、同时施工、同时投入生产和使用；建设项目竣工，应当进行职业中毒危害控制效果评价，并经卫生行政部门验收合格。

存在高毒作业的建设项目的职业中毒危害防护设施设计，应当经卫生行政部门进行卫生审查；经审查，符合国家职业卫生标准和卫生要求的，方可施工。

（7）用人单位应当按照国务院卫生行政部门的规定，向卫生行政部门及时、如实申报存在职业中毒危害项目。

从事使用高毒物品作业的用人单位，在申报使用高毒物品作业项目时，应当向卫生行政部门提交下列有关资料：

① 职业中毒危害控制效果评价报告；

② 职业卫生管理制度和操作规程等材料；

③ 职业中毒事故应急救援预案。

从事使用高毒物品作业的用人单位变更所使用的高毒物品品种的，应当依照前款规定向原受理申报的卫生行政部门重新申报。

（8）从事使用高毒物品作业的用人单位，应当配备应急救援人员和必要的应急救援器材、设备，制定事故应急救援预案，并根据实际情况变化对应急救援预案适时进行修订，定期组织演练。事故应急救援预案和演练记录应当报当地卫生行政部门、安全生产监督管理部门和公安部门备案。

（9）用人单位应当依照职业病防治法的有关规定，采取有效的职业卫生防护管理措施，加强劳动过程中的防护与管理。

从事使用高毒物品作业的用人单位，应当配备专职的或者兼职的职业卫生医师和护士；不具备配备专职的或者兼职的职业卫生医师和护士条件的，应当与依法取得资质认证的职业卫生技术服务机构签订合同，由其提供职业卫生服务。

（10）用人单位应当与劳动者订立劳动合同，将工作过程中可能产生的职业中毒危害及其后果、职业中毒危害防护措施和待遇等如实告知劳动者，并在劳动合同中写明，不得隐瞒或者欺骗。

劳动者在已订立劳动合同期间因工作岗位或者工作内容变更，从事劳动合同中未告知的存在职业中毒危害的作业时，用人单位应当依照前款规定，如实告知劳动者，并协商变更原劳动合同有关条款。

用人单位违反前两款规定的，劳动者有权拒绝从事存在职业中毒危害的作业，用人单位不得因此单方面解除或者终止与劳动者所订立的劳动合同。

（11）用人单位有关管理人员应当熟悉有关职业病防治的法律、法规以及确保劳动者安全使用有毒物品作业的知识。

用人单位应当对劳动者进行上岗前的职业卫生培训和在岗期间的定期职业卫生培训，普及有关职业卫生知识，督促劳动者遵守有关法律、法规和操作规程，指导劳动者正确使用职业中毒危害防护设备和个人使用的职业中毒危害防护用品。

劳动者经培训考核合格，方可上岗作业。

（18）用人单位应当确保职业中毒危害防护设备、应急救援设施、通讯报警装置处于正常适用状态，不得擅自拆除或者停止运行。

用人单位应当对前款所列设施进行经常性的维护、检修，定期检测其性能和效果，确保其处于良好运行状态。

职业中毒危害防护设备、应急救援设施和通讯报警装置处于不正常状态时，用人单位应当立即停止使用有毒物品作业；恢复正常状态后，方可重新作业。

（13）用人单位应当为从事使用有毒物品作业的劳动者提供符合国家职业卫生标准的防护用品，并确保劳动者正确使用。

（14）有毒物品必须附具说明书，如实载明产品特性、主要成分、存在的职业中毒危害因素、可能产生的危害后果、安全使用注意事项、职业中毒危害防护以及应急救治措施等内容；没有说明书或者说明书不符合要求的，不得向用人单位销售。

用人单位有权向生产、经营有毒物品的单位索取说明书。

（15）有毒物品的包装应当符合国家标准，并以易于劳动者理解的方式加贴或者拴挂有毒物品安全标签。有毒物品的包装必须有醒目的警示标识和中文警示说明。

经营、使用有毒物品的单位，不得经营、使用没有安全标签、警示标识和中文警示说明的有毒物品。

（16）用人单位维护、检修存在高毒物品的生产装置，必须事先制订维护、检修方案，明确职业中毒危害防护措施，确保维护、检修人员的生命安全和身体健康。

维护、检修存在高毒物品的生产装置，必须严格按照维护、检修方案和操作规程进行。维护、检修现场应当有专人监护，并设置警示标志。

（17）需要进入存在高毒物品的设备、容器或者狭窄封闭场所作业时，用人单位应当事先采取下列措施：

① 保持作业场所良好的通风状态，确保作业场所职业中毒危害因素浓度符合国家职业卫生标准；

② 为劳动者配备符合国家职业卫生标准的防护用品；

③ 设置现场监护人员和现场救援设备。

未采取前款规定措施或者采取的措施不符合要求的，用人单位不得安排劳动者进入存在高毒物品的设备、容器或者狭窄封闭场所作业。

（18）用人单位应当按照国务院卫生行政部门的规定，定期对使用有毒物品作业场所职业中毒危害因素进行检测、评价。检测、评价结果存入用人单位职业卫生档案，定期向所在地卫生行政部门报告并向劳动者公布。

从事使用高毒物品作业的用人单位应当至少每一个月对高毒作业场所进行一次职业中毒危害因素检测；至少每半年进行一次职业中毒危害控制效果评价。

高毒作业场所职业中毒危害因素不符合国家职业卫生标准和卫生要求时，用人单位必须立即停止高毒作业，并采取相应的治理措施；经治理，职业中毒危害因素符合国家职业卫生标准和卫生要求的，方可重新作业。

3.《职业病危害项目申报办法》

2012年3月6日国家安全生产监督管理总局局长办公会议审议通过，国家安全生产监督管理总局令第48号公布了《职业病危害项目申报办法》，自2012年6月1日起施行。国家安全生产监督管理总局2009年9月8日公布的《作业场所职业危害申报管理办法》同时废止。

《职业病危害项目申报办法》主要内容如下。

（1）用人单位（煤矿除外）工作场所存在职业病目录所列职业病的危害因素的，应当及时、如实向所在地安全生产监督管理部门申报危害项目，并接受安全生产监督管理部门的监督管理。

（2）本办法所称职业病危害项目，是指存在职业病危害因素的项目。

职业病危害因素按照《职业病危害因素分类目录》确定。

（3）用人单位申报职业病危害项目时，应当提交《职业病危害项目申报表》和下列文件、资料：

① 用人单位的基本情况；

② 工作场所职业病危害因素种类、分布情况以及接触人数；

③ 法律、法规和规章规定的其他文件、资料。

（4）职业病危害项目申报同时采取电子数据和纸质文本两种方式。

用人单位应当首先通过"职业病危害项目申报系统"进行电子数据申报，同时将《职业病危害项目申报表》加盖公章并由本单位主要负责人签字后，按照本办法第四条和第五条的规定，连同有关文件、资料一并上报所在地设区的市级、县级安全生产监督管理部门。

受理申报的安全生产监督管理部门应当自收到申报文件、资料之日起5个工作日内，出具《职业病危害项目申报回执》。

（5）用人单位有下列情形之一的，应当按照本条规定向原申报机关申报变更职业病危害项目内容：

① 进行新建、改建、扩建、技术改造或者技术引进建设项目的，自建设项目竣工验收之日起30日内进行申报；

② 因技术、工艺、设备或者材料等发生变化导致原申报的职业病危害因素及其相关内容发生重大变化的，自发生变化之日起15日内进行申报；

③ 用人单位工作场所、名称、法定代表人或者主要负责人发生变化的，自发生变化之日起15日内进行申报；

④ 经过职业病危害因素检测、评价，发现原申报内容发生变化的，自收到有关检测、评价结果之日起15日内进行申报。

（6）用人单位终止生产经营活动的，应当自生产经营活动终止之日起15日内向原申报机关报告并办理注销手续。

（7）受理申报的安全生产监督管理部门应当建立职业病危害项目管理档案。职业病危害项目管理档案应当包括辖区内存在职业病危害因素的用人单位数量、职业病危害因素种类、行业及地区分布、接触人数等内容。

（8）安全生产监督管理部门应当依法对用人单位职业病危害项目申报情况进行抽查，并对职业病危害项目实施监督检查。

4.《工作场所职业卫生监督管理规定》

2012年3月6日国家安全生产监督管理总局局长办公会议审议通过，国家安全生产监督管理总局令第47号公布《工作场所职业卫生监督管理规定》，自2012年6月1日起施行。国家安全生产监督管理总局2009年7月1日公布的《作业场所职业健康监督管理暂行规定》同时废止。

《工作场所职业卫生监督管理规定》主要内容如下。

（1）用人单位应当加强职业病防治工作，为劳动者提供符合法律、法规、规章、国家职业卫生标准和卫生要求的工作环境和条件，并采取有效措施保障劳动者的职业健康。

（2）用人单位是职业病防治的责任主体，并对本单位产生的职业病危害承担责任。

用人单位的主要负责人对本单位的职业病防治工作全面负责。

（3）为职业病防治提供技术服务的职业卫生技术服务机构，应当依照《职业卫生技术服务机构监督管理暂行办法》和有关标准、规范、执业准则的要求，为用人单位提供技术服务。

（4）职业病危害严重的用人单位，应当设置或者指定职业卫生管理机构或者组织，配备专职职业卫生管理人员。

其他存在职业病危害的用人单位，劳动者超过 100 人的，应当设置或者指定职业卫生管理机构或者组织，配备专职职业卫生管理人员；劳动者在 100 人以下的，应当配备专职或者兼职的职业卫生管理人员，负责本单位的职业病防治工作。

（5）用人单位的主要负责人和职业卫生管理人员应当具备与本单位所从事的生产经营活动相适应的职业卫生知识和管理能力，并接受职业卫生培训。

用人单位主要负责人、职业卫生管理人员的职业卫生培训，应当包括下列主要内容：

① 职业卫生相关法律、法规、规章和国家职业卫生标准；

② 职业病危害预防和控制的基本知识；

③ 职业卫生管理相关知识；

④ 国家安全生产监督管理总局规定的其他内容。

（6）用人单位工作场所存在职业病目录所列职业病的危害因素的，应当按照《职业病危害项目申报办法》的规定，及时、如实向所在地安全生产监督管理部门申报职业病危害项目，并接受安全生产监督管理部门的监督检查。

（7）新建、改建、扩建的工程建设项目和技术改造、技术引进项目（以下统称建设项目）可能产生职业病危害的，建设单位应当按照《建设项目职业卫生"三同时"监督管理暂行办法》的规定，向安全生产监督管理部门申请备案、审核、审查和竣工验收。

（8）产生职业病危害的用人单位，应当在醒目位置设置公告栏，公布有关职业病防治的规章制度、操作规程、职业病危害事故应急救援措施和工作场所职业病危害因素检测结果。

存在职业病危害的用人单位，应当委托具有相应资质的职业卫生技术服务机构，每年至少进行一次职业病危害因素检测。

职业病危害严重的用人单位，除遵守前款规定外，应当委托具有相应资质的职业卫生技术服务机构，每三年至少进行一次职业病危害现状评价。

检测、评价结果应当存入本单位职业卫生档案，并向安全生产监督管理部门报告和劳动者公布。

（9）存在职业病危害的用人单位，有下述情形之一的，应当及时委托具有相应资质的职业卫生技术服务机构进行职业病危害现状评价：

① 初次申请职业卫生安全许可证，或者职业卫生安全许可证有效期届满申请换证的；

② 发生职业病危害事故的；

③ 国家安全生产监督管理总局规定的其他情形。

用人单位应当落实职业病危害现状评价报告中提出的建议和措施，并将职业病危害现状评价结果及整改情况存入本单位职业卫生档案。

（10）用人单位在日常的职业病危害监测或者定期检测、现状评价过程中，发现工作场所职业病危害因素不符合国家职业卫生标准和卫生要求时，应当立即采取相应治理措施，确保其符合职业卫生环境和条件的要求；仍然达不到国家职业卫生标准和卫生要求的，必须停止存在职业病危害因素的作业；职业病危害因素经治理后，符合国家职业卫生标准和卫生要求的，方可重新作业。

（11）向用人单位提供可能产生职业病危害的设备的，应当提供中文说明书，并在设备的醒目位置设置警示标识和中文警示说明。警示说明应当载明设备性能、可能产生的职业病危害、安全操作和维护注意事项、职业病防护措施等内容。

（12）向用人单位提供可能产生职业病危害的化学品、放射性同位素和含有放射性物质的材料的，应当提供中文说明书。说明书应当载明产品特性、主要成分、存在的有害因素、可能产生的危害后果、安全使用注意事项、职业病防护和应急救治措施等内容。产品包装应当有醒目的警示标识和中文警示说明。储存上述材料的场所应当在规定的部位设置危险物品标识或者放射性警示标识。

（13）任何用人单位不得使用国家明令禁止使用的可能产生职业病危害的设备材料。

5.《用人单位职业健康监护监督管理办法》

2012 年 3 月 6 日国家安全生产监督管理总局局长办公会议审议通过，2012 年 4 月 27 日国家安全生产监督管理总局令 第 49 号公布《用人单位职业健康监护监督管理办法》，自 2012 年 6 月 1 日起施行。

用人单位对不同阶段的劳动者进行职业健康检查的目的不尽相同，但是主要是围绕着保护劳动者的健康权益和维护用人单位的合法利益两个方面来进行的。

上岗前职业健康检查，其目的在于检查劳动者的健康状况、发现职业禁忌证，进行合理的劳动分工。检查内容是根据劳动者拟从事的工种和工作岗位，分析该工种和岗位存在的职业病危害因素及其对人体的健康影响，确定特定的健康检查项目。根据检查结果，评价劳动者是否适合从事该工种的作业。通过上岗前的职业健康检查，可以防止职业病发生，减少或消除职业病危害易感劳动者的健康损害。

在岗期间的职业健康检查，其目的在于及时发现劳动者的健康损害。在岗期间的职业健康检查要定期进行。根据检查结果，评价劳动者的健康变化是否与职业病危害因素有关，判断劳动者是否适合继续从事该工种的作业。通过对劳动者进行在岗期间的职业健康检查，可以早期发现健康损害，及时治疗，减轻职业病危害后果，减少劳动者的痛苦。

离岗时职业健康检查，其目的在于了解劳动者离开工作岗位时的健康状况，以分清健康损害的责任，特别是依照《中华人民共和国职业病防治法》规定所要承担的民事赔偿责任。检查的内容为评价劳动者在离开工作岗位时的健康变化是否与职业病危害因素有关。其健康检查的结论是职业健康损害的医学证据，有助于明确健康损害责任，保障劳动者健康权益。

《用人单位职业健康监护监督管理办法》规定，用人单位在委托职业健康检查机构对从事接触职业病危害作业的劳动者进行职业健康检查时，应当如实提供下列文件、资料：

① 用人单位的基本情况；

② 工作场所职业病危害因素种类及其接触人员名册；

③ 职业病危害因素定期检测、评价结果。用人单位提供的这些资料是职业健康检查机构对劳动者健康状况作出正确判断的必要基础。首先，不同种类职业病危害因素导致的目标疾病各不相同，用人单位只有如实提供有关资料，职业健康检查机构才能确定职业健康检查的项目，从而对劳动者的健康状况作出客观评价；其次，职业健康检查机构只有根据用人单位提供的有关资料，才能在职业健康检查报告中对用人单位提出有针对性的改进措施与建议。

《用人单位职业健康监护监督管理办法》规定，用人单位应当根据职业健康检查报告采取下列措施：

① 对有职业禁忌的劳动者，调离或者暂时脱离原工作岗位；

② 对健康损害可能与所从事的职业相关的劳动者，进行妥善安置；

③ 对需要复查的劳动者，按照职业健康检查机构要求的时间安排复查和医学观察；

④ 对疑似职业病病人，按照职业健康检查机构的建议安排其进行医学观察或者职业病诊断；

⑤ 对存在职业病危害的岗位，立即改善劳动条件，完善职业病防护设施，为劳动者配备符合国家标准的职业病危害防护用品等措施。

其中，前4条是对劳动者个人采取的处理措施，第5条是要求用人单位对工作场所和工作岗位采取的处理措施。

职业健康监护档案是健康监护全过程的客观记录资料，是系统地观察劳动者健康状况的变化、评价个体和群体健康损害的依据。用人单位应当建立劳动者职业健康监护档案，并按规定妥善保存。劳动者职业健康监护档案包括：劳动者职业史、既往史和职业病危害接触史；相应工作场所职业病危害因素监测结果；职业健康检查结果及处理情况；职业病诊疗等健康资料。

6.《职业卫生技术服务机构监督管理暂行办法》

2012年3月6日国家安全生产监督管理总局局长办公会议审议通过，2012年4月27日国家安全生产监督管理总局令 第50号公布《职业卫生技术服务机构监督管理暂行办法》，自2012年7月1日起施行。

《职业卫生技术服务机构监督管理暂行办法》主要内容如下。

（1）本办法所称职业卫生技术服务机构，是指为建设项目提供职业病危害预评价、职业病危害控制效果评价，为用人单位提供职业病危害因素检测、职业病危害现状评价、职业病防护设备设施与防护用品的效果评价等技术服务的机构。

（2）国家对职业卫生技术服务机构实行资质认可制度。职业卫生技术服务机构应当依照本办法取得职业卫生技术服务机构资质；未取得职业卫生技术服务机构资质的，不得从事职业卫生检测、评价等技术服务。

（3）职业卫生技术服务机构的资质从高到低分为甲级、乙级、丙级三个等级。

（4）职业卫生技术服务机构应当依法独立开展职业卫生技术服务活动，科学、客观、真实地反映技术服务事项，并对出具的职业卫生技术报告承担法律责任；应当公开办事制度和程序，简化手续，方便服务对象，并采取措施保证服务质量；应当在批准的业务范围和规定的区域范围内开展技术服务工作，并接受技术服务所在地安全生产监督管理部门的监督管理。

（5）职业卫生技术服务机构开展技术服务时，应当依法与建设单位、用人单位签订职业卫生技术服务合同，明确技术服务内容、范围以及双方的权利、义务和责任。

（6）职业卫生技术服务机构从事职业卫生检测、评价技术服务的收费，应当符合法律、法规的规定。法律、法规没有规定的，应当按照行业自律标准或者指导性标准收费；没有行业自律标准和指导性收费标准的，双方可以通过合同协商确定。

（7）职业卫生技术服务机构及其专职技术人员在从事职业卫生技术服务活动中，不得有下列行为：

① 泄露服务对象的技术秘密和商业秘密；

② 伪造、变造、转让或者租借资质证书；

③ 超出资质证书业务范围从事技术服务活动；

④ 出具虚假或者失实的职业卫生技术报告；

⑤ 转包职业卫生技术服务项目；

⑥ 擅自更改、简化职业卫生技术服务程序和相关内容；

⑦ 采取不正当竞争手段，故意贬低、诋毁其他职业卫生技术服务机构；

⑧ 法律、法规规定的其他违法行为。

专职技术人员不得同时在两个以上职业卫生技术机构从业。

（8）职业卫生技术服务机构的职业卫生技术服务过程控制记录、现场勘查记录、影像资料及相关证明材料，应当及时归档，妥善保管。专职技术负责人和质量控制负责人应当按照法律、法规和标准的规定，加强职业卫生技术服务的全过程管理。

职业卫生技术服务机构应当为专职技术人员提供必要的个体防护用品。

7.《职业卫生技术服务机构检测工作规范》

2016 年 2 月 6 日，国家安全生产监督管理总局办公厅公布安监总厅安健〔2016〕9 号关于印发《职业卫生技术服务机构检测工作规范》的通知。为规范职业卫生技术服务机构检测工作，保证检测活动客观公正、检测数据真实准确，根据《中华人民共和国职业病防治法》及《职业卫生技术服务机构监督管理暂行办法》等有关规定，国家安全生产监督管理总局研究制定了《职业卫生技术服务机构检测工作规范》。

《职业卫生技术服务机构检测工作规范》主要内容如下。

（1）职业卫生检测工作应当按照国家职业卫生法律法规、标准规范要求的程序和内容开展，不得更改、简化程序和相关内容。

（2）技术服务机构从事检测活动前，应当与用人单位（或委托单位）签订技术服务合同（或协议），明确检测类别、检测范围、收费标准或合同价格、完成时间及双方的权利和义务等内容。

（3）技术服务机构应当依法独立开展职业卫生检测工作，因计量认证范围限制或样品保存时限有特殊要求等原因需委托其他技术服务机构进行检测的，委托检测样品数量应当满足《职业卫生技术服务机构工作规范》（安监总厅安健〔2014〕39 号）的要求，且委托检测项目种类数不得超过检测项目种类总数的 30%。

（4）技术服务机构应当按照程序和要求开展现场调查（包括工作日写实）。

（5）技术服务机构应当在现场调查的基础上，制定现场采样和检测计划。按照《工作场所空气中有害物质监测的采样规范》（GBZ 159）《工作场所物理因素测量》（GBZ/T 189）和《工作场所空气中粉尘测定》（GBZ/T 192）等标准要求，确定有代表性的采样点和采样对象、采样数量、采样时段，根据职业病危害因素的职业接触限值类型确定采样方法，绘制现场采样点设置示意图。

（6）技术服务机构应当按照要求开展现场采样（包括利用便携式仪器设备对危害因素进行现场测量）。

（7）样品运输应当保证样品性质稳定，避免污染、损失和丢失。对于不稳定的样品，应采取必要措施妥善保存。

（8）技术服务机构应当加强样品接收、流转管理，保证各环节受控。样品接收人员检查并确认样品标签、包装完整后，填写样品交接记录。样品有异常或处于损坏状态，应如实记录，采取相关处理措施，必要时应重新采样。

（9）技术服务机构应当按照要求进行样品测定。

（10）检测结果处理应当满足要求。

（11）检测工作中的各种原始记录应当使用受控的记录表格，及时、如实记录。记录信息应当全面、清晰、完整，按要求书写、复核、签字。记录划改应当规范，采用杠改方式，并由划改人签字或盖章。

（12）技术服务机构应当按照要求向用人单位（或委托单位）出具检测报告。

（13）技术服务机构应当通过相关措施加强检测工作全过程的质量管理和控制。

三、主要相关标准简介

1. 职业卫生标准的制定原则、依据及保护水平

（1）制定原则

制定车间空气中有害物质职业接触限值的原则是在保护健康的前提下，做到经济上合理、技术上可行，即安全性和可行性相结合。技术上可行是指现有的技术发展水平能达到，经济上可行是指执行该项标准的工业企业在经济上能负担得起。

（2）制定依据

制定车间空气中有害物质接触限值，以化学物质的理化特性、动物实验和人体毒理学资料，作业场所劳动卫生学调查和流行病学调查资料为依据。充分利用现有的国内外文献资料，并参考国外职业接触限值的制定依据，结合我国劳动卫生现场的实际状况及工人在该劳动卫生状况下长期进行劳动生产所受的健康危害，制定出既符合我国实际情况，又与国际先进国家的标准相接轨的卫生标准。其主要制定依据为接触—反应关系。

（3）保护水平

有毒物质接触限值的保护水平是指在空气中有毒物质的浓度不超出该接触限值的环境条件下，持续作业若干年，某种给定的有害效应在接触人群中不致超过某一给定的发生频率。简而言之，即指保持在该接触限值条件下，接触有害因素的职业人群的健康保护所能达到的程度。因此，有害物质的接触限值与其他卫生标准一样，对健康保障的安全程度（即安全性）是相对的，每项卫生标准对接触者既提供一定的保护水平，又体现某种可接受的危险度。

2. 工作场所中职业病危害因素采样、检测类规范标准

本类规范标准是职业卫生检测的主要依据，主要标准有《工作场所中有害物质监测的采样规范》《工作场所有害因素职业接触限值第 1 部分：化学有害因素》《工作场所有害因素职业接触限值第 2 部分：物理因素》《职业卫生标准制定指南》以及《工作场所空气有毒物质测定》等标准规范。

3. 职业危害因素评价类规范标准

本类规范标准是职业危害因素评价的主要依据，主要标准有 HG20571—2014《化工企业安全卫生设计规范》、AQ/T 8009—2013《建设项目职业病危害预评价导则》、AQ/T 8010—2013《建设项目职业病危害控制效果评价导则》、AQ/T 4270—2015《用人单位职业病危害现状评价技术导则》、《工作场所噪声防护设施性能和防护效果检测方法》等，目前安全监管部门还不断推出职业危害因素评价规范如"安健函〔2016〕1 号"关于征求吹吸式通风系统控制风速检测与评估技术规范（征求意见稿）、化学毒物职业病危害风险评价技术指南（征求意见稿）等。

4. 职业危害因素工作场所现场管理类规范标准

本类规范标准是职业危害因素企业现场管理的主要依据，主要标准有《工作场所职业病危害警示标识》《高毒物品作业岗位职业病危害告知规范》《装饰装修作业职业卫生技术规范》等。

5. 职业危害因素行业企业设计类规范标准

本类规范标准是职业危害因素企业现场管理的主要依据，主要标准有《工业企业设计卫生标准》《建设项目职业病防护设施设计专篇编制导则》《水泥生产企业建设项目职业病防护设施设计专篇编制细则》等。

能力提升训练

1. 请参考相关网站学习职业病危害因素相关法规标准，结合企业现场分析相关行业企业的职业危害因素管理情况及法规标准执行程度，结合具体案例分析做好职业健康安全管理，如某企业员工在岗位中暑，送医院经 24h 抢救无效死亡，运用相关法律说明并判断员工死亡事故性质。

2. 职业卫生技术服务机构及其专职技术人员在从事职业卫生技术服务活动中有哪些执业禁止规定？

归纳总结提高

一、选择题

1. 提出"职业健康"概念的国际组织是（　　　）。
A. 国际劳工组织
B. 国际放射防护委员会
C. 世界贸易组织
D. 联合国粮农组织

2. 职业病危害因素分类目录由国务院卫生行政部门会同（　　）制定、调整并公布？
A. 国家标准制定委员会
B. 国务院人力资源保障部门
C. 全国总工会
D. 国务院安全生产监督管理部门

3. 职业性有害因素主要包括（　　　）。
A. 化学、物理和生物因素
B. 粉尘、毒物和噪声
C. 粉尘、毒物和物理因素
D. 化学因素和物理因素

4. 我国将可能产生职业病危害的建设项目分为三类，其中不包括（　　　）。
A. 职业病危害轻微建设项目
B. 职业病危害一般建设项目
C. 职业病危害较重建设项目
D. 职业病危害严重建设项目

5. 我国职业病防治工作的方针是（　　　）。
A. 分类管理、综合治理
B. 预防为主、防治结合
C. 行业自律、职工参与
D. 社会监督、科学防治

6. 下列（　　　）不是尘肺？
A. 煤工尘肺　　　B. 石棉肺　　　C. 棉尘病　　　D. 铝尘肺　　　E. 硅尘着病

7. 可导致白血病的有机溶剂是（　　　）。
A. 正己烷　　　B. 甲苯　　　C. 三氯乙烯　　　D. 二氯乙烷　　　E. 苯

8. 应进行上岗前检查的是（　　　）。
A. 即将从事需要开展强制性职业健康监护的职业病危害因素作业的新录用人员
B. 变更工作岗位、工作内容人员
C. 因各种原因较长时期脱离工作又重新返回工作岗位的人员
D. 以上都是

9. 下列表述正确的是（　　　）。
A.《使用有毒物品作业场所劳动保护条例》属于职业卫生法律
B.《使用有毒物品作业场所劳动保护条例》属于职业卫生行政法规
C.《使用有毒物品作业场所劳动保护条例》属于职业卫生行政规章
D.《使用有毒物品作业场所劳动保护条例》属于职业卫生规范性文件

10. 生产经营单位需办理职业卫生安全许可证的情况包括（　　　）。

A. 作业场所存在粉尘危害，且浓度超标

B. 作业场所存在职业病危害因素

C. 作业场所使用有毒物品

D. 作业场所设备存在安全隐患

11. 用人单位与劳动者订立劳动合同时，应当将工作过程中可能产生的（　　　）如实告知劳动者，并在劳动合同中写明，不得隐瞒或者欺骗。

A. 职业病危害及其后果

B. 职业病防护措施和待遇等

C. 职业病危害及其后果、职业病防护措施和待遇等

D. 职业病病名

二、简答题

1. 某硅酸盐水泥厂要进行职业病危害预评价，作为评价人员，在进行职业病危害预评价工作的准备阶段应完成什么工作？叙述硅酸盐水泥厂的主要生产工艺环节及各环节的主要职业病危害因素如何识别。

2. 一供热锅炉使用的燃料是煤，人工上煤；采用管道蒸气供热，湿式捞渣机捞渣；锅炉用水采用工业盐一体化软水设备进行软化；锅炉烟气经湿式脱硫除尘（脱硫除尘使用生石灰）后由烟囱排入大气。请识别该供热锅炉工作场所产生的主要职业危害因素，并阐述各工作场所应设置什么职业病危害警示标识和位置，以及应设置怎样的应急救援设施？

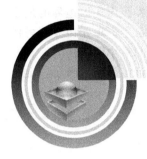

课题二
职业卫生设计规范
及"三同时"要求

学习目标

知识目标

了解工业企业选址、布局和厂房设计规范，熟知工作场所和辅助用室的基本卫生要求，了解职业危害因素项目的设计和验收程序要求。

能力目标

掌握我国工业企业设计卫生标准，了解工作场所和辅助用室的卫生要求，了解工业企业职业卫生设计的"三同时"要求。

素质目标：培养学生认识建设项目职业病危害因素前期预防的重要性。

知识储备

项目一　工业企业职业卫生设计规范

一、工业企业职业卫生设计基本术语

1. 卫生标准 (hygienic standard)

为实施国家卫生法律法规和有关卫生政策，保护人体健康，在预防医学和临床医学研究与实践的基础上，对涉及人体健康和医疗卫生服务事项制定的各类技术规定。

2. 工作场所 (workplace)

劳动者进行职业活动，并由用人单位直接或间接控制的所有工作地点。

3. 工作地点 (work site)

劳动者从事职业活动或进行生产管理而经常或定时停留的岗位或作业地点。

4. 自然疫源地 (natural infectious focus)

某些传染病的病原体在自然界的野生动物中长期存在并造成动物间流行的地区。

5. 卫生防护距离 (hygienic buffer zone)

从产生职业性有害因素的生产单元（生产区、车间或工段）的边界至居住区边界的最小距离。即在正常生产条件下，无组织排放的有害气体（大气污染物）自生产单元边界到居住区的范围内，能够满足国家居住区容许浓度限值相关标准规定的所需的最小距离。

6. 全年 (夏季) 最小频率风向 [annual (summer) minimum frequency of wind direction]

全年（夏季）各风向中频率出现最小的风向。

7. 夏季主导风向 (summer prevailing wind direction)

累年夏季各风向中最高频率的风向。

二、选址、总体布局与厂房设计要求

1. 工业企业选址要求

工业企业选址应依据我国现行的卫生、安全生产和环境保护等法律法规、标准和拟建工业企业建设项目生产过程的卫生特征及其对环境的要求、职业性有害因素的危害状况，结合建设地点现状与当地政府的整体规划，以及水文、地质、气象等因素，进行综合分析而确定。

工业企业选址宜避开自然疫源地；对于因建设工程需要等原因不能避开的，应设计具体的疫情综合预防控制措施。

工业企业选址宜避开可能产生或存在危害健康的场所和设施，如垃圾填埋场、污水处理厂、气体输送管道，以及水、土壤可能已被原工业企业污染的地区；因建设工程需要难以避开的，应首先进行卫生学评估，并根据评估结果采取必要的控制措施。设计单位应明确要求施工单位和建设单位制定施工期间和投产运行后突发公共卫生事件应急救援预案。

向大气排放有害物质的工业企业应设在当地夏季最小频率风向被保护对象的上风侧，并应符合国家规定的卫生防护距离要求，以避免与周边地区产生相互影响。对于目前国家尚未规定卫生防护距离要求的，宜进行健康影响评估，并根据实际评估结果作出判定。

在同一工业区内布置不同卫生特征的工业企业时，宜避免不同有害因素产生交叉污染和联合作用。

2. 工业企业总体布局要求

（1）工业企业平面布置要求

工业企业厂区总平面功能分区的分区原则应遵循：分期建设项目宜一次整体规划，使各单体建筑均在其功能区内有序合理，避免分期建设时破坏原功能分区；行政办公用房应设置在非生产区；生产车间及与生产有关的辅助用室应布置在生产区内；产生有害物质的建筑（部位）与对环境质量有较高要求的建筑（部位）应有适当的间距或分隔。

工业企业厂区总平面布置应明确功能分区，可分为生产区、非生产区、辅助生产区。其工程用地应根据卫生要求，结合工业企业性质、规模、生产流程、交通运输、场地自然条件、技术经济条件等合理布局。在满足主体工程需要的前提下，宜将可能产生严重职业性有害因素的设施远离产生一般职业性有害因素的其他设施，应将车间按有无危害、危害的类型及其危害浓度（强度）分开；在产生职业性有害因素的车间与其他车间及生活区之间宜设一定的卫生防护绿化带。建（构）筑物现状、拟建建筑物位置、道路、卫生防护、绿化等应符合《工业企业总平面设计规范》（GB 50187—2012）等国家相关标准要求。

生产区宜选在大气污染物扩散条件好的地段，布置在当地全年最小频率风向的上风侧；产生并散发化学和生物等有害物质的车间，宜位于相邻车间当地全年最小频率风向的上风侧；非生产区布置在当地全年最小频率风向的下风侧；辅助生产区布置在两者之间。存在或可能产生职业病危害的生产车间、设备应按照《工作场所职业危害警示标识》（GBZ 158—2003）设置职业病危害警示标识。可能发生急性职业病危害的有毒有害的生产车间的布置应设置与相应事故防范和应急救援相配套的设施及设备，并留有应急通道。

高温车间的纵轴宜与当地夏季主导风向相垂直。当受条件限制时，其夹角不得小于45°。高温热源应尽可能地布置在车间外当地夏季主导风向的下风侧，不能布置在车间外的高温热源应布置在天窗下方或靠近车间下风侧的外墙侧窗附近。

（2）工业企业竖向布置要求

放散大量热量或有害气体的厂房宜采用单层建筑。当厂房是多层建筑物时，放散热和有害气体的生产过程宜布置在建筑物的高层；如必须布置在下层时，应采取有效措施防止污染上层工作环境。

噪声与振动较大的生产设备宜安装在单层厂房内。因设计需要将这些生产设备安置在多层厂房内时，宜将其安装在底层，并采取有效的隔声和减振措施。

含有挥发性气体、蒸气的各类管道不宜从仪表控制室和劳动者经常停留或通过的辅助用室的空中和地下通过；若需通过时，应严格密闭，并应具备抗压、耐腐蚀等性能，以防有害气体或蒸气逸散至室内。

三、工业企业厂房设计要求

厂房建筑方位应能使室内有良好的自然通风和自然采光，相邻两建筑物的间距一般不宜小于二者中较高建筑物的高度。以自然通风为主的厂房，车间天窗设计应满足卫生要求：阻力系数小，通风量大，便于开启，适应不同季节要求，天窗排气口的面积应略大于进风窗口及进风门的面积之和。热加工厂房应设置天窗挡风板，厂房侧窗下缘距地面不宜高于1.2m，高温、热加工、有特殊要求和人员较多的建筑物应避免西晒。产生噪声、振动的厂房设计和设备布局应采取降噪和减振措施。车间办公室宜靠近厂房布置，但不宜与处理危险、有毒物质的场所相邻，应满足采光、照明、通风、隔声等要求。厂房侧窗上方宜设置遮阳、遮雨的固定板（棚），避免阳光直射，方便雨天通风。空调厂房及洁净厂房的设计按《洁净厂房设计规范》（GB 50073—2013）等标准执行。

四、工作场所基本卫生要求

1. 防尘、防毒设计

设计应优先采用先进的生产工艺、技术和无毒（害）或低毒（害）的原材料，消除或减少尘、毒职业性有害因素；对于工艺、技术和原材料达不到要求的，应根据生产工艺和粉尘、毒物特性，参照《工作场所防止职业中毒卫生工程防护措施规范》（GBZ/T 194—2007）的规定设计相应的防尘、防毒通风控制措施，使劳动者活动的工作场所有害物质浓度符合《工作场所有害因素职业接触限值　第1部分：化学有害因素》（GBZ 2.1—2007）的要求；如预期劳动者接触浓度不符合要求的，应根据实际接触情况，参照《有机溶剂作业场所个人职业病防护用品使用规范》（GBZ/T 195—2007）和《建设项目职业病危害预评价技术导则》（GBZ/T 196—2007）的要求同时设计有效的个人防护措施。

对产生粉尘、毒物的生产过程和设备（含露天作业的工艺设备），应优先采用机械化和自动化，避免直接人工操作。为防止物料跑、冒、滴、漏，其设备和管道应采取有效的密闭措施，密闭形式应根据工艺流程、设备特点、生产工艺、安全要求及便于操作、维修等因素确定，并应结合生产工艺采取通风和净化措施。对移动的扬尘和逸散毒物的作业，应与主体工程同时设计移动式轻便防尘和排毒设备。

对于逸散粉尘的生产过程，应对产尘设备采取密闭措施；设置适宜的局部排风除尘设施对尘源进行控制。生产工艺和粉尘性质可采取湿式作业的，应采取湿法抑尘；当湿式作业仍不能满足卫生要求时，应采用其他通风、除尘方式。

产生或可能存在有毒或酸碱等强腐蚀性物质的工作场所应设冲洗设施；高毒物质工作场所墙壁、顶棚和地面等内部结构和表面应采用耐腐蚀、不吸收、不吸附毒物的材料，必要时加设保护层；车间地面应平整防滑，易于冲洗清扫；可能产生积液的地面应做防渗透处理，并采用坡向排水系统，其废水纳入工业废水处理系统。储存酸、碱及高危液体物质的储罐区周围应设置泄险沟（堰）。

工作场所粉尘、毒物的发生源应布置在工作地点的自然通风或进风口的下风侧；放散不同有毒物质的生产过程所涉及的设施布置在同一建筑物内时，使用或产生高毒物质的工作场所应与其他工作场所隔离。防尘和防毒设施应依据车间自然通风风向、扬尘和逸散毒物的性质、作业点的位置和数量及作业方式等进行设计。经常有人来往的通道（地道、通廊），应有自然通风或机械通风，并不宜敷设有毒液体或有毒气体的管道。通风、除尘、排毒设计应遵循相应的防尘、防毒技术规范和规程的要求。

当数种溶剂（苯及其同系物、醇类或醋酸酯类）蒸气或数种刺激性气体同时放散于空气中时，应按各种气体分别稀释至规定的接触限值所需要的空气量的总和计算全面通风换气量。除上述有害气体及蒸气外，其他有害物质同时放散于空气中时，通风量仅按需要空气量最大的有害物质计算。通风系统的组成及其布置应合理，能满足防尘、防毒的要求。容易凝结蒸气和聚积粉尘的通风管道，以及几种物质混合能引起爆炸、燃烧或形成危害更大物质的通风管道，应设单独通风系统，不得相互连通。采用热风采暖、空气调节和机械通风装置的车间，其进风口应设置在室外空气清洁区并低于排风口。对有防火防爆要求的通风系统，其进风口应设在不可能有火花溅落的安全地点，排风口应设在室外安全处。相邻工作场所的进气和排气装置应合理布置，避免气流短路。进风口的风量，应按防止粉尘或有害气体逸散至室内的原则通过计算确定。有条件时，应在投入运行前以实测数据或经验数值进行实际调整。供给工作场所的空气一般直接送至工作地点。放散气体的排出应根据工作场所的具体条件及气体密度合理设置排出区域及排风量。确定密闭罩进风口的位置、结构和风速时，应使罩内负压均匀，防止粉尘外逸并不致把物料带走。

下列情况不宜采用循环空气：空气中含有燃烧或爆炸危险的粉尘、纤维，含尘浓度大于或等于其爆炸下限的25%时；对于局部通风除尘、排毒系统，在排风经净化后，循环空气中粉尘、有害气体浓度不小于其职业接触限值的30%时；空气中含有病原体、恶臭物质及有害物质浓度可能突然增高的工作场所。

局部机械排风系统各类型排气罩应参照《排风罩的分类及技术条件》（GB/T 16758—2008）的要求，遵循形式适宜、位置正确、风量适中、强度足够、检修方便的设计原则，罩口风速或控制点风速应足以将发生源产生的尘、毒吸入罩内，确保达到高捕集效率。局部排风罩不能采用密闭形式时，应根据不同的工艺操作要求和技术经济条件选择适宜的伞形排风装置。输送含尘气体的风管宜垂直或倾斜敷设，倾斜敷设时，与水平面的夹角应大于45°。

如必须设置水平管道时，管道不应过长，并应在适当位置设置清扫孔，方便清除积尘，防止管道堵塞。按照粉尘类别不同，通风管道内应保证达到最低经济流速。为便于除尘系统的测试，设计时应在除尘器的进出、口处设可开闭式的测试孔，测试孔的位置应选在气流稳定的直管段，测试孔在不测试时应可以关闭。在有爆炸性粉尘及有毒有害气体净化系统中，宜设置连续自动检测装置。

为减少对厂区及周边地区人员的危害及环境污染，散发有毒有害气体的设备所排出的尾气以及由局部排气装置排出的浓度较高的有害气体应通过净化处理设备后排出；直接排入大气的，应根据排放气体的落地浓度确定引出高度，使工作场所劳动者接触的落点浓度符合《工作场所有害因素职业接触限值　第1部分：化学有害因素》（GBZ 2.1—2007）的要求，还应符合《环境空气质量标准》（GB 3095—2012）等相应环保标准的规定。含有剧毒、高毒物质或难闻气味物质的局部排风系统，或含有较高浓度的爆炸危险性物质的局部排风系统所排出的气体，应排至建筑物外空气动力阴影区和正压区之外。

在生产中可能突然逸出大量有害物质或易造成急性中毒或存在易燃易爆的化学物质的室内作业场所，应设置事故通风装置及与事故排风系统相联锁的泄漏报警装置。事故通风宜由经常使用的通风系统和事故通风系统共同保证，但在发生事故时，必须保证能提供足够的通风量。事故通风的风量宜根据工艺设计要求通过计算确定，但换气次数不宜少于12次/h。用于事故通风的通风机控制开关应分别设置在室内、室外便于操作的地点。事故排风的进风口应设在有害气体或有爆炸危险的物质放散量可能最大或聚集最多的地点。对事故排风的死角处，应采取导流措施。事故排风装置排风口的设置应尽可能避免对人员的影响：事故排风装置的排风口应设在安全处，远离门、窗及进风口和人员经常停留或经常通行的地点；排风口不得朝向室外空气动力阴影区和正压区；在放散有爆炸危险的可燃气体、粉尘或气溶胶等物质的工作场所，应设置防爆通风系统或事故排风系统。

应结合生产工艺和毒物特性，在有可能发生急性职业中毒的工作场所，根据自动报警装置技术发展水平设计自动报警或检测装置。检测报警点应根据相关标准规范的要求，设在存在、生产或使用有毒气体的工作地点，包括可能释放高毒、剧毒气体的作业场所，可能大量释放或容易聚集的其他有毒气体的工作地点也应设置检测报警点。应设置有毒气体检测报警仪的工作地点，宜采用固定式；当不具备设置固定式的条件时，应配置便携式检测报警仪。毒物报警值应根据有毒气体毒性和现场实际情况设警报值和高报值。或者设定预报值和警报值两级［具体见《工作场所有毒气体检测报警装置设置规范》（GBZ/T 223—2009）］警报值为MAC或PC-STEL的1/2，无PC-STEL的化学物质，警报值可设在相应超限倍数值的1/2；警报值为MAC或PC-STEL值，无PC-STEL的化学物质，警报值可设在相应超限倍数值；高报值应综合考虑有毒气体毒性、作业人员情况、事故后果、工艺设备等各种因素后设定。

可能存在或产生有毒物质的工作场所应根据有毒物质的理化特性和危害特点配备现场急救用品，设置冲洗喷淋设备、应急撤离通道、必要的泄险区以及风向标。泄险区应低位设置且有防透水层，泄漏物质和冲洗水应集中纳入工业废水处理系统。

2. 防暑、防寒设计

设计应优先采用先进的生产工艺、技术和原材料，工艺流程的设计宜使操作人员远离热源，同时根据其具体条件采取必要的隔热、通风、降温等措施，消除高温职业病危害。对于工艺、技术和原材料达不到要求的，应根据生产工艺、技术、原材料特性以及自然条件，通过采取工程控制措施和必要的组织措施（如减少生产过程中的热和水蒸气释放，屏蔽热辐射源，加强通风，减少劳动时间，改善作业方式等），使室内和露天作业地点WBGT指数符合《工作场所有害因素职业接触限值　第2部分：物理因素》（GBZ 2.2—2007）的要求。对于室内和露天作业地点 WBGT 指数不符合标准要求的，应根据实际接触情况采取有效的个人防护措施。

高温作业厂房的朝向应根据夏季主导风向设计，使厂房能形成穿堂风或能增加自然通风的风压。高温作业厂房平面布置呈"L"形、"Ⅱ"形或"Ⅲ"形的，其开口部分宜位于夏季主导风向的迎风面。高温作业厂房宜设有避风的天窗，天窗和侧窗宜便于开关和清扫。夏季自然通风用的进气窗的下端距地面不宜大于 1.2m，以便空气直接吹向工作地点；冬季需要自然通风时，应对通风设计方案进行技术经济比较，并根据热平衡的原则合理确定热风补偿系统容量，进气窗下端一般不宜小于 4m，若小于 4m 时，宜采取防止冷风吹向工作地点的有效措施。

以自然通风为主的高温作业厂房应有足够的进、排风面积。产生大量热、湿气，有害气体的单层厂房的附属建筑物占用该厂房外墙的长度不得超过外墙全长的 30%，且不宜设在厂房的迎风面。产生大量热或逸出有害物质的车间，在平面布置上应以其最长边作为外墙。若四周均为内墙时，应采取向室内送入清洁空气的措施。热源应尽量布置在车间外面；采用热压为主的自然通风时，热源应尽量布置在天窗的下方；采用穿堂风为主的自然通风时，热源应尽量布置在夏季主导风向的下风侧；热源布置应便于采用各种有效的隔热及降温措施。车间内发热设备设置应按车间气流具体情况确定，一般宜在操作岗位夏季主导风向的下风侧、车间天窗下方的部位。

高温、强热辐射作业，应根据工艺、供水和室内微小气候等条件采用有效的隔热措施，如水幕、隔热水箱或隔热屏等。工作人员经常停留或靠近的高温地面或高温壁板，其表面平均温度不应大于 40℃，瞬间最高温度也不宜大于 60℃。当高温作业时间较长，工作地点的热环境参数达不到卫生要求时，应采取降温措施。

采用局部送风降温措施时，气流达到工作地点的风速控制设计应符合以下要求：带有水雾的气流风速为 3～5m/s，雾滴直径应小于 100μm；不带水雾的气流风速，劳动强度Ⅰ级的应控制在 2～3m/s，Ⅱ级的控制在 3～5m/s，Ⅲ级的控制在 4～6m/s。设置系统式局部送风时，工作地点的温度和平均风速应符合表 2-1 的规定。

表 2-1 工作地点的温度和平均风速

项目	冬季			夏季	
热辐射强度/(W/m²)	风速/(m/s)	温度/℃		温度/℃	风速/(m/s)
350～700	20～25	1～2		26～31	1.5～3
701～1400	20～25	1～3		26～30	2～4
1401～2100	18～22	2～3		25～29	3～5
2101～2800	18～22	3～4		24～28	4～6

注：1. 轻度强度作业时，温度宜采用表中较高值，风速宜采用较低值；重度强度作业时，温度宜采用表中较低值，风速宜采用较高值；中度强度作业时其数据可按插入法确定。

2. 对于夏热冬冷（或冬暖）地区，表中夏季工作地点的温度，可提高 2℃。

3. 当局部送风系统的空气需要冷却或加热处理时，其室外计算参数，夏季应采用通风室外计算温度及相对湿度；冬季应采用采暖室外计算温度。

工艺上以湿度为主要要求的空气调节车间，除工艺有特殊要求或已有规定者外，不同湿度条件下的空气温度应符合表 2-2 的规定。

表 2-2 空气调节厂房内不同湿度下的温度要求（上限值）

相对湿度/%	<55	<65	<75	<85	≥85
温度/℃	30	29	28	27	26

高温作业车间应设有工间休息室。休息室应远离热源，采取通风、降温、隔热等措施，使温度不大于30℃；设有空气调节的休息室室内气温应保持在24～28℃。对于可以脱离高温作业点的，可设观察（休息）室。特殊高温作业，如高温车间桥式起重机驾驶室、车间内的监控室、操作室、炼焦车间拦焦车驾驶室等应有良好的隔热措施，热辐射强度应小于700W/m²，室内气温不应大于28℃。

当作业地点日最高气温不小于35℃时，应采取局部降温和综合防暑措施，并应减少高温作业时间。凡近十年每年最冷月平均气温不大于8℃的月数不小于3个月的地区应设集中采暖设施，小于2个月的地区应设局部采暖设施。当工作地点不固定、需要持续低温作业时，应在工作场所附近设置取暖室。冬季寒冷环境工作地点采暖温度应符合表2-3要求。

表2-3　冬季工作地点的采暖温度（干球温度）　　　　　　　　　　℃

体力劳动强度级别	采暖温度
I	≥18
II	≥16
III	≥14
IV	≥12

注：1. 体力劳动强度分级见《工作场所有害因素职业接触限值　第2部分：物理因素》（GBZ 2.2—2007），其中I级代表轻劳动，II级代表中等劳动，III级代表重劳动，IV级代表极重劳动。

2. 当作业地点劳动者人均占用较大面积（50～100m²）、劳动强度为I级时，其冬季工作地点采暖温度可低至10℃，II级时可低至7℃，III级时可低至5℃。

3. 当室内散热量小于23W/m³时，风速不宜大于0.3m/s；当室内散热量不小于23W/m³时，风速不宜大于0.5m/s。

3. 防噪声与振动设计

工业企业噪声控制应按《工业企业噪声控制设计规范》（GB/T50087—2013）设计，对生产工艺、操作维修、降噪效果进行综合分析，采用行之有效的新技术、新材料、新工艺、新方法。对于生产过程和设备产生的噪声，应首先从声源上进行控制，使噪声作业劳动者接触噪声声级符合《工作场所有害因素职业接触限值　第2部分：物理因素》（GBZ 2.2—2007）的要求。采用工程控制技术措施仍达不到要求的，应根据实际情况合理设计劳动作息时间，并采取适宜的个人防护措施。产生噪声的车间与非噪声车间、高噪声车间与低噪声车间应分开布置。工业企业设计中的设备选择，宜选用噪声较低的设备。在满足工艺流程要求的前提下，宜将高噪声设备相对集中，并采取相应的隔声、吸声、消声、减振等控制措施。为减少噪声的传播，宜设置隔声室。隔声室的天棚、墙体、门窗均应符合隔声、吸声的要求。非噪声工作地点的噪声声级的设计应符合表2-4的要求。

表2-4　非噪声工作地点噪声声级设计要求

地点名称	噪声声级/dB(A)	工效限值/dB(A)
噪声车间观察（值班）室	≤75	≤55
非噪声车间办公室、会议室	≤60	
主控室、精密加工室	≤70	

采用新技术、新工艺、新方法避免振动对健康的影响，应首先控制振动源，使手传振动接振强度符合《工作场所有害因素职业接触限值　第2部分：物理因素》（GBZ 2.2—2007）的要求，全身振动强度不超过表2-5规定的卫生限值。采用工程控制技术措施仍达不到要求的，应根据实际情况合理设计劳动作息时间，并采取适宜的个人防护措施。

表 2-5　全身振动强度卫生限值

工作日接触时间 t/h	卫生限值/(m/s^2)
$4 < t \leqslant 8$	0.62
$2.5 < t \leqslant 4$	1.10
$1.0 < t \leqslant 2.5$	1.40
$0.5 < t \leqslant 1.0$	2.40
$t \leqslant 0.5$	3.60

产生振动的车间，应在控制振动发生源的基础上，对厂房的建筑设计采取减轻振动影响的措施。对产生强烈振动的车间应采取相应的减振措施，对振幅、功率大的设备应设计减振基础。受振动（1～80Hz）影响的辅助用室（如办公室、会议室、计算机房、电话室、精密仪器室等），其垂直或水平振动强度不应超过规定的设计要求。

4. 防非电离辐射与电离辐射设计

产生工频电磁场的设备安装地址（位置）的选择应与居住区、学校、医院、幼儿园等保持一定的距离，使上述区域电场强度最高容许接触水平控制在 4kV/m。对有可能危及电力设施安全的建筑物、构筑物进行设计时，应遵循国家有关法律、法规要求。在选择极低频电磁场发射源和电力设备时，应综合考虑安全性、可靠性以及经济社会效益；新建电力设施时，应在不影响健康、社会效益以及技术经济可行的前提下，采取合理、有效的措施以降低极低频电磁场辐射的接触水平。

对于在生产过程中有可能产生非电离辐射的设备，应制定非电离辐射防护规划，采取有效的屏蔽、接地、吸收等工程技术措施及自动化或半自动化远距离操作，如预期不能屏蔽的应设计反射性隔离或吸收性隔离措施，使劳动者非电离辐射作业的接触水平符合《工作场所有害因素职业接触限值　第 2 部分：物理因素》（GBZ 2.2—2007）的要求。电离辐射防护应按《电离辐射防护与辐射源安全基本标准》（GB 18871—2002）及相关国家标准执行。

5. 采光和照明设计

工作场所采光设计按《建筑采光设计标准》（GB/T 50033—2013）执行。工作场所照明设计按《建筑照明设计标准》（GB 50034—2013）执行。照明设计宜避免眩光，充分利用自然光，选择适合目视工作的背景，光源位置选择宜避免产生阴影。照明设计宜采取相应措施减少来自窗户眩光，如工作台方向设计宜使劳动者侧对或背对窗户，采用百叶窗、窗帘、遮盖布、树木、半透明窗户等。应减少裸光照射或使用深颜色灯罩，以完全遮蔽眩光或确保眩光在视野之外，避免来自灯泡眩光的影响。应采取避免间接眩光（反射眩光）的措施，如合理设置光源位置，降低光源亮度，调整工作场所背景颜色。在流水线从事关键技术工作岗位间的隔板不应影响光线或照明。应使设备和照明配套，避免孤立的亮光光区，提高能见度。应根据工作场所的环境条件，选用适宜的符合现行节能标准的灯具。在潮湿的工作场所，宜采用防水灯具或带防水灯头的开敞式灯具。在有腐蚀性气体或蒸气的工作场所，宜采用防腐蚀密闭式灯具。若采用开敞式灯具，各部分应有防腐蚀或防水措施。在高温工作场所，宜采用散热性能好、耐高温的灯具。在粉尘工作场所，应按粉尘性质和生产特点选择防水、防高温、防尘、防爆炸的适宜灯具。在装有锻锤、大型桥式吊车等振动、摆动较大的工作场所使用的灯具，应有防振和防脱落措施。在需防止紫外线照射的工作场所，应采用隔紫灯具或无紫光源。在含有可燃易爆气体及粉尘的工作场所，应采用防爆灯具和防爆开关。

五、辅助用室基本卫生要求

1. 设计一般规定

应根据工业企业生产特点、实际需要和使用方便的原则设置辅助用室，包括车间卫生用室（浴室、更/存衣室、盥洗室以及在特殊作业、工种或岗位设置的洗衣室）、生活室（休息室、就餐场所、厕所）、妇女卫生室，并应符合相应的卫生标准要求。辅助用室应避开有害物质、病原体、高温等职业性有害因素的影响。建筑物内部构造应易于清扫，卫生设备便于使用。浴室、盥洗室、厕所的设计，一般按劳动者最多的班组人数进行设计。存衣室设计计算人数应按车间劳动者实际总数计算。

2. 车间卫生用室

应根据车间的卫生特征设置浴室、更/存衣室、盥洗室，其卫生特征分级见表2-6。

表2-6 车间卫生特征分级

卫生特征	1级	2级	3级	4级
有毒物质	易经皮肤吸收引起中毒的剧毒物质（如有机磷农药、三硝基甲苯、四乙基铅等）	易经皮肤吸收或有恶臭的物质，或高毒物质（如丙烯腈、吡啶、苯酚等）	其他毒物	不接触有害物质或粉尘，不污染或轻度污染身体（如仪表、金属冷加工、机械加工等）
粉尘		严重污染全身或对皮肤有刺激的粉尘（如炭黑、玻璃棉等）	一般粉尘（棉尘）	
其他	处理传染性材料、动物原料（如皮毛等）	高温作业、井下作业	体力劳动强度Ⅲ级或Ⅳ级	

注：虽易经皮肤吸收，但易挥发的有毒物质（如苯等）可按3级确定。

车间卫生特征1级、2级的车间应设浴室；3级的车间宜在车间附近或厂区设置集中浴室；4级的车间可在厂区或居住区设置集中浴室。浴室可由更衣间、洗浴间和管理间组成。浴室内一般按4~6个淋浴器设一具盥洗器。淋浴器的数量，可根据设计计算人数按表2-7计算。

表2-7 每个淋浴器设计使用人数（上限值） 人

车间卫生特征	1级	2级	3级	4级
人数	3	6	9	12

注：需每天洗浴的炎热地区，每个淋浴器使用人数可适当减少。

女浴室和卫生特征1级、2级的车间浴室不得设浴池。体力劳动强度Ⅲ级或Ⅳ级可设部分浴池，浴池面积一般可按1个淋浴器相当于$2m^2$面积进行换算，但浴池面积不宜小于$5m^2$。

车间卫生特征1级的更/存衣室应分便服室和工作服室。工作服室应有良好的通风。车间卫生特征2级的更/存衣室，便服室、工作服室可按照同室分柜存放的原则设计，以避免工作服污染便服。车间卫生特征3级的更/存衣室，便服室、工作服室可按照同柜分层存放的原则设计，更衣室与休息室可合并设置。车间卫生特征4级的更/存衣柜可设在休息室内或车间内适当地点。

车间内应设盥洗室或盥洗设备。接触油污的车间，应供给热水。盥洗水龙头的数量应根据设计计算人数按表2-8计算。

表 2-8　盥洗水龙头设计数量　　　　　　　　　　　　　　　　　　人

车间卫生特征级别	每个水龙头的使用人数
1级、2级	20～30
3级、4级	31～40

　　盥洗设施宜分区集中设置。厂房内的盥洗室应做好地面排水，厂房外的盥洗设施还宜设置雨篷并应防冻。

　　生活用室的配置应与产生有害物质或有特殊要求的车间隔开，应尽量布置在生产劳动者相对集中、自然采光和通风良好的地方。应根据生产特点和实际需要设置休息室或休息区。休息室内应设置清洁饮水设施。女工较多的企业，应在车间附近清洁安静处设置孕妇休息室或休息区。就餐场所的位置不宜距车间过远，但不能与存在职业性有害因素的工作场所相邻设置，并应根据就餐人数设置足够数量的洗手设施。就餐场所及所提供的食品应符合相关的卫生要求。厕所不宜距工作地点过远，并应有排臭、防蝇措施。车间内的厕所，一般应为水冲式，同时应设洗手池、洗污池。寒冷地区宜设在室内。除有特殊需要，厕所的蹲位数应按使用人数设计。男厕所：劳动定员男职工人数少于 100 人的工作场所可按 25 人设 1 个蹲位，多于 100 人的工作场所每增 50 人增设 1 个蹲位；小便器的数量与蹲位的数量相同。女厕所：劳动定员女职工人数少于 100 人的工作场所可按 15 人设 1～2 个蹲位，多于 100 人的工作场所每增 30 人增设 1 个蹲位。

能力提升训练

　　1. 以自然通风为主的厂房，车间天窗设计应满足哪些要求？

　　2. 工业企业平面布局中生产区宜选在大气污染物扩散条件好的地段。考虑生产区应布置在当地全年最小频率风向的上风侧还是下风侧？产生并散发化学和生物等有害物质的车间宜位于相邻车间当地全年最小频率风向的上风侧还是下风侧？

　　3. 放散大量热量或有害气体的厂房宜采用单层建筑。当厂房是多层建筑物时，放散热和有害气体的生产过程宜布置在建筑物的哪一层？噪声与振动较大的生产设备宜安装在单层厂房内，当设计需要将这些生产设备安置在多层厂房内时，宜将其安装在哪一层？

知识储备

项目二　职业危害因素项目设计与验收

一、职业危害因素项目设计专篇

1. 职业病防护设施设计专篇

　　职业病防护设施设计专篇（the report of facility design for control occupational hazard）是指产生或可能产生职业病危害的建设项目，在初步设计（含基础设计）阶段，由建设单位委托具有资质的设计单位对该项目依据国家职业卫生相关法律、法规、规范和标准，针对建设项目施工过程和生产过程中产生或可能产生的职业病危害因素采取的各种防护措施及其预期效果编制的专项报告。

2. 职业病防护设施设计依据

　　职业病防护设施设计的依据是《建设项目职业病防护设施设计专篇编制导则》（AQ/T

4233—2013），其内容包括：编制依据；项目概况；生产过程中产生或可能产生的职业病危害因素对作业场所和劳动者健康的影响分析与评价；职业卫生防护措施及控制性能和预期效果；建设项目选址和总平面布置、生产工艺及设备布局、建筑物卫生设施、职业病防护设备、应急救援设施、个人使用的职业病防护用品等；根据生产车间卫生特征分级，确定辅助用室及卫生设施数量；职业病防治工作的组织管理；职业卫生防护措施投资概算；存在的问题和建议；结论。

3. 职业病防护设施设计专篇要求

职业病防护设施设计专篇对生产过程中产生或可能产生的职业病危害因素、作业场所和劳动者健康的影响进行分析与评价，如生产过程中产生或可能产生职业病危害因素的部位；产生职业病危害因素种类、名称、存在的形态，预计职业病危害程度；产生或可能产生职业病危害因素（尘、毒、噪声、振动、高温、低温、非电离辐射、生物因素等）的设备名称、数量、理化特性等；接触各种职业病危害因素作业人员情况；接触职业病危害因素种类、接触方式、接触时间、职业接触浓度或强度、接触人数（男、女职工数）及接触机会等；新建项目类比资料，改扩建、技改项目原有资料（监测结果、防护措施的控制性能和效果评价等）。

职业病防护设施设计专篇明确职业卫生防护措施及控制性能和预期效果。产生不同职业病危害因素的设备布置在同一建筑物内时，危害大的与危害小的应隔开。布置在多层建筑物内时，散发危害大的生产过程应布置在建筑物的上层；如必须布置在下层时，应采取有效的源头控制措施，防止污染上层空气；采取各种有效措施，避免或控制职业病危害因素的逸散。可采取的措施包括设置专用密闭容器或其他通风设施，用以回收采样、溢流、事故、检修时排出的物料或废弃物；设备、管道等必须采取有效的密封措施，防止物料跑、冒、滴、漏；粉状或散装物料的储存、装卸、筛分、运输等过程应设置控制粉尘逸散的设施。储存、运输、使用放射性物质及放射性废弃物的处理必须符合《放射性防护规定》和《放射性同位素工作卫生防护管理办法》等的放射防护要求。凡在生产过程中产生有毒有害气体、粉尘、酸雾、恶臭、气溶胶等物质，宜设计成密闭的生产工艺和设备，或结合生产工艺采取通风排毒措施，尽可能避免敞开式操作，并应结合生产工艺，采取有效的密闭通风防尘、除尘、排毒等净化设施。含有易挥发物质的液体原料、成品、中间产品等储存设施，应有防止挥发物质逸出的措施。噪声控制应首先控制噪声源，选用低噪声的工艺和设备，必要时还应采取相应控制措施。通风管道设计，应合理布置并采用正确的结构，防止产生振动和噪声。

职业病防护设施设计专篇具体规定职业病防护设施要求。产生粉尘、毒物、物理因素及生物因素的生产设备必须采取有效的职业卫生防护措施，应使工作场所职业病危害因素浓度或强度符合国家职业卫生标准和卫生要求；使用和生产新化学物质，必须提供完整的工艺流程和毒理学资料，以及相应的职业卫生防护设施资料；局部机械排风系统各排气罩必须遵循形式适宜、风量适中、强度足够、检修方便的设计原则，罩口风速或控制点风速应足以保证将发生源产生的尘毒吸入罩内，防止逸散至工作场所；通风空气调节设计必须遵循《工业建筑供暖通风与空气调节设计规范》（GB 50019—2015）及相应的防尘、毒技术规范和规程的要求；通风系统的组成、管道材质及其布置应合理，容易凝结蒸气和聚积粉尘的通风管道，几种物质混合能引起爆炸、燃烧或形成更为有害的混合物、化合物，这类通风管道应设单独通风系统，不得相互连通；应首先选用噪声、振动小的设备，产生噪声、振动的设备应根据噪声、振动的物理特性合理设计消声、吸声、隔声及隔振、减振等噪声、振动控制措施，应使工作场所噪声、局部振动和全身振动的职业接触限值符合《工业企业设计卫生标准》（GBZ 1—2010）的卫生限值要求；产生高频、微波等非电离辐射的设备应有良好的接地线金属屏蔽；设计中的防暑和热辐射、防寒、防潮湿、防恶臭措施，应使工作场所炎热季节气温、冬季采暖温度和异味等符合《工业企业设计卫生标准》（GBZ 1—2010）的要求；工作场所采光系数、照明的照度和质量的设计应分别符合《建筑采光设计标准》（GB 50033—2013）和《建筑照明设计标准》（GB 50034—2013）的标准和卫生要求；当机械通风系统采用部分循环空气时，送入工作场所空气中职业病危害因素含量不应超过规定的职业接触限值的 30%；空气中含有病原体、恶臭物质及有害物质浓度可能突然增高的工作场所，不得采用循环空气作为热风采暖和空气调节；可能发生急性职业病损伤的有毒有害工作场所应当设置有效的通风装置；可能突然泄漏大量有毒物品或者易造成急性中毒的作业场所，设置自动报警装置和事故通风设施；高毒工作场所设置应急撤离通道和必要的泄险区；可能产生职业病危害的工作场所、设备及产品，应按照《工作场所职业病危害警示标识》（GBZ 158—2003）的规定设置组合使用的警示标识；建设单位应为劳动者提供符合防治职业病要求的个人防护用品；建设单位生产或使用剧毒物质的工作场所，必须在工作地点附近设置使用面积足够的应急救援站或有毒气体防护站，配置符合国家标准、规范的应急救援设施。所有的职业危害因素经防护控制后，应根据类比检测数据推算或经验数据和计算的方法提出定性、定量的预期效果评价。

职业病防护设施设计专篇根据生产车间卫生特征分级，确定辅助用室及卫生设施数量；职业病防治工作的组织管理；职业卫生防护措施投资概算，包括职业病危害治理所需的装置及设备、监测手段和工程设施、生产需要又为职业病防治服务的设施、应急救援用品、个人防护用品所需经费等；存在的问题和建议（逐条写清存在的问题并提出解决办法及时间）；作出结论。

二、各行业专业职业病防护设施设计专篇编制细则

按照《国务院安委会办公室关于深入开展全国冶金等工贸企业安全生产标准化建设的实施意见》（安委办〔2011〕18 号）要求，安全生产标准化建设将企业分为八大行业，若干个专业，建设项目职业病防护设施设计也按行业专业规定了设计专篇编制细则，如水泥生产企业建设项目职业病防护设施设计专篇编制细则、国家安全监管总局安监总厅管三〔2013〕39号危险化学品建设项目安全设施设计专篇编制导则等。危险化学品建设项目安全设施设计专篇编制导则要求进行建设项目过程危险源及危险和有害因素分析、设计采用的安全设施、专篇附件等，其中附件应有建设项目安全条件审查意见书、建设项目区域位置图、总平面布置图、装置平面布置图、工艺流程简图、爆炸危险区域划分图、火灾报警系统图、可燃及有毒气体检测报警仪平面布置图、主要安全设施一览表，包括安全阀、爆破片、可燃气体与有毒气体检测器、个体防护装备等。

三、职业危害因素项目验收程序要求

建设项目职业病防护设施竣工验收（又称职业卫生"三同时"验收）是指行政主管部门依据职业病危害控制效果评价检测或调查结果，通过现场检查等手段，考核该建设项目是否为达到控制职业病危害要求的活动。

1. 验收范围

与建设项目有关的各项职业病防护设施包括为预防、控制或消除粉尘、化学毒物、噪声、高温、振动、放射性等职业病危害所建成或配备的工程、设备、装置等各项防护设施；职业病危害评价报告书和有关项目设计文件规定应采取的其他各项职业病防护措施；职业病防治法律、法规和规章等规定的各项职业病防治管理措施。

2. 验收程序

职业病危害一般和职业病危害严重的建设项目，建设单位应向行政主管部门提出职业病防护设施竣工验收申请，填写《建设项目职业病防护设施竣工验收申请书》，按规定提交申报材料。行政主管部门收到有关资料后，应对申请资料是否齐全进行核对，符合要求的由行政主管部门组织专家组进行验收，专家组成员组成应当符合相关规定。具体程序如下：专家组推荐专家组组长，由组长主持竣工验收会；听取有关情况汇报（专家组听取相关单位对建设项目建设及试运行情况、职业病防护设施建设及试运行情况、职业病防治管理措施及其实施情况、建设项目职业病危害控制效果评价情况等介绍）；资料审查（专家组对必要的职业病防护设施设计、施工说明及试运行情况资料、职业病防治管理制度及其实施情况资料、工作场所职业病危害因素检测资料、作业人员健康监护资料、职业卫生档案资料等进行查阅和审核）；现场检查（专家组通过现场调查，对配套的职业病防护设施、职业病危害事故应急设施、职业病危害警示标识及警示说明等进行检查验收）；验收评审（专家组综合上述情况对建设项目职业病防护设施验收情况进行评议，形成验收意见，提出验收结论与建议）。

3. 验收意见及结论

（1）验收意见

专家组验收意见主要包含以下内容。

① 竣工验收的时间、地点、组织单位、审查项目及其建设单位；专家组成员、审查形式、审查内容的说明。

② 项目职业病危害控制效果评价开展情况的说明。

③ 项目职业卫生管理制度建立情况的说明。

④ 项目职业病危害防护设施、措施的意见。

⑤ 建设项目辅助用室的验收意见。

⑥ 整改建议。

⑦ 专家组建议的"审查结论"。

（2）验收结论

验收结论分为"建议通过验收""建议整改后通过验收"和"建议不通过验收"。

符合以下情况为"建议通过验收"。

① 委托有资质的相关单位编制完成《建设项目职业病危害控制效果评价报告》。

② 在试运行期间建立了完善可行的职业病防治管理制度，相应职业病防治管理措施实施到位：

a. 设置或指定职业卫生机构或者组织、配备专业或兼职的职业卫生专业人员负责职业病防治工作；

b. 制定职业病防治计划和实施方案；

c. 制定职业卫生管理制度和操作规程；

d. 单位的负责人及劳动者上岗前进行职业卫生知识和相应法律法规知识的培训；

e. 劳动者上岗前进行职业性健康检查；

f. 建立职业卫生档案和劳动者健康监护档案；

g. 为劳动者提供符合有关标准的个人防护用品；

h. 制定工作场所职业病危害因素监测及评价制度；

i. 设置职业病防治公告栏，产生严重职业病危害的作业岗位设置警示标识和中文说明；

j. 建立职业病危害事故应急救援预案。

（3）职业病防护设施经过试运行符合下列要求：

① 有与建设项目职业病危害防护相适应的设施；

② 从业人员岗位接触职业病危害因素的（时间加权平均）浓度或强度符合国家职业卫生标准要求，或者仅存在物理因素强度超过标准规定的限值要求，超标率低于 20%，并配备了符合要求的个体防护用品；

③ 生产布局合理，有害与无害作业分开；

④ 有配套的更衣间、洗浴间、孕妇休息间等卫生辅助设施；

⑤ 设备、工具、用具等设施符合保护劳动者生理、心理健康的要求。

（4）符合国家法律、法规、规范、标准关于保护劳动者健康的其他要求。

（5）经专家组现场检查、考评，综合评分在 900 分以上。

存在以下情况之一为"建议不通过验收"：未按规定委托符合要求的职业卫生技术服务机构编制《建设项目职业病危害控制效果评价报告》；未按规定建立职业病防治管理部门和配备相应的管理人员，未建立职业病防治管理制度；未按规定配套建设职业病防护设施；职业病防护设施未达到设计要求或不能满足控制职业病危害要求，导致试运行期间从业人员岗位接触粉尘或化学有毒物质浓度检测结果超标率大于 30%；存在职业病危害因素超标的岗位，未按规定配备有效的个人使用的职业病防护用品；存在可能引起急性职业病危害事故风险的建设项目，未按规定设置有效的应急救援设施、措施；未按规定开展职业健康监护工作，或在员工进行职业性健康体检时检出与本项目密切相关的职业病患者；职业病防治方面不符合国家有关法律、法规、规章规定的其他条件，可能导致严重职业病危害后果。

除上述规定情况外，可"建议整改后通过验收"。

建设项目职业病危害防护设施竣工验收专家验收表见表 2-9。

表 2-9　专家验收表

项目名称：　　　　　　　　　　　　　建设单位：

项目	内容	评分要点及标准	评分	存在问题
1 组织机构和规章制度建设（170 分）	1.1　企业最高决策者承诺遵守国家有关职业病防治的法规政策标准，职业病防治工作纳入法定代表人目标管理责任制*	20 分。查阅书面承诺文件；查阅目标中是否涉及职业病防治工作；没有不得分		
	1.2　设立职业病防治领导机构*	20 分。查阅书面文件，领导小组包括最高决策者、职能部门及工会代表等；没有不得分		
	1.3　设置职业卫生管理机构*	20 分。必须设置专职或兼职的职业卫生管理机构；没有不得分		
	1.4　配备专职或兼职的职业卫生专业人员*	20 分。必须设置专职或兼职职业卫生管理人员；没有不得分		
	1.5　制定职业病防治计划和实施方案	20 分。查阅书面的职业病防治计划和实施方案，计划应当包括目的、目标、措施、保障条件等内容；缺一项扣 2 分。实施方案应当包括时间进度、实施步骤、技术要求、验收方法；缺一项扣 2 分		
	1.6　建立健全职业卫生管理制度，且执行良好*	20 分。查阅书面的职业卫生管理制度；管理制度要明确职业卫生管理责任人、组织机构及其职责、人员配备、经费保障等方面；要有相应措施监督各项制度的贯彻落实；缺一项扣 2 分		
	1.7　设置岗位操作规程（含职业病危害防护内容）	10 分。查阅书面的岗位操作规程；不同的岗位应当制定相应的操作规程；缺一个岗位扣 1 分		

续表

项目	内容	评分要点及标准	评分	存在问题
1 组织机构和规章制度建设（170分）	1.8 建立健全职业卫生档案	20分。职业卫生档案,应当包括基本情况、工艺流程、所使用的材料清单、生产的产品、副产品、中间产品、有毒有害因素动态监测结果、职业健康监护结果、职业病人清单、防护设施清单等内容;缺一项扣1分		
	1.9 确保职业病防治管理必要的经费投入	20分。职业病防治、管理经费纳入成本预算,包括人员、机构、预防和治理职业病危害、评价、防护设施配置与维护、个人防护用品配置与维护、职业危害因素检测评价、职业健康监护、职业卫生培训、职业病人诊断与管理、工伤保险等方面;缺一项扣2分		
2 前期预防（70分）	2.1 建设项目预评价经过卫生行政部门批准	15分。未进行或者无资质单位所做评价不得分;查建设项目清单及预评价报告未得到批准不得分		
	2.2 严重职业病危害的建设项目进行卫生审查	20分。查卫生审查报告;未经卫生审查或者防护设施设计不符合国家职业卫生标准而施工的,不得分		
	2.3 按规定委托有资质单位开展职业病危害控制效果评价 *	35分。查控制效果评价报告和验收申请材料		
3 材料和设备管理（90分）	3.1 优先采用有利于职业病防治和保护劳动者健康的新技术、新工艺和新材料	20分。综合评估本单位的技术、工艺和材料的先进水平;最先进的得满分,中等者10分,落后的不得分		
	3.2 不生产、经营、进口和使用国家明令禁止使用的可能产生职业病危害的设备和材料	10分。使用者视使用情况扣分		
	3.3 明确要求使用低毒物品	5分。未要求的不得分		
	3.4 对有危害的技术、工艺和材料隐瞒其危害而采用	10分。隐瞒的不得分		
	3.5 可能产生职业病危害的设备有中文说明书	10分。现场查看,没有中文说明书的不得分		
	3.6 在可能产生职业病危害的设备的醒目位置设置警示标识和中文警示说明	15分。没有警示标识和中文警示说明的,不得分		
	3.7 使用、生产、经营可能产生职业病危害的各类化学品,有中文说明书	10分。现场查看,没有中文说明书的不得分		
	3.8 使用放射性同位素和含有放射性物质材料的,有中文说明书	5分。现场查看,没有中文说明书的不得分		
	3.9 有毒物品的包装有警示标识和中文警示说明	5分。现场查看,有毒物品包装没有警示标识或者中文警示说明的不得分		
4 作业场所管理（170分）	4.1 职业病危害因素的强度或者浓度符合国家职业卫生标准 *	80分。一个作业点、一种有害因素不达标扣5分;一个工种、一种有害因素不达标扣15分		
	4.2 生产布局合理	10分。符合《工业企业设计卫生标准》(GBZ 1—2010)要求;一项不合理扣2分		
	4.3 有害和无害作业分开	10分。未分开不得分		

续表

项目	内容	评分要点及标准	评分	存在问题
4 作业场所管理（170分）	4.4 可能发生急性职业损伤的有毒、有害工作场所,设置报警装置	5分。未设置不得分		
	4.5 可能发生急性职业损伤的有毒、有害工作场所,配置现场急救用品 *	5分。未配置不得分		
	4.6 可能发生急性职业损伤的有毒、有害工作场所,配置冲洗设备	5分。未配置不得分		
	4.7 可能发生急性职业损伤的有毒、有害工作场所,配置应急撤离通道	5分。未配置不得分		
	4.8 可能发生急性职业损伤的有毒、有害工作场所,配置必要的泄险区	5分。未配置不得分		
	4.9 放射工作场所配置报警装置	5分。未配置不得分		
	4.10 放射性同位素的运输、储存,配置报警装置	5分。未配置不得分		
	4.11 一般有毒作业场所设置黄色区域警示线	5分。未设置不得分		
	4.12 高毒作业场所设置红色区域警示线	5分。未设置不得分		
	4.13 高毒作业设置淋浴间	5分。未设置不得分		
	4.14 高毒作业设置更衣室	5分。未设置不得分		
	4.15 高毒作业设置物品存放专用间	5分。未设置不得分		
	4.16 设置女工卫生室	5分。未设置不得分		
	4.17 设置其他辅助用室	5分。未设置不得分		
5 危害因素的监测（50分）	5.1 有专人负责职业病危害因素日常监测	10分。查制度		
	5.2 按规定定期对工作场所职业病危害因素检测、评价(适用于试运行时间超过一年的项目)	10分。查检测报告档案		
	5.3 检测、评价结果存入用人单位职业卫生档案	10分。未存入档案不得分		
	5.4 职业病危害因素检测评价制度合理	20分。检测及评价制度应当包括检测点的分布、检测周期、委托的机构、经费保障等内容;未建立相应制度不得分,制度不合理或不健全,缺一项扣2分		
6 履行告知义务（90分）	6.1 在醒目位置公布有关职业病防治的规章制度	10分。未公布不得分		
	6.2 签订劳动合同,并在合同中载明可能产生的职业病危害及其后果	10分。未签订合同或合同中未载明相关事项不得分		
	6.3 签订劳动合同,并在合同中载明职业病防护措施和待遇	10分。合同中未载明相关事项不得分		

续表

项目	内容	评分要点及标准	评分	存在问题
6 履行告知义务（90分）	6.4　在醒目位置公布操作规程	10分。未公布不得分		
	6.5　在醒目位置公布职业病危害事故应急救援措施	10分。未告知不得分		
	6.6　作业场所职业病危害因素监测、评价结果告知	5分。通过公告栏、合同、书面通知或其他有效方式告知得分		
	6.7　告知劳动者职业健康体检结果	15分。不告知上岗前体检结果扣5分，不告知在岗期间体检结果扣5分，不告知离岗体检结果扣5分		
	6.8　对于患职业病或职业禁忌证的劳动者企业应告知本人	20分。不告知不得分；发现一例扣10分		
7 防护设施和个人防护用品（175分）	7.1　职业病防护设施台账齐全	10分。不齐全不得分		
	7.2　职业病防护设施配备齐全 *	80分。每缺少一种扣10分		
	7.3　职业病防护设施有效	15分。一台无效扣2分		
	7.4　有个人职业病防护用品发放计划	5分。查制度		
	7.5　按要求配备符合防治职业病要求的个人防护用品 *	30分。查合格证明书；一种不合格扣2分		
	7.6　有个人职业病防护用品发放登记记录	5分。无记录不得分		
	7.7　及时维护、定期检测职业病防护设备	10分。查维修和检测记录；无记录或维修不及时不得分		
	7.8　及时维护、定期检测应急救援设施	10分。查维修和检测记录；无记录或维修不及时不得分		
	7.9　及时维护个人职业病防护用品；加强监管，正确使用	10分。查维修记录；无记录或维修不及时不得分；未正确使用不得分		
8 职业健康监护（75分）	8.1　建立健全劳动者健康监护管理制度	10分。查阅制度；未制定不得分		
	8.2　按规定组织上岗前的职业健康检查 *	20分。查阅体检清单；缺一人扣1分，扣满为止		
	8.3　按规定组织在岗期间的职业健康检查、禁止安排有职业禁忌证的劳动者从事接触职业病危害的作业 *	10分。查阅体检档案；一名不查扣1分		
	8.4　按规定组织离岗时的职业健康检查	10分。查制度		
	8.5　未进行离岗职业健康检查，不得解除或者终止劳动合同	10分。查制度		
	8.6　职业健康监护档案符合要求，并妥善保管	5分。未妥善保管不得分		
	8.7　对遭受急性职业病危害的劳动者进行健康检查和医学观察；调离并妥善安置有职业健康损害的劳动者	10分。不安排不得分		

续表

项目	内容	评分要点及标准	评分	存在问题
9 职业病危害事故的应急救援（60分）	9.1 建立健全职业病危害事故应急救援预案 *	20分。职业病危害事故应急救援预案应当明确责任人、组织机构、事故发生后的疏通线路、技术方案、救援设施的维护和启动、医疗救护方案等内容；缺一项扣2分		
	9.2 应急救援设施完好 *	20分。现场查看		
	9.3 应急救援医疗设施或医疗救援协作机构满足要求	10分。现场查看或查阅委托协议，未达要求不得分		
	9.4 定期演练职业病危害事故应急救援预案	10分。查演练记录；未演练不得分		
10 职业卫生培训（50分）	10.1 用人单位的主要负责人、管理人员接受职业卫生培训	10分。查培训纪录；未接受培训不得分		
	10.2 对上岗前的劳动者进行职业卫生培训	20分。查培训记录；一人未培训扣1分		
	10.3 定期对在岗期间的劳动者进行职业卫生培训	20分。查培训记录；一人未培训扣1分		
合计得分				

注：* 为关键项目，不符合要求者，验收结论可以直接定为"不通过"。

验收专家（签名）：　　　　　验收日期：

能力提升训练

1. 建设项目职业病防护设施设计专篇包括哪些内容？

2. 结合实习了解企业职业危害现状，编制一份制药或机械建设项目职业病防护设施设计专篇。

归纳总结提高

一、填空题

1. 向大气排放有害物质的工业企业应布置在当地_____的被保护对象的_____风侧。

2. 厂区总平面布置：生产区宜选在大气污染物_____的地段。

3. 当机械通风系统采用部分循环空气时，送入工作场所空气中有害气体、蒸气及粉尘的含量，不应超过规定接触限值的_____。

4. 浴室、盥洗室厕所的设计，一般按劳动者_____人数设计，存衣室设计计算人数应按_____计算。

5. 生产或使用剧毒或高毒物质的高风险工业企业应设置_____。

6. 在生产中可能突然逸出大量有害物质或易造成急性中毒或易燃易爆的化学物质的室内作业场所，应设置_____及与_____联锁的泄漏报警装置。

二、选择题

1. 在生产中可能突然逸出大量有害物质或易造成急性中毒或易燃易爆的化学物质的室

内作业场所，应设置（　　）。

A. 轴流风机　　　　　　　　　　B. 局部机械通风设施

C. 事故通风装置　　　　　　　　D. 密闭设施

2. "三同时"制度是（　　）。

A. 同时设计、同时施工、同时投产　　B. 同时教育、同时防护、同时改造

C. 同时教育、同时防护、同时宣传　　D. 同时设计、同时教育、同时防护

三、判断题

1. 在同一工业区内布置不同卫生特征的工业企业时，宜避免不同有害因素产生交叉污染就可以。（　　）

2. 有可能泄漏液态剧毒物质的高风险作业场所，应专设泄险区等应急设施。（　　）

3. 噪声与振动较大的生产设备应安装在单层厂房或多层厂房的底层。（　　）

4. 按照《工业企业设计卫生标准》的要求，产生职业病危害的工业企业应制定应对突发职业中毒的应急救援预案。（　　）

5. 热加工厂房的开口部分应位于夏季主导风向的迎风面，各翼的纵轴与夏季主导风向呈 $0° \sim 45°$ 夹角。（　　）

6. 建设项目的职业病危害类别一般分为严重的职业病危害项目、一般的职业病危害项目和轻微的职业病危害项目。（　　）

课题三
职业病危害因素
采样技术规范

学习目标

知识目标

主要掌握职业病危害因素的采样要求、空气监测的作业类型、空气采样的方法和常用仪器、采样的具体步骤以及采样结束后进行有害物质限值衡量的数据计算整理的方法。

能力目标

初步具备对职业病危害因素的采样要求、空气监测的作业类型、空气采样的方法和常用仪器、采样的具体步骤以及采样结束后进行有害物质限值衡量的数据计算整理的能力，并且能进行相应操作。

素质目标

通过岗位采样，培养学生健康保护的意识和使用劳动防护用品的良好素养。

知识储备

项目一 采集空气样品要求

一、采样基本术语

工作场所（work place）指劳动者进行职业活动的全部地点。

工作地点（work site）指劳动者从事职业活动或进行生产管理过程中经常或定时停留的地点。

采样点（sampled site）指根据监测需要和工作场所状况，选定具有代表性的、用于空气样品采集的工作地点。

空气收集器（air collector）指用于采集空气中气态、蒸气态和气溶胶态有害物质的器具，如大注射器、采气袋、各类气体吸收管及吸收液、固体吸附剂管、无泵型采样器、滤料及采样夹和采样头等。

空气采样器（air sampler）指以一定的流量采集空气样品的仪器，通常由抽气动力和流量调节装置等组成。

无泵型采样器（passive sampler）指利用有毒物质分子扩散、渗透作用为原理设计制作的、不需要抽气动力的空气采样器。

个体采样（personal sampling）指将空气收集器佩戴在采样对象的前胸上部，其进气口尽量接近呼吸带所进行的采样。

采样对象（monitored person）指选定为具有代表性的、进行个体采样的劳动者。

定点采样（area sampling）指将空气收集器放置在选定的采样点、劳动者的呼吸带进行采样。

采样时段（sampling period）指在一个监测周期（如工作日、周或年）中，选定的采样时刻。

采样时间（sampling duration）指每次采样从开始到结束所持续的时间。

短时间采样（short time sampling）指采样时间一般不超过 15min 的采样。

长时间采样（long time sampling）指采样时间一般在 1h 以上的采样。

采样流量（sampling flow）指在采集空气样品时，每分钟通过空气收集器的空气体积。

标准采样体积（standard sample volume）指在气温为 20℃、大气压为 101.3 kPa（760mmHg）下采集空气样品的体积，以 L 为单位。

换算公式为

$$V_0 = V_t \times \frac{293}{273 + t} \times \frac{p}{101.3} \tag{3-1}$$

式中 V_0——标准采样体积，L；

V_t——在温度为 t，大气压为 p 时的采样体积，L；

t——采样点的气温，℃；

p——采样点的大气压，kPa。

二、工作场所空气存在的状态

在常温常压下，物质以气体、液体和固体 3 种形态存在。各种毒物由于其物理和化学性质不同，以及职业活动条件的不同，在工作场所空气中的存在状态有气态、蒸气态和气溶胶态。

1. 气态和蒸气态

常温下是气体的毒物如氯气、一氧化碳等，通常以气态存在于空气中。常温下是液体的毒物如苯、丙酮等，以不同的挥发性呈蒸气态存在于空气中。常温下是固体的毒物如酚、三氧化二砷和三硝基甲苯等，也有一定的挥发性，特别在温度高的工作场所，也能以蒸气态存在于空气中。空气中的气态和蒸气态毒物都是以原子（仅汞蒸气）或分子状态存在，能迅速扩散，其扩散情况与它们的密度和扩散系数有关；密度小者（如甲烷等）向上飘浮，密度大者（如汞蒸气）就向下沉降；扩散系数大的，能迅速分散于空气中，基本上不受重力的影响，能随气流以相等速度流动，在采样时，能随空气进入收集器，不受采样流量大小的影响，且在收集器内，能迅速扩散入收集剂中被采集（吸收或吸附）。

2. 气溶胶态

以微细的液体或固体颗粒悬浮于空气中的分散体系，称为气溶胶。根据形成气溶胶的方式和方法不同，可分成固态分散性气溶胶、固态凝集性气溶胶、液态分散性气溶胶和液态凝集性气溶胶 4 种类型。按气溶胶存在的形式可分成雾、烟和尘。

① 雾液态的分散性气溶胶和凝集性气溶胶统称为雾。在常温下是液体的物质，因加热逸散到空气中的蒸气，遇冷后以尘埃为核心凝集成微小液滴为凝集性气溶胶。喷洒农药时的雾滴为分散性气溶胶。雾的粒径通常较大，在 $10\mu m$ 左右。

② 烟属于固态凝集性气溶胶。同时含有固态和液态两种粒子的凝聚性气溶胶也称为烟。常见的有铅烟、铜烟等。烟的粒径通常比雾小，在 $1\mu m$ 以下。

③ 尘属于固态分散性气溶胶。如铅尘等。尘的粒径范围较大，从 $1\mu m$ 到数十微米。由于气溶胶颗粒受重力的影响，特别是密度大、粒径大的颗粒，在采样时，需要一定的采样流量，才能克服重力的影响，有效地被采入收集器内。

3. 蒸气态和气溶胶态共存

在气溶胶状态下，微细的液体或固体颗粒分散于空气中，许多物质会有或多或少的蒸气与颗粒共存（如三硝基甲苯、三氧化二砷等），在常温下，就有一定量的蒸气共存于空气中。由于毒物在空气中存在状态不同，需要用不同的采集方法进行采样。因此，必须在采集空气样品前，首先知道待测物在空气中的存在状态，以便选择正确的采样方法。

空气样品具有流动性和易变性，空气中有害物质的存在状态、浓度和分布状况易受气象条件的影响而发生变化，要正确地反映空气中有害物质的程度，必须正确采集空气样品；否则，即使采用灵敏和精确的分析方法，所测得的结果也不能代表现场的真实情况。因此，空气样品的采集是空气理化检验中至关重要的环节。

空气样品的采集原则是根据监测目的和检验项目，采集具有代表性的样品，以保证空气理化检验结果的真实性和可靠性。为此，在对采样现场调查的基础上，应该选择好采样点、采样时间和频率；要根据待测物在空气中的存在状态、理化性质、浓度和分析方法的灵敏度选择合适的采样方法和采样量；正确使用采样仪器，要建立相应的空气采样质量保证体系；在采样过程中尽量避免采样误差；在样品的采集、运输、储存、处理和分析等过程中，要确保样品待测组分稳定，不变质，不受污染；保证采集到足够的样品量，以满足分析方法的要求。

三、工作场所空气采样基本要求

根据《职业卫生技术服务机构检测工作规范》（安监总厅安健〔2016〕9 号）及《工作场所空气中有害物质监测的采样规范》（GBZ 159—2004）的要求，进行采样之前做好采样计划以便确定采样的流程和设备需求。

现场采样和检测计划应当至少包括用人单位名称、检测类别、检测任务编号、检测项目名称（职业病危害因素名称）、岗位（工种）、采样点或采样对象、采样方式（个体采样或定点采样）、采样时段、采样时间、样品数量、采样日期、仪器设备、空气收集器、采样流量、样品保存期限和保存条件、编制人、审核人、批准人、编制日期等信息。表格样式见表3-1。

技术服务机构在开展现场采样前，应当根据现场采样和检测计划做好以下准备工作：下达现场采样任务，做好任务分工；准备好符合采样要求的仪器设备，检查其性能规格（包括防爆性能）、电池电量、计量检定或校准有效期等情况，按要求领用仪器设备并做好记录；做好仪器设备的充电、流量校准（校准流量时，必须串联与采样相同的空气收集器，并做好记录）等工作；准备好现场采样所需的空气收集器、相关滤料和试剂，确保其质量完好、数量充足；备齐现场采样记录表格；为现场采样人员配备适宜的个人防护用品。

技术服务机构在进行现场采样时应当按照以下要求开展现场采样（包括利用便携式仪器设备对危害因素进行现场测量）：按照《工作场所空气中有害物质监测的采样规范》（GBZ 159—2004）、《工作场所物理因素测量》（GBZ/T 189.1—2007 至 GBZ/T 189.11—2007）、《工作场所空气中粉尘测定》（GBZ/T 192.1—2007 至 GBZ/T 192.5—2007）等标准规范的要求，在正常生产状况下进行现场采样；每个采样点现场采样应当由至少 2 名以上专业技术人员完成。采样人员应当遵守用人单位工作场所安全卫生要求，正确佩戴个人防护用品。采样前应当观察和了解工作场所卫生状况和环境条件，核实确认采样点、采样对象、采样时段、检测项目等信息；现场采样应当选定有代表性的采样对象或采样点、采样时段，应当包括职业病危害因素浓度（强度）最高的工作日和时段、接触职业病危害因素浓度（强度）最高和接触时间最长的劳动者。采样点和采样对象的数量必须满足标准要求；有害物质样品的采集应当优先采用个体采样方式。职业接触限值为时间加权平均容许浓度的有害物质的采样，应优先采用长时间采样，采样时间尽可能覆盖整个工作班；采用定点短时间方式采样的，应当在有害物质浓度不同时段分别进行采样，且同一采样点至少采集 3 个不同时段的样品。作业人员在不同工作地点工作或移动工作时，应当根据工作情况在每个工作地点或移动范围内分别设置采样点。

职业接触限值为最高容许浓度、短时间接触容许浓度或超限倍数的有害物质的采样，应当选择接触有害物质浓度最高的作业人员或有害物质浓度最高的工作地点，在有害物质浓度最高的时段进行采样，不得随机选取采样对象或采样点。当现场浓度波动、情况难以确定时，应当在 1 个工作班内不同时段进行多次采样。

化学因素现场采样的频次应当满足《工作场所空气中有害物质监测的采样规范》（GBZ 159—2004）要求，物理因素现场应当至少测量 1 个工作日；现场环境条件应当满足采样条件及仪器设备使用要求。采样时应当观察仪器设备的运行状态，保持流量稳定，在空气收集器的采集容量饱和前及时更换收集器。采样时，不得在采样点处理样品（如打开滤膜夹或倒出吸收液），防止样品污染；应当按要求采集空白对照样品，同一检测项目同一批次样品至少采集 3 个空白对照样品；采集样品应有唯一性标识；现场采样记录应当实时填写，并经用人单位陪同人逐页签字确认。记录信息应当至少包括检测任务编号、样品名称、样品编号、采样点或采样对象、采样设备名称及编号、生产状况、职业病防护设施运行情况、个人防护用品使用情况、采样起止时间、采样流量、环境气象条件参数（温度、湿度、气压）、采样人、陪同人等相关信息（现场采样记录表和现场测量记录表见表 3-2 和表 3-3）；除涉及国家秘密、商业秘密、技术秘密及特殊要求的项目外，技术服务机构应当对现场采样情况进行拍照（摄影）留证。因故不能拍照（摄影）留证的，需用人单位书面确认。

样品运输应当保证样品性质稳定，避免污染、损失和丢失。对于不稳定的样品，应采取必要措施妥善保存。空白对照样品应当独立包装，与采集样品一并放置、运输、储存。

根据《工作场所空气中有害物质监测的采样规范》（GBZ 159—2004）的要求，采样的基本要求如下：应满足工作场所有害物质职业接触限值对采样的要求；应满足职业卫生评价对采样的要求；应满足工作场所环境条件对采样的要求；在采样的同时应作对照试验，即将空气收集器带至采样点，除不连接空气采样器采集空气样品外，其余操作同样品，作为样品的空白对照；采样时应避免有害物质直接飞溅入空气收集器内；空气收集器的进气口应避免被衣物等阻隔；用无泵型采样器采样时应避免风扇等直吹；在易燃、易爆工作场所采样时，应采用防爆型空气采样器；采样过程中应保持采样流量稳定；长时间采样时应记录采样前后的流量，计算时用流量均值；工作场所空气样品的采样体积，在采样点温度低于 5℃和高于

35℃、大气压低于 98.8kPa 和高于 103.4 kPa 时，应按式（3-1）将采样体积换算成标准采样体积；在样品的采集、运输和保存的过程中，应注意防止样品的污染；采样时，采样人员应注意个体防护并应在专用的采样记录表上，边采样边记录。专用采样记录表见表 3-2 和表 3-3。

表 3-1 现场采样和检测计划

用人单位：　　　　　　　　　　　　　　　　　　　　　　　　采样日期：　　年　月　日

检测类别：　　检测任务编号：　　　　　　　　　　　　　　　　　　　　　第　页/共　页

岗位（工种）	采样点/对象	检测项目	样品数量（点数×样品数×天数）	采样方式	采样时机/时段	采样流量/（L/min）	空气收集器	采样设备	样品保存期限和保存条件	备注

编制人：　　　　　　　　审核人：　　　　　　　　　　　　　　　　批准人：

表 3-2 工作场所空气中有害物质定点采样记录

检测任务编号：　　　　　　　　　　　　　　　气压：　　kPa　　第　页/共　页

用人单位		检测类别		□评价　□定期　□其他		
仪器名称、型号		校准仪器名称、编号				
检测项目		采样依据		采样方法	□活性炭管 □硅胶管 □吸收液 □滤膜□其他＿	

膜/管号	样品编号	仪器编号	采样点	生产状况、职业病防护设施运行情况及个人防护用品使用情况	采样流量/（L/min）		采样时间		温度/℃	备注
					采样前	采样后	开始	结束		

采样人：　　　　　　　　　年　月　日　　陪同人：　　　　　　　年　月　日

表 3-3 工作场所空气中有害物质个体采样记录

检测任务编号：　　　　　　　　　　　　　　　气压：　　kPa　　第　页/共　页

用人单位		检测类别		□评价　□定期　□其他		
仪器名称、型号		校准仪器名称、编号				
检测项目		采样方法		□活性炭管 □硅胶管 □吸收液 □滤膜□其他＿		
检测依据						

现场编号	样品编号	仪器编号	采样对象（车间名称及岗位/工种）	佩戴人姓名	生产状况、职业病防护设施运行情况及个人防护用品使用情况	采样流量/（L/min）		采样时间		温度/℃	备注
						采样前	采样后	开始	结束		

采样人：　　　　　　　　　年　月　日　　陪同人：　　　　　　　年　月　日

四、空气监测类型

《工作场所空气中有害物质监测的采样规范》（GBZ 159—2004）中规定工作场所空气监测的类型有评价监测、日常监测、监督监测和事故性监测 4 种。它们的适用范围及使用要求见表 3-4。

表 3-4 工作场所空气监测类型及其评价限值

监测类型	适用范围	评价职业接触限值	
		时间加权平均容许浓度	短时间接触容许浓度或最高容许浓度
评价监测	建设项目职业病危害因素预评价、建设项目职业病危害因素控制效果评价和现状评价等	代表性的采样点 连续采样 3 个工作日 应包括浓度最高日	代表性的采样点 工作日内浓度最高时段连续采样 3 个工作日
日常监测	对工作场所空气中有害物质浓度进行日常定期监测	代表性的采样点 浓度最高的工作日 采样 1 个工作班	代表性的采样点 工作班内浓度最高时段
监督监测	职业卫生监督部门对用人单位进行监督时浓度监测	应选定具有代表性的工作日和采样点进行采样	代表性的采样点 工作班内浓度最高时段
事故性监测	发生职业危害事故时，进行的紧急采样监测	根据现场情况确定采样点。监测至空气中有害物质浓度低于短时间接触容许浓度或最高容许浓度为止	

能力提升训练

1. 工作场所空气中有害物质监测分为哪几类？各适用于什么范围？
2. 什么是个体采样？个体采样对象的选定原则是什么？

知识储备

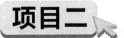
项目二 空气样品的采集方法

一、采样方法

空气样品采集需要根据监测目的和检验项目，正确使用采样仪器及采样方法采集具有代表性的样品。常见采样设备如图 3-1 所示。

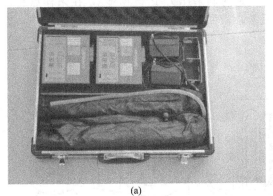
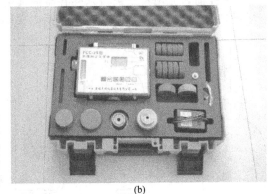

(a)   (b)

图 3-1 常见采样设备

下面分别介绍气态检测物、气溶胶检测物、气态和气溶胶两种状态检测物的采样方法。

（一）气态检测物的采样方法

气态检测物的采样方法通常分为直接采样法和浓缩采样法（也称液体吸收法）两大类。

1. 直接采样法

直接采样法是一种将空气样品直接采集在合适的空气收集器内，再带回实验室分析的采样方法。该法主要适用于采集气体和蒸气状态的检测物，适用于空气检测物浓度较高、分析方法灵敏度较高、不适宜使用动力采样的现场；采样后应尽快分析。用直接采样法所得的测定结果代表空气中有害物质的瞬间或短时间内的平均浓度。

根据所用收集器和操作方法的不同，直接采样法又可分为注射器采样法、塑料袋采样法、置换采样法和真空采样法。

（1）注射器采样法

该法用 50mL 或 100mL 医用气密型注射器作为收集器。在采样现场，先抽取空气将注射器清洗 3～5 次，再采集现场空气，然后将进气端密闭。在运输过程中，应将进气端朝下，注射器活塞在上方，保持近垂直位置。利用注射器活塞本身的重量，使注射器内空气样品处于正压状态，以防外界空气渗入注射器，影响空气样品的浓度或使其被污染。用气相色谱分析的项目常用注射器采样法采样。

（2）塑料袋采样法

该法用塑料袋作为采样容器。塑料袋既不吸附空气检测物、不解吸空气检测物，也不与所采集的空气检测物发生化学反应。在采样现场，用大注射器或手抽气筒将现场空气注入塑料袋内，清洗塑料袋数次后，排尽残余空气，重复 3～5 次，再注入现场空气，密封袋口，带回实验室分析。通常使用 50～1000mL 铝箔复合塑料袋、聚乙烯袋、聚氯乙烯袋、聚四氟乙烯袋和聚酯树脂袋等进行采气。使用前应检查采气袋的气密性，并对待测物在塑料采样袋中的稳定性进行试验。所用的采气袋应具有使用方便的采气和取气装置，而且能反复多次使用，其死体积不应大于其总体积的 5%。

（3）置换采样法

置换采样法以集气瓶（图 3-2）为采样容器。在采样点，将采气动力或 100mL 大注射器与采样容器连接，打开采样容器的活塞，抽取采气管容积 6～10 倍的现场空气，将管内空气完全置换后，再采集现场空气样品，密闭，带回。

（4）真空采样法

采样容器为耐压玻璃或不锈钢制成的真空采气瓶，采样瓶容量为 500～1000mL（图 3-3）。采样前，先用真空泵将采样容器抽真空，使瓶内剩余压力小于 133Pa，在采样点将活塞慢慢打开，待现场空气充满采气瓶后，关闭活塞，带回实验室尽快分析。

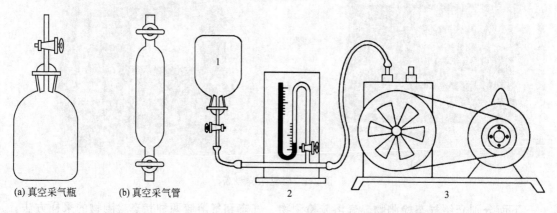

(a) 真空采气瓶　　(b) 真空采气管

图 3-2　玻璃集气瓶

图 3-3　真空采样装置
1—集气瓶；2—闭口压力计；3—真空泵

采样体积为

$$V_S = V_b \frac{p_1 - p_2}{p_1} \qquad (3-2)$$

式中 V_S——实际采样体积，mL；

V_b——集气瓶容积，mL；

p_1——采样点采样时的大气压力，kPa；

p_2——集气瓶内的剩余压力，kPa。

抽真空时，应将采气瓶放于厚布袋中，以防采气瓶炸裂伤人。为防止漏气，活塞应涂耐真空油脂。

直接采样法的优点是方法简便，可在有爆炸危险的现场使用，但要特别注意防止收集容器器壁的吸附和解吸现象。收集器内壁的吸附作用可使待测组分浓度降低。例如，用塑料袋采集二氧化硫、氧化氮、苯系物、苯胺等样品时，器壁吸附待测物，应该选用聚四氟乙烯塑料收集器采集这些性质活泼的气态检测物。有些收集器的内壁吸附待测物后又会解吸附，释放待测物，使待测组分浓度增加。因此，用直接采样法采集的空气样品应该尽快测定，减少收集器内壁的吸附、解吸作用。

2. 浓缩采样法（液体吸收法）

浓缩采样法是大量的空气样品通过空气收集器时，其中的待测物被吸收、吸附或阻留，将低浓度的待测物富集在收集器内。空气中待测物浓度较低或分析方法的灵敏度较低时，不能用直接采样法，需对空气样品进行浓缩，以满足分析方法的要求。浓缩采样法所采集空气样品的测定结果代表采样期间内待测物的平均浓度。浓缩采样法分为有动力浓缩采样法和无动力（无泵）浓缩采样法。

（1）有动力浓缩采样法

有动力浓缩采样法以抽气泵为动力，将空气样品中气态检测物采集在收集器的吸收介质中而被浓缩。以液体为吸收介质时，可用吸收管为收集器；用颗粒状或多孔状的固体物质为吸附介质时，可用填充柱等为收集器。因此，有动力浓缩采样法又分为溶液吸收法、固体填充柱采样法、低温冷凝浓缩法等。在实际应用时，还应根据检测目的和要求、检测物的理化性质和所用分析方法等选择使用。

① 溶液吸收法。该法利用空气中待测物能迅速溶解于吸收液，或能与吸收剂迅速发生化学反应而被采集。

a. 溶液吸收原理：当空气样品呈气泡状通过吸收液时，气泡中待测检测物的浓度高于气-液界面上的浓度。由于气态分子的高速运动，又存在浓度梯度，待测物迅速扩散到气-液界面，被吸收液吸收（图3-4）；当吸收过程中还伴有化学反应时，扩散到气-液界面上的待测气态分子立即与吸收液反应，被采集的检测物与空气分离。待测气体在溶液中的吸收速度可用下式表示：

$$v = AD(C_g - C_i) \qquad (3-3)$$

式中 v——气体吸收速度；

A——气-液接触面积；

D——气体的扩散系数；

C_g——平衡时气相中待测组分的浓度；

C_i——达到平衡时液相中待测组分的浓度。

由于扩散到气-液界面的待测气态或蒸气分子与吸收液迅速发生反应，或被吸收液溶解而被吸收，这时可认为 $C_i = 0$。如果不考虑待测物在液相的扩散，而只受在气泡内气相扩散的影响，则式（3-3）可写成：

$$v = ADC_g \tag{3-4}$$

可见，增大气-液接触面积可以提高吸收效率。

空气样品是以气泡状态通过吸收液的，气-液接触的总面积为

$$A = \frac{6QH}{dv_g} \tag{3-5}$$

式中　q_V——采气流量；

　　H——吸收管的液体高度；

　　v_g——气泡的速度；

　　d——气泡的平均直径。

所以，当采气流量一定时，要使气-液接触面积增加，以提高采样效率，应该增加吸收管中液体的高度、减小气泡的直径、气泡通过吸收液的速度要慢。

b. 吸收液的选择：常用的吸收液有水、水溶液或有机溶剂等。采集酸性检测物可选用碱吸收液；采集碱性检测物可选用酸性吸收液；有机蒸气易溶于有机溶剂，可选用加有一定量可与水互溶的有机溶剂作为吸收液。理想的吸收液不仅可以吸收空气中的待测物，同时还可以用作显色液。实际工作中应根据待测检测物的理化性质和分析方法选择吸收液。待测物在吸收液中应有较大溶解度，发生化学反应速度快，稳定时间长；吸收液的成分对分析测定无影响；选用的吸收液还应价廉、易得、无毒害作用。

c. 收集器：溶液吸收法常用的收集器主要有气泡吸收管、多孔玻板吸收管和冲击式吸收管。

气泡吸收管有大型和小型两种（图3-5）。大型气泡吸收管可盛5～10mL吸收液，采样速度一般为0.5～1.5L/min；小型气泡吸收管可盛1～3mL吸收液，采样速度一般为0.3L/min。气泡吸收管内管出气口的内径为1mm，距管底距离为5mm；外管直径上大下小，有利于增

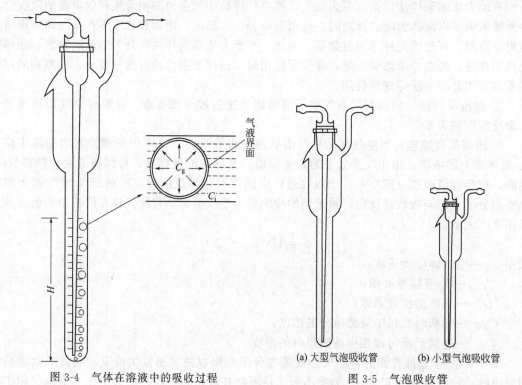

图 3-4　气体在溶液中的吸收过程

(a) 大型气泡吸收管　　(b) 小型气泡吸收管

图 3-5　气泡吸收管

加吸收液液柱高度，增加空气与吸收液的接触时间，提高待测物的采样效率，并且外管上部直径较大，可以避免吸收液随气泡溢出吸收管。气泡吸收管常用于采集气体和蒸气状态物质。使用前应进行气密性检查，并作采样效率实验。通常要求单个气泡吸收管的采样效率大于90％；若单管采样效率低，可将两个气泡吸收管串联采样。采样时应垂直放置，采样完毕，应该用管内的吸收液洗涤进气管内壁3次，再将吸收液倒出分析。

多孔玻板吸收管有直形和U形（图3-6）两种，可盛5～10mL吸收液，采样速度为0.1～1.0L/min。采样时，空气流经多孔玻板的微孔进入吸收液，大气泡分散成许多小气泡，增大了气-液接触面积，同时又使气泡的运动速度减小，使采样效率较气泡吸收管明显提高。多孔玻板吸收管通常用单管采样，主要用于采集气体和蒸气状态的物质，也可以采集雾状和颗粒较小的烟状检测物。但是，颗粒较大的烟、尘容易堵塞多孔玻板的孔隙，不宜用多孔玻板吸收管采集。采样完毕，应该用管内的吸收液洗涤多孔玻板吸收管的进气管内壁3次后，再取出分析。洗涤多孔玻板吸收管时，最好连接在抽气装置上，抽洗多孔玻板，防止孔板堵塞。

② 固体填充柱采样法。利用空气通过装有固体填充剂的小柱时，空气中有害物质被吸附或阻留在固体填充剂上，从而达到浓缩的目的。采样后，将待测物解吸或洗脱，供测定用。

a. 填充剂的采样原理：固体填充剂是一种具有较大比表面积的多孔物质，对空气中多种气态或蒸气态检测物有较强的吸附能力，这种吸附作用通常包括物理吸附和化学吸附，后者是通过分子间亲和力相互作用，吸附能力较强。

理想的固体填充剂应具有良好的机械强度、稳定的理化性质、通气阻力小、采样效率高、易于解吸附、空白值低等性能。颗粒状吸附剂可用于气体、蒸气和气溶胶的采样。应根据采样和分析的需要，选择合适的固体吸附剂。填充柱采样管是一根填充了颗粒状固体吸附剂的玻璃管（内径3～5mm，长6～10cm）；采样速度0.1～0.5L/min；吸附剂颗粒大小不同时，采样管的采气阻力也不一样；一般低流量采样时吸收效率较高。

b. 最大采气量和穿透容量：在室温、相对湿度80％以上的条件下，用固体填充柱采样管以一定的流量采样，当柱后流出的被采集组分浓度为进入浓度的5％时，固体填充剂所采集被测物的量称为穿透容量，单位为mg（被测物）或g（固体填充剂）；通过填充剂采样管的空气总体积称为穿透体积，也称为该填充柱的最大采样体积，单位为L。

穿透容量和最大采气量可以表示填充柱对被采集的某组分的采样效率（或浓缩效率）。穿透容量和最大采气体积越大，表明浓缩效率越高。对于多组分的采集，实际的采集体积应不超过穿透容量最小组分的最大采气体积。影响穿透容量和最大采气量的主要因素有填充剂的性质和用量、采气流速、被采集组分的浓度、填充柱采样管的直径和长度；此外，采样时的温度、空气中水分和二氧化碳的含量对最大采气量也有影响。

c. 填充柱的洗脱效率：能够被热解吸或洗脱液洗脱下来的被测物的量占填充剂采集的被测物总量的百分数，即

$$E = \frac{m}{M} \times 100\% \tag{3-6}$$

式中　E——洗脱效率；

m——洗脱下来的被测物的量；

M——填充剂上被测物总量。

用填充柱（图3-7）采样后，通常采用热解吸和溶剂洗脱两种方式洗脱待测物。热解吸是将填充柱采样管插入加热器中，迅速加热解吸，用载气吹出，通入测定仪器中进行分离和测定。热解吸时的加热温度要适当，既要保证能定量解吸，也要避免待测物在高温下分解或

聚合。热解吸法常用于空气中检测物的气相色谱分析。溶剂洗脱是选用合适的溶剂和洗脱条件，将被测物由填充柱中定量洗脱下来进行分析。

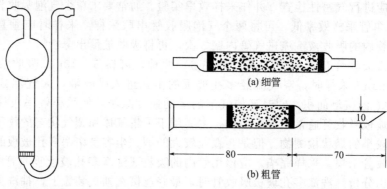

图 3-6 U形多孔玻板吸收管　　　　　图 3-7 填充柱采样管

d. 填充剂的种类：空气理化检验工作中，不但要求填充柱采样管的采样浓缩效率高，而且要求采样后的解吸回收率也要高，因此选择合适的填充剂至关重要。常用的颗粒状填充剂有硅胶、活性炭和高分子多孔微球等。

硅胶是一种极性吸附剂，对极性物质有强烈的吸附作用。它既具有物理吸附作用，也具有化学吸附作用。空气中水分对其吸附作用有影响，吸水后会失去吸附能力。使用前，硅胶要在 100～200℃活化，以除去物理吸附水。硅胶的吸附容量小，已吸附的物质容易解吸。在 350℃条件下，通氮气或清洁空气可解吸所采集的物质，也可用极性溶剂（如水、乙醇等）洗脱，还可用饱和水蒸气在常压下蒸馏提取。硅胶管如图 3-8 所示。

活性炭是一种非极性吸附剂，可用于非极性和弱极性有机蒸气的吸附；吸附容量大，吸附力强，但较难解吸。少量的吸附水对活性炭吸附性能影响不大，因此吸附的水可被非极性或弱极性物质所取代。不同原料（椰子壳、杏核、动物骨）烧制的活性炭的性能不完全相同。活性炭适用于采集非极性或弱极性有机蒸气，可在常温下或降低采集温度的条件下，有效采集低沸点的有机蒸气。被吸附的气体或蒸气可通氮气加热（250～300℃）解吸或用适宜的有机溶剂（如二硫化碳）洗脱。活性炭管如图 3-9 所示。

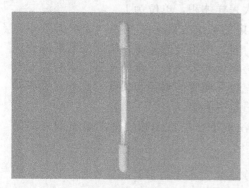

图 3-8 硅胶管

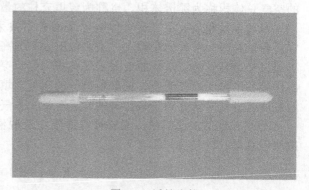

图 3-9 活性炭管

高分子多孔微球是一种多孔性芳香族化合物的聚合物，使用较多的是二乙烯基与苯乙烯基的共聚物。高分子多孔微球表面积大、较容易解吸、机械强度较高、热稳定性较好，对一些化合物具有选择性的吸附作用；广泛用作气相色谱固定相或空气检测物的采样，主要用于采集有机蒸气，特别是采集一些分子量较大、沸点较高、有一定挥发性的有机化合物，如有机磷、有机氯农药以及多环芳烃等。可根据被采集检测物的理化性质，选择适宜型号的高分子多孔微球，通常选用 20～50 目的高分子多孔微球。常用的高分子多孔微球见表 3-5。

表 3-5 常用于采集空气样品的高分子多孔微球

商品名	化学组成	平均孔径/nm	表面积/(m²/g)
Amberlite XAD-2	二乙烯基苯-苯乙烯共聚物	9	300
Amberlite XAD-4	二乙烯基苯-苯乙烯共聚物	5	750～800
Chromosorb 102	二乙烯基苯-苯乙烯共聚物	8.5	300～400
Porapak Q	甲苯乙烯基苯-二乙烯基苯共聚物	7.5	840
Porapak R	二乙烯基苯-苯乙烯极性单体共聚物	7.6	547～780
Tenax GC	聚 2,6-苯基对苯醚	72	18.6

使用前，应将高分子多孔微球进行净化处理：先用乙醚浸泡，振摇 15min，除去高分子多孔微球吸附的有机物，去除乙醚，再用甲醇清洗，以除去残留的乙醚；然后用水洗净甲醇，于 102℃ 干燥 15min。也可以于索氏提取器内用石油醚提取 24h，然后在清洁空气中挥发除去石油醚，再在 60℃ 活化 24h。净化处理的高分子多孔微球保存于密封瓶内。

与溶液吸收法相比，固体填充剂采样法具有以下优点：可以长时间采样，适用于大气污染组分的日平均浓度的测定；克服了溶液吸收法在采样过程中待测物的蒸发、挥发等损失和采样时间短等缺点。只要选用适当，固体填充剂对气体、蒸气和气溶胶都有较高的采样效率；而溶液吸收法通常对烟、尘等气溶胶的采集效率不高。采集在固体填充剂上的待测检测物比在溶液中更稳定，可存放几天甚至数周。另外，去现场采样时，固体填充剂采样管携带也很方便。

③ 低温冷凝浓缩法。低温冷凝浓缩法又称为冷阱法。空气中某些沸点较低的气态物质，在常温下用固体吸附剂很难完全阻留，利用制冷剂使收集器中固体吸附剂温度降低，有利于吸附、采集空气中的低沸点物质。

常用的制冷剂有冰-盐水（-10℃）、干冰-乙醇（-72℃）、液氮-乙醇（-117℃）、液氮（-196℃）等。采样管可做成 U 形或蛇形，插入冷阱中（图 3-10）。经低温采样，待测组分冷凝在采样管中，将其连接在气相色谱仪进样口（六通阀），或在常温下加热气化，并通入载气，待测组分被解吸，进入色谱仪进行分离和测定。低温冷凝浓缩采样时，由于空气中水分及二氧化碳等也能被冷凝而被吸附，降低了固体填充剂的吸附能力和吸附容量。热解吸时，水分及二氧化碳等也将同时气化，增大了气化体积，导致浓缩效率降低，甚至可能影响测定。所以，采样时应在采样管的进气端连接一个干燥管，管内装有高氯酸镁、烧碱石棉、氢氧化钾、氯化钙等干燥剂，以除去水分和二氧化碳。应该注意，所选用的干燥剂不应造成空气中待测物的损失。

（2）无动力（无泵）浓缩采样法

无动力（无泵）浓缩采样法又称为被动式浓缩采样法，该法是利用气体分子的扩散或渗透作用，自动到达吸附剂表面，或与吸收液接触而被采集，一定时间后检测待测物；不需要抽气动力和流量计等装置，适宜于采集空气中气态和蒸气状态的有害物质。根据采样原理不同，无动力（无泵）浓缩采样法可分为扩散法和渗透法两类。

① 扩散法。该法利用待测物气体分子的扩散作用达到采样目的。根据费克扩散第一定律，在空气中，待测物分子由高浓度向低浓度方向扩散，其传质速度 v 与该物质的浓度梯度（$C_1 - C_0$）、分子的扩散系数（D）以及扩散带的截面积（A）成正比，与扩散带的长度（L）成反比：

$$v = \frac{DA}{L}(C_1 - C_0) \times 10^{-3} \tag{3-7}$$

式中 C_0——待测检测物在空气中的浓度，mg/m³；

C_1——待测检测物在吸附（收）介质表面处的浓度，mg/m³。

如果扩散至吸附（收）介质表面的待测检测物可以迅速而定量地被吸收，则可认为 $C_1=0$。此时，吸附（收）介质所采集到的待测检测物的质量为

$$m = \frac{DA}{L} C_0 t \times 10^{-3} \tag{3-8}$$

式中 m——吸附（收）介质所采集到的被测检测物的质量，μg；

t——采样时间，min。

式（3-8）表明，采样器采集检测物的质量与采样器本身的构造、检测物在空气中的浓度、分子的扩散系数及其采样时间有关。对于具体的检测物、构造一定的采样器来说，DA/L 为常数，用 K 表示，单位为 cm³/min。由于其单位与有动力采样器的采样流量相当，所以称为被动式采样器的采样速率。K 值可通过实验测得。因此，只要测得 m 和 t，即可计算空气中被测检测物的浓度：

$$C_0 = \frac{m}{kt} \times 10^3 \tag{3-9}$$

影响扩散法的因素主要是风速，因为风速直接影响有害物质在空气中的浓度梯度。当风速太小（<7.5cm/s）时，空气很稳定，C_0不能代表空气中有害物质的实际浓度；当风速太大时，又会破坏扩散层，影响采样器的准确响应。气温气压对扩散法影响不大。

② 渗透法。该法利用空气中气态或蒸气态分子的渗透作用达到采样目的。分子通过渗透膜后被吸附（收）剂所吸附（收）。其采样原理与扩散法相似，可用扩散法相同的公式计算空气中待测检测物的浓度。不过，采样速率 K 除与待测检测物的性质有关外，还与渗透膜的材料有关。由于被动式采样器的结构不同、不同待测物的理化性质也不同。因此，采样时每种被动式采样器都有不同的采样容量、最大或最小采样时间。在规定的容量和时间范围内，采样速度应保持恒定。

随着室内空气污染监测工作的开展，个体接触量监测已经成为评价环境污染与人体健康影响的重要依据。在空气污染和人体健康的监测中，常采用无泵采样器作为个体采样器。这种采样器体积小，重量轻，可以做成钢笔或徽章的形状（图 3-11），佩戴在人们的上衣口袋处，跟随人们的活动实时采样，采样后送回实验室分析，用于测定人们对检测物的接触量或空气检测物的时间加权平均浓度。被动采样器不仅可以用作个体监测器，也可悬挂于室内的监测场所，连续采样一定时间后，测定检测物的浓度，以评价室内空气质量。

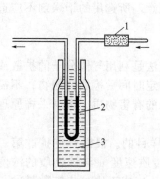

图 3-10 低温冷凝浓缩采样
1—干燥管；2—采样管；3—制冷剂

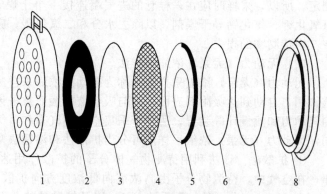

图 3-11 徽章式个体采样器
1—前盖；2—密封圈；3—核孔滤膜；4—涤纶纱网；
5—压环；6—吸收层；7—托板；8—底座

(二) 气溶胶检测物的采样方法

气溶胶的采样方法主要有静电沉降法、滤料采样法和冲击式吸收管法。

1. 静电沉降法

静电沉降法是使空气样品通过高压电场（12～20kV），气体分子被电离，产生离子，气溶胶粒子吸附离子而带电荷，在电场的作用下，带电荷的微粒沉降到极性相反的收集电极上，将收集电极表面的沉降物清洗下来，进行测定。此法采样速度快，采样效率高。但当现场有爆炸性的气体、蒸气或粉尘时，不能使用该采样方法。

2. 滤料采样法

将滤料（滤纸或滤膜）安装在采样夹（图3-12）上，抽气，空气穿过滤料时，空气中的悬浮颗粒物被阻留在滤料上，用滤料上采集检测物的质量和采样体积，计算出空气中检测物浓度，这种采样方法称为滤料采样法。由于滤料具有体积小、重量轻、易存放、携带方便、保存时间较长等优点，滤料采样法已被广泛用于采集空气中的颗粒态检测物。

用滤纸或滤膜等滤料采样时，滤料对颗粒物不仅有直接阻挡作用，还有惯性沉降、扩散沉降和静电吸引等作用。滤料采样法的采样效率与滤料和气溶胶的性质有关，同时还受采样流速等因素的影响。滤料采样夹用优质塑料制成，采样时要根据采集大气样品、采集作业场所样品的不同要求，选用直径适当的滤料和滤料垫。滤料采样夹的气密性要好，用前要进行

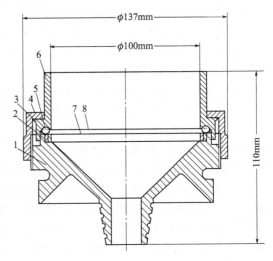

图 3-12　滤料采样夹
1—底座；2—过滤网外圈；3—过滤网内圈；
4—压盖；5—密封圈；6—接尘圈；
7—过滤网；8—玻璃纤维滤纸

相关性能检查：在采样夹内装上不透气的塑料薄膜，放于盛水的烧杯中，然后向采样夹内送气加压，当压差达到1kPa时，水中不产生气泡，表明滤料采样夹的气密性好。常用滤料有定量滤纸、玻璃纤维滤纸、聚氯乙烯滤膜、微孔滤膜和聚氨酯泡沫塑料等。

（1）定量滤纸

定量滤纸由植物纤维素浆制成。其优点是灰分低、机械强度高、不易破损、耐热（150℃）、价格低廉；但由于滤纸纤维较粗、孔隙较小，因此通气阻力大。采集的气溶胶颗粒能进入滤纸内部，解吸较困难。滤纸的吸湿性大，不宜用作称重法测定空气中颗粒物的浓度。空气采样时主要使用中、慢速定量滤纸或层析滤纸。

（2）玻璃纤维滤纸

玻璃纤维滤纸是用超细玻璃纤维制成的，厚度小于1mm。其优点是耐高温，可在低于500℃烘烤，去除滤纸上存在的有机杂质；吸湿性小、通气阻力小，适用于大流量法采集空气中低浓度的有害物质。玻璃纤维滤纸不溶于酸、水和有机溶剂，采样后可用水、有机溶剂和稀硝酸等提取待测物质。其缺点是金属空白值高，机械强度较差；溶液提取时，易成糊状，需要过滤；若要将玻璃纤维消解，需用氢氟酸或焦磷酸。二氧化硅玻璃纤维滤纸是以石英为原料制成的，克服了普通玻璃纤维滤纸空白值高的缺点，但是价格昂贵。

（3）聚氯乙烯滤膜

聚氯乙烯滤膜又称为测尘滤膜。其优点是静电性强、吸湿性小、阻力小、耐酸碱、孔径

小、机械强度好、重量轻，金属空白值较低，可溶于某些有机溶剂（如乙酸乙酯、乙酸丁酯），常用于粉尘浓度和分散度的测定。其主要缺点是不耐热，最高使用温度为55℃；采样后样品处理时，加热会发生卷曲，可能包裹颗粒物；一般不应采用高氯酸消解样品，以防发生剧烈氧化燃烧，造成样品损失。

（4）微孔滤膜

微孔滤膜是一种用硝酸纤维素或乙酸纤维素制作的多孔有机薄膜，质轻色白，表面光滑，机械强度较好，最高使用温度为125℃，可在沸水乃至高压釜中蒸煮。它能溶于丙酮、乙酸乙酯、甲基异丁酮等有机溶剂，也易溶于热的浓酸但几乎不溶于稀酸中。微孔滤膜的采样效率高，灰分低，所采集的样品特别适宜于气溶胶中金属元素的分析。微孔滤膜具有不同大小和孔径规格，常用的孔径规格为 $0.1 \sim 1.2 \mu m$。一般选用 $0.8 \mu m$ 孔径的微孔滤膜采集气溶胶。由于微孔滤膜的通气阻力较大，它的采样速度明显低于聚氯乙烯滤膜和玻璃纤维滤纸的采样速度。

（5）聚氨酯泡沫塑料

聚氨酯泡沫塑料是由泡沫塑料的细泡互相连通而成的多孔滤料。其表面积大，通气阻力小，适宜于较大流量的采样。常用于同时采集气溶胶和蒸气状态两相共存的某些检测物。使用前应进行处理，先用 $1 mol/L$ NaOH 煮沸浸泡数十分钟，然后用水洗净、风干。用于有机检测物的采集时，可用正己烷等有机溶剂经索氏提取 $4 \sim 8h$ 后，除尽溶剂，再风干。处理好的聚氨酯泡沫塑料应密闭保存，使用过的聚氨酯泡沫塑料经处理后可以反复使用。

采样滤料种类较多，采样时应根据分析目的和要求，选择使用。所选的滤料应该采样效率高，采气阻力小，重量轻，机械强度好，空白值低，采样后待测物易洗脱提取。玻璃纤维滤纸和合成纤维滤料的阻力较小，可用于较大流量的采样。分析金属检测物时，最好选用金属空白值低的微孔滤膜，分析有机检测物时，要选用经高温预处理后的玻璃纤维滤纸等。几种滤料中的无机元素含量见表 3-6。

表 3-6　几种滤料中的无机元素含量　　　　　　　　　　　　　$\mu g/cm^2$

元素	玻璃纤维	有机滤膜	银薄膜
As	0.08	—	—
Be	0.04	0.0003	0.2
Bi	—	<0.001	—
Cd	—	0.005	—
Co	—	0.00002	—
Cr	0.08	0.002	0.06
Cu	0.02	0.006	0.02
Fe	4	0.03	0.3
Mn	0.4	0.1	0.35
Mo	—	0.0001	—
Ni	<0.08	0.001	0.1
Pb	0.8	0.008	0.2
Sb	0.03	0.001	—
Si	7000	0.1	13
Sn	0.05	0.001	—
Ti	0.8	2	0.2
V	0.03	0.001	—
Zn	160	0.002	0.01

3. 冲击式吸收管法

冲击式吸收管（图 3-13）的外形与直型多孔玻板吸收管相同，内管与气泡吸收管相似，内管垂直于外管管底，出气口的内径为（1.0±0.1）mm，管尖距外管管底（5.0±0.1）mm。吸收管可盛 5～10mL 吸收液，采样速度为 3L/min。冲击式吸收管主要用于采集烟、尘等气溶胶，由于采气流量大，待测物随气流以很快的速度冲出内管管口，因惯性作用冲击到吸收管的底部与吸收液作用而被吸收。管尖内径大小及其距管底的距离，对采样效率影响很大。使用前也应进行采样效率实验和气密性检查，冲击式吸收管不适宜采集气态物质，因为气体分子的惯性很小，在快速抽气情况下，容易随空气一起跑掉，只有在吸收液中溶解度很大或与吸收液反应速度很快的气体分子，才能吸收完全。

（三）气态和气溶胶两种状态检测物的同时采样方法

许多空气检测物并不是以单一状态存在，常以气态和气溶胶两种状态共存于空气中，有时需要同时采集和测定，并要求采样时不能改变它们原来的存在状态。两种状态检测物的同时采样法主要有浸渍滤料法、泡沫塑料采样法、多层滤料采样法以及环形扩散管和滤料组合采样法。

1. 浸渍滤料法

先将某种化学试剂浸渍在滤料（滤纸或滤膜）上，采样时，利用滤料的物理阻留作用、吸附作用，以及待测物与滤料上化学试剂的反应，同时采集气态和颗粒态检测物，这种采样方法称为浸渍滤料法。浸渍滤料的采样效率高，应用范围广泛。

2. 泡沫塑料采样法

聚氨基甲酸酯泡沫塑料比表面积大，气阻小，适用于较大流量的采样。聚氨酯泡沫塑料具有多孔性，它既可以阻留气溶胶，又可以吸附有机蒸气。杀虫剂、农药等检测物是一种半挥发性的物质，常以蒸气和气溶胶两种状态共存于空气中，可用泡沫塑料采样法采集分析。

采样时，通常在滤料采样夹后连接一个圆筒，组成采样装置（图 3-14）。采样夹内安装玻璃纤维滤纸，用于采集颗粒物；圆筒内可装 4 块泡沫塑料（每块长 4cm，直径 3cm），用于采集蒸气状态的检测物。泡沫塑料使用前需预处理，除去杂质。这一方法已成功地用于空气中多环芳烃的蒸气和气溶胶的测定。

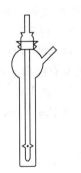

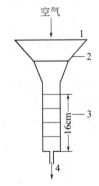

图 3-13 冲击式吸收管

图 3-14 泡沫塑料采样装置
1—采样夹罩；2—装滤料的采样夹；
3—装泡沫塑料的圆筒；4—接抽气泵

3. 多层滤料采样法

用两层或三层滤料串联组成一个滤料组合体（图 3-15），第一层滤料采集颗粒物，常用的滤料是聚四氟乙烯滤膜、玻璃纤维滤纸或其他有机纤维滤料。第二层或第三层滤料是浸渍过化学试剂的滤纸,用于采集通过第一层的气态组分。例如,采集无机氟化物时,第一层是乙酸纤维素或硝酸纤维素滤纸,采集颗粒态氟化物,第二层是用甲酸钠或碳酸钠浸渍过的滤纸,采集气态氟化物。为了减少气态氟化物在第一层滤膜上的吸附,第一层可采用带有加热套的采样夹。

多层滤料采样法存在的主要问题是气体通过第一层滤料时,可能部分气体被吸附或发生反应而造成损失,使用玻璃纤维滤膜采样时这一现象更为突出;一些活泼的气体与采集在第一层滤料上的颗粒物反应,以及颗粒物在采样过程中分解,导致气相组分和颗粒物组成发生变化,造成采样和测定误差。

4. 环形扩散管和滤料组合采样法

扩散管和滤料组合采样法是针对多层滤料采样法的缺点发展起来的。采样装置由扩散管和滤料夹组成,扩散管为内壁涂有吸收液膜的玻璃管。如图 3-16 所示,当空气进入扩散管时,气体检测物分子质量小,惯性小,易扩散到管壁上,被吸收液吸收;颗粒物则受惯性作用通过扩散管,被后面的滤料阻留。气体的采样效率与扩散管的长度和气体流量有关。通常扩散管的内径为 2~6mm,长度为 100~500mm,采气流量小于 2L/min。

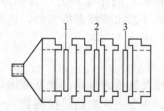

图 3-15　多层滤料采样
1—第一层滤料;2—第二层滤料;
3—第三层滤料

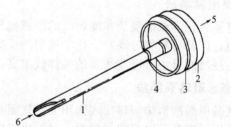

图 3-16　扩散管和滤料组合采样法示意图
1—扩散管;2—滤料夹;3—滤料;4—连接二通;
5—至抽气泵;6—样气入口

环形扩散管和滤料组合采样法是在扩散管和滤料组合采样法的基础上进一步发展起来的,可以在较大流量下采样。环形扩散管和滤料组合采样装置由颗粒物切割器、环形扩散管和滤料夹三部分组成,基本结构如图 3-17 所示。环形扩散管是用玻璃制成的两个同心玻璃管,外管长 20~30cm,内径 3~4cm,内管为两端封闭的空心玻管,内外管之间的环缝为 0.1~0.3cm,两段环形扩散管可以涂渍不同的试剂。临用前,在环形扩散管上涂渍适当的吸收液后,用净化的热空气流干燥,密闭待用。采样时,先将涂渍不同试剂的两段环形扩散管连接,再与后面的滤膜采样夹相连接。常用的颗粒物切割器有撞击式和旋风式两种,在设计流量下,50%的切割直径(D_{50})为 $2.5\mu m$ 或 $4\mu m$($PM_{2.5}$ 或 PM_4)和 $10\mu m$(PM_{10})。当采样气流以层流状态(雷诺数<2000)通过扩散管时,根据 Possanzini 等的推导,环形扩散管对气体组分的采气效率可按下式计算:

$$E = 1 - \frac{C}{C_0} \approx 1 - 0.819\exp(-22.53\Delta_a)$$

$$\Delta_a = \frac{\pi DL(d_1 + d_2)}{4Q(d_2 - d_1)} \tag{3-10}$$

式中　C_0——进入管内待测气体的浓度,$\mu g/m^3$;

　　　C——从管内流出待测气体的平均浓度,$\mu g/m^3$;

　　　D——该气体的扩散系数,cm^2/s;

L——涂渍部分的管长，cm；

q_V——通过扩散管的气体流量，cm³/s；

d_1、d_2——环形扩散管内管的外径、外管的内径，cm。

当采样气流呈层流状态通过环形扩散管时，环形扩散管采集气体的效率主要取决于扩散管的几何尺寸和采样速度。

环形扩散管和滤料组合采样法已广泛应用于大气、室内空气中气态和气溶胶共存的污染物采样。例如，用分别涂渍 1% 的 Na_2CO_3 甲醇溶液和 5% 的 H_3PO_4 甲醇溶液的两段环形扩散管同时收集室内空气和大气中气态氨、硝酸、氯化氢和二氧化硫气体，并用聚四氟乙烯滤膜和尼龙滤膜置于环形扩散管之后采集相应的颗粒物，均获得满意的结果。

环形扩散管价格低廉，可反复使用，但是环形扩散管的设计和加工精度要求较高，否则，颗粒物通过扩散管环缝时也可能因碰撞或沉积而造成损失。

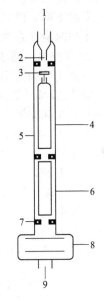

图 3-17 环形扩散管和滤料组合采样器示意图

1—进气口；2—气体加速喷嘴；3—撞击式切割器；4—第一环形扩散管；5—环形狭缝；6—第二环形扩散管；7—密封圈；8—两层滤料夹；9—至采样动力

二、采样仪器

空气采样仪器又称为空气采样器，指以一定的流量采集空气样品的仪器，通常由收集器、抽气动力和流量调节装置等组成。采样时应按照收集器、流量计、采样动力的先后顺序串联，保证空气样品首先进入收集器而不被污染和被吸附，使所采集的空气样品具有真实性。

1. 采气动力

采样过程中需要使用抽气动力，使空气进入或通过收集器。实际工作中，应根据采样方法的流量和采样体积选择合适的抽气动力。常用的采气动力有手抽气筒、水抽气瓶、电动抽气机和压缩空气吸引器等。

（1）手抽气筒

手抽气筒是由一个金属圆筒和活塞构成。拉动活塞柄，利用活塞往返运动，可连续抽气采样；根据抽气筒的容积和抽气次数控制和计算采气量，利用抽气快慢控制采样速度。其适用于无电源、采气量小和采气速度慢的情况下采样。手抽气筒使用前应校正容积，检查是否漏气。

（2）水抽气瓶

图 3-18 所示为水抽气瓶示意图。水抽气瓶用两个 2～10L 带容积刻度的小口玻璃瓶组成采气样装置，每个瓶口的橡皮塞内插入长短不同的玻璃管各一根，用橡皮管连接两根长玻璃管，将两瓶一高一低放置，高位瓶内充满水后盖好橡皮塞，松开螺旋夹，水由高位瓶流向低位瓶，在高位瓶形成负压，短玻璃管处产生吸气作用。采样时，将收集器与高位瓶的短玻璃管连接，并通过螺旋夹调节水流速度来调节采样速度。采集完所需的气体体积后，夹紧螺旋夹，高位瓶中水面下降的体积刻度即为所采集的空气体积。其适用于采样速度不大于 2L/min、无电源或者易燃、易爆的现场采样。水抽气瓶可用玻璃瓶，也可采用塑料瓶。为了准确测量采样体积，采样前应对水抽气瓶进行气密性能检查。

（3）电动抽气机

电动抽气机种类较多，常见的有以下几种：

① 吸尘器 是一种流速较大、阻力较小的采气方法。采样过程中，每隔 30min 应停机

片刻，以防电动机发热，损坏电动机。在电动机转动过程中，若出现声音异常、产生火花或动力突然下降，应立即停机检查。吸尘器的采样动力易受外界电压变化的影响，产生采样误差。采样时应注意观察流量的变化。

② 真空泵　适于用作阻力较大的采集器的采气动力。真空泵可长时间采样，但机身笨重，不便于现场使用。

③ 刮板泵　适用于各种流速的采集器，可进行较长时间采样，具有重量轻、体积小、使用寿命长和克服阻力性能好等特点。

④ 薄膜泵　利用电动机通过偏心轮带动泵上的橡皮薄膜不断地抬起、压下运动，产生吸气、排气作用，达到采气目的。该泵噪声小，重量轻，能克服一定的阻力。根据泵体的大小，采气范围为 0.5～3L/min。广泛用作大气采样器和大气自动分析仪器的抽气动力。

（4）压缩空气吸引器

压缩空气吸引器又称为负压引射器（图 3-19）。利用压缩空气高速喷射时，吸引器产生的负压作为抽气动力。其适用于禁用明火及无电源但具备压缩空气的场所，特别适用于矿山井下采样，可以连续使用。采样时控制压缩空气的喷射量可调节采样速度。

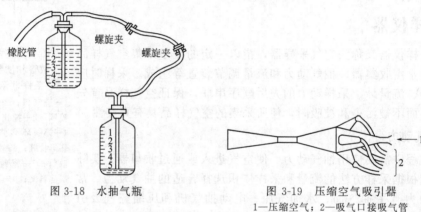

图 3-18　水抽气瓶　　　　　图 3-19　压缩空气吸引器
1—压缩空气；2—吸气口接吸气管

2. 气体流量计

测量气体流量的仪器称为气体流量计。气体流量计种类很多，常用的主要有转子流量计、孔口流量计、皂膜流量计和湿式流量计4种。转子流量计和孔口流量计轻便，易于携带，适合于现场采样；皂膜流量计和湿式流量计测量气体流量比较精确，一般用来校正其他流量计。转子流量计、孔口流量计测量气体的流速；皂膜流量计、湿式流量计直接测量气体流过的体积值。由于空气的体积受到很多因素的影响，使用前应校正流量计的刻度。

（1）转子流量计

转子流量计由一根内径上大下小的玻璃管和一个转子组成（图 3-20）。转子可以是铜、铝、不锈钢或塑料制成的球体或上大下小的锥体。由于玻璃管中转子下端的环形孔隙截面面积比上端的大，当气体从玻璃管下端向上流动时，转子下端的流速小，上端的流速大。因此，气体对转子的压力下端比上端大，这一压力差（Δp）使转子上升。另外，气流对转子的摩擦力也使转子上升。当压力差、摩擦力共同产生的上升作用力与转子自身的重量相等时，转子就停留在某一高度，这一高度的刻度值指示这时气体的流量（q_V）。气体流量与采样时间的乘积即为采集气体的量。气体流速越大，转子上升越高。气体流量计算公式如下：

$$q_V = k\sqrt{\frac{\Delta p}{\rho}} \tag{3-11}$$

式中　k——常数；

ρ——空气密度，mg/m³。

由于气温、气压等因素对空气密度有影响，因此气体流量也受气湿和气压的影响。采样前，应将转子流量计的流量旋钮关至最小，开机后由小到大调节流量至所需的刻度。使用前，应在收集器与流量计之间连接一个小型缓冲瓶，以防吸收液流入流量计而损坏采样仪。在实际采样工作中，若空气湿度大，应在转子流量计进气口前连接干燥管除湿，以防转子吸附水分增加自身质量，使流量测量结果偏低。

（2）孔口流量计

孔口流量计（图 3-21）是一种压力差计，有隔板式和毛细管式两种类型。在水平玻璃管的中部有一个狭窄的孔口（隔板），孔口前后各连接 U 形管的一端，U 形管中装有液体。不采样时 U 形管两侧液面在同一水平面上；采样时，气体流经孔口，因阻力产生压力差。孔口前压力大，液面下降；孔口后压力小，液面上升；液柱差与两侧压力差成正比，与气体流量成正相关关系。常用流量计的孔口为 1.5mm 或 3.0mm，相应的流量为 5L/min 或 15 L/min。孔口流量计的流量可用下式计算：

$$q_V = k\sqrt{\frac{H\rho_1}{\rho}} \tag{3-12}$$

式中　q_V——流量，L/min；

　　　H——液柱差；

　　　ρ——空气的密度，mg/m³；

　　　ρ_1——孔口流量计中液体的密度，mg/m³。

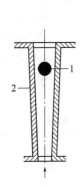

图 3-20　转子流量计
1—转子；2—锥形玻璃管

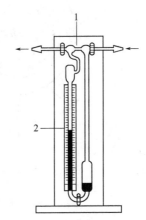

图 3-21　孔口流量计
1—孔口；2—标尺

所用液体一般是着色的液状石蜡或水，便于读数。同转子流量计一样，孔口流量计的气体流量受气温和气压的影响。

（3）皂膜流量计

皂膜流量计（图 3-22）由一根有体积刻度的玻璃管和橡皮球组成。玻璃管下端有一支管，橡皮球内装满肥皂水，当用手挤压橡皮球时，肥皂水液面上升至支管口，从支管流入的气流使肥皂水产生致密的肥皂膜，并推动其沿管壁缓慢上升。肥皂膜从起始刻度到终止刻度所示的体积值就是流过气体的量，记录相应的时间，即可计算出气体的流速。肥皂膜气密性良好，重量轻，沿清洁的玻璃管壁移动的摩擦力只有 20～30Pa，阻力很小。由于皂膜流量计的体积刻度可以进行校正，并用秒表计时，因此皂膜流量计测量气体流量精确，常用于校正其他种类的流量计。根据玻璃管内径大小，皂膜流量计可以测量 1～100mL/min 的流量，测量误差小于 1%。皂膜流量计测定气体流量的主要误差来源是时间的测量，因此要求气流稳定，皂膜上升速度不超过 4cm/s，保证皂膜有足够长的时间通过刻度区。

（4）湿式流量计

湿式流量计（图 3-23）由一个金属筒制成，内装半筒水，筒内装有一个绕水平轴旋转的鼓轮，将圆筒内腔分成 4 个小室。当气体由进气管进入小室时，推动鼓轮旋转，鼓轮的转轴与筒外刻度盘上的指针连接，指针所示读数即为通过气体的流量。刻度盘上的指针每旋转一圈为 5L 或 10L。记录测定时间内指针旋转的圈数就能算出气体流过的体积。在湿式流量计上方配有压力计和温度计，可测定通过气体的温度和压力。湿式流量计上附有一个水平仪，底部装有螺旋，可以调节水平位置；前方一侧有一水位计，多加的水可从水位计的出水口溢出，保证筒内水量准确。使用前应进行漏气、漏水检查，否则会影响对流量的准确测量。不同的湿式流量计由于进气管内径不同，最大流量限额不一样。盘面最大刻度为 10L 的湿式流量计，其最大流量限额为 25L/min；5L 的则为 12.5L/min。湿式流量计测量气体流量准确度较高，测量误差不超过 5%。但自身笨重，携带不便，常用于实验室校正其他流量计。

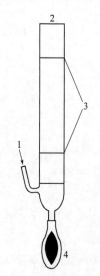

图 3-22　皂膜流量计
1—进气口；2—出气口；
3—刻度线；4—橡皮球

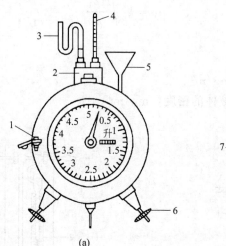
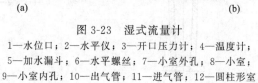

图 3-23　湿式流量计
1—水位口；2—水平仪；3—开口压力计；4—温度计；
5—加水漏斗；6—水平螺丝；7—小室外孔；8—小室；
9—小室内孔；10—出气管；11—进气管；12—圆柱形室

3. 专用采样器

在空气理化检验工作中，为了便于采样，通常将收集器、气体流量计和抽气动力组装在一起形成专用采样器。根据采样工作需要，采样时可以选择不同的收集器；一般专用采样器选用转子流量计测量气体流量，以电动抽气机作为采样动力。不少采样器上还装有自动计时器，能方便、准确地控制采样时间。专用采样器体积小、重量轻，携带方便，操作简便。根据其用途，专用采样器可分为以下大流量采样器、中流量采样器、小流量采样器、分级采样器、粉尘采样器和气体采样器 6 种。

（1）大流量采样器

大流量采样器如图 3-24 所示。其流量范围为 $1.1 \sim 1.7 m^3/min$，滤料夹上可安装 200mm×250mm 的玻璃纤维滤纸，以电动抽气机为抽气动力。空气由山形防护顶盖下方狭缝处进入水平过滤面；采集颗粒物的粒径范围为 $0.1 \sim 100 \mu m$；采样时间可持续 8～24h，利用压力计或自动电位差计连续记录采样流量，适用于大气中总悬浮颗粒物的采集。新购置的采样器和更换电机后的采样器应进行流量校准，采样器在使用期间，每月应定期校准流量。

（2）中流量采样器

中流量采样器（图3-25）由空气入口防护罩、采样夹、转子流量计、吸尘器等组成，工作原理与大流量采样器基本相同，但采气流量和集尘有效过滤面积较大流量采样器小，有效集尘面的直径为100mm，通常以200～250L/min流量采集大气中的总悬浮颗粒物。采样滤料常用玻璃纤维滤纸或有机纤维滤膜，采样时间为8～24h。使用前，应校准其流量计在采样前后的流量。

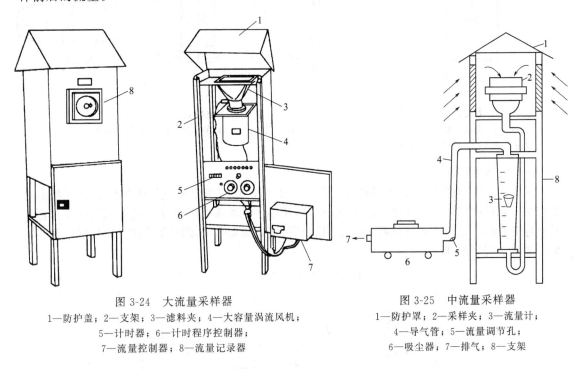

图3-24 大流量采样器
1—防护盖；2—支架；3—滤料夹；4—大容量涡流风机；
5—计时器；6—计时程序控制器；
7—流量控制器；8—流量记录器

图3-25 中流量采样器
1—防护罩；2—采样夹；3—流量计；
4—导气管；5—流量调节孔；
6—吸尘器；7—排气；8—支架

（3）小流量采样器

小流量采样器的结构与中流量采样器相似。采样夹可装直径40mm的滤纸或滤膜，采气流量20～30L/min。由于采气量少，需要较长时间的采样才能获得足够量的样品，通常只适宜做单项组分的测定。如可吸入颗粒物采样器或PMIO采样器，采气流量为13L/min，入口切割器上切割粒径为$30\mu m$，$D_{50} = (10 \pm 1)\mu m$。

（4）分级采样器

通常可在采样器的入口处加一粒径分离切割器构成分级采样器。图3-26所示为大流量分级采样器。粗的颗粒被粒径分离切割器截留，细的颗粒通过切割器后，被装在后面的滤料收集。采样后，分别测定各级滤料上所采集颗粒物的含量和成分。分级采样器有二段式和多段式两种类型。二段式主要用于测定TSP和PMIO，多段式可分别采集不同粒径范围的颗粒物，用于测定颗粒物的粒度分布。粒径分离切割器的工作原理有撞击式、旋风式和向心式等多种形式。

（5）粉尘采样器

携带式粉尘采样器用于采集粉尘，以测定空气中粉尘、游离二氧化硅等化学有害物质和病原微生物。粉尘采样器的采样速度一般为10～30L/min。它配有滤料采样夹，可用滤纸或滤膜采样。粉尘采样器又分为固定式和携带式两种。携带式粉尘采样器（图3-27）由滤料采样夹、流量计、抽气电动机等组成，可用三脚支架支撑，采样高度为1.0～1.5m，它有两个采样夹，可以进行平行采样，常用于采集工作场所空气中的烟和尘。

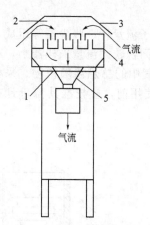

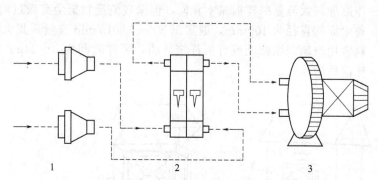

图 3-26　大流量分级采样器
1—滤膜；2—分级挡板；3—入口盖；
4—分离切割器；5—标准大流量采样器

图 3-27　携带式粉尘采样器
1—采样夹；2—转子流量计；3—抽气电动机

（6）气体采样器

图 3-28 所示为携带式气体采样器的结构示意图。它用于采集空气中气体和蒸气状态有害物质，采样速度一般为 0.2～1.5L/min，所用抽气动力多为薄膜泵。携带式气体采样器适用于与阻力和流量较小的气泡吸收管、多孔玻板吸收管等收集器配套采样。该仪器轻便、易携，常用于现场采样。

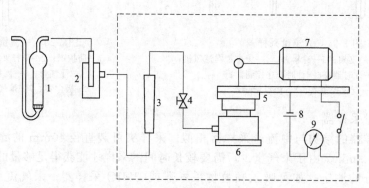

图 3-28　携带式气体采样器
1—吸收管；2—滤水阱；3—流量计；4—流量调节阀；5—抽气泵；
6—稳流器；7—电动机；8—电源；9—定时器

综上所述，采样仪器在使用前，应按仪器说明书对仪器进行检验和标定；对采样系统进行气密性检查，不得漏气；要用一级皂膜计校准采样系统的流量，误差不超过 5%。

现场采样时，应用两个采样管不采样，并按其他样品管一样处理，作为采样过程中的空白管，进行平行分析，若空白检验超过控制范围，则同批样品作废。采样时应记录现场的情况，包括各种污染源，采样日期、时间、地点、数量、布点方式、大气压力、气温、相对湿度、风速以及采样者签字等，并随样品一同送到实验室。在计算浓度时应将采样体积换算成标准状态下的体积。

能力提升训练 》》

1. 空气采样仪器包括_____和_____。
2. 硅胶管是一种极性吸附剂，可以吸附大量的水，以致降低甚至失去它的吸附性能，所以湿度对其影响较大。一般只在气温_____℃、相对湿度_____以下的较干燥的环境中采样，采样时间不宜过长。

3. 采集金属性烟尘首选_____，称量法选用_____，采集有机化合物气溶胶选用_____。

4. 常用的液体采样吸收管有（   ）。

A. 大型气泡吸收管　　　　　　　　B. 小型气泡吸收管

C. 多孔玻板吸收管　　　　　　　　D. 冲击式吸收管

5. 工作场所空气样品的采样体积，在（   ）时，应按公式将采样体积换算成标准采样体积。

A. 温度低于-5℃和高于35℃，大气压低于98.8kPa和高于104.3kPa

B. 温度低于5℃和高于35℃，大气压低于98.8kPa和高于104.3kPa

C. 温度低于5℃和高于35℃，大气压低于98.8kPa和高于103.4kPa

D. 温度低于-5℃和高于35℃，大气压低于98.8kPa和高于103.4kPa

6. 无泵型采样器（即扩散采样器或剂量器）采集空气中污染物有哪些优点（   ）？

A. 体积小　　　　　B. 重量轻　　　　　　　C. 可以直接测定

D. 不用抽气动力　　E. 采样流量大

7. 我国空气"标准状况"所指的温度和大气压条件是（   ）。

A. 温度为0℃，大气压为1.013×10^5Pa

B. 温度为20℃，大气压为1.013×10^5Pa

C. 温度为0℃，大气压为1×10^5Pa

D. 温度为20℃，大气压为1×10^5Pa

E. 温度为25℃，大气压为1.013×10^5Pa

8. 所有仪器在采集样品前要进行气密性检查，其目的是什么？针对不同类型的收集器应如何进行操作？

知识储备 >>

项目三　定点和个体采样技术

工作场所空气样品的采集要遵守《工作场所空气中有害物质监测的采样规范》（GBZ 159—2004）和《工作场所有害因素职业接触限值　第1部分：化学有害因素》（GBZ 2.1—2007）的要求。标准中明确指出工作场所空气样品检测可以应用个体检测和定点检测。在进行定点采样时，首先要选择好采样点和采样时段。具体的采样点和采样时段的选择要根据采样的目的和工作场所的状况来确定。

一、采样前准备

1. 现场调查

为正确选择采样点、采样对象、采样方法和采样时机等，必须在采样前对工作场所进行现场调查，必要时可进行预采样。调查内容主要包括工作过程中使用的原料、辅助材料，生产的产品、副产品和中间产物等的种类、数量、纯度、杂质及其理化性质等；工作流程，包括原料投入方式、生产工艺、加热温度和时间、生产方式和生产设备的完好程度等；劳动者的工作状况，包括劳动者数量、在工作地点停留时间、工作方式、接触有害物质的程度和频度及持续时间等；工作地点空气中有害物质的产生和扩散规律、存在状态、估计浓度等；工作地点的卫生状况和环境条件、卫生防护设施及其使用情况、个人防护设施及使用状况等。

2. 采样仪器的准备

检查所用的空气收集器和空气采样器的性能和规格应符合《作业场所空气采样仪器的技术规范》（GB/T 17061—1997）要求；检查所用的空气收集器的空白、采样效率和解吸效率或洗脱效率；校正空气采样器的采样流量。在校正时，必须串联与采样相同的空气收集器；使用定时装置控制采样时间的采样，应校正定时装置。

二、定点采样

1. 采样点的选择原则

选择有代表性的工作地点，其中应包括空气中有害物质浓度最高、劳动者接触时间最长的工作地点；在不影响劳动者工作的情况下，采样点尽可能靠近劳动者；空气收集器应尽量接近劳动者工作时的呼吸带；在评价工作场所防护设备或措施的防护效果时，应根据设备的情况选定采样点，在工作地点劳动者工作时的呼吸带进行采样；采样点应设在工作地点的下风向，应远离排气口和可能产生涡流的地点。

2. 采样点数目的确定

工作场所按产品的生产工艺流程，凡逸散或存在有害物质的工作地点，至少应设置 1 个采样点；一个有代表性的工作场所内有多台同类生产设备时，1～3 台设置 1 个采样点，4～10 台设置 2 个采样点，10 台以上的至少设置 3 个采样点；一个有代表性的工作场所内，有 2 台以上不同类型的生产设备，逸散同一种有害物质时，采样点应设置在逸散有害物质浓度大的设备附近的工作地点；逸散不同种有害物质时，将采样点设置在逸散待测有害物质设备的工作地点；劳动者在多个工作地点工作时，在每个工作地点设置 1 个采样点；劳动者工作是流动的时，在流动的范围内，一般每 10m 设置 1 个采样点；仪表控制室和劳动者休息室，至少设置 1 个采样点。

3. 采样时段的选择

采样必须在正常工作状态和环境下进行，避免人为因素的影响；空气中有害物质浓度随季节发生变化的工作场所，应将空气中有害物质浓度最高的季节选择为重点采样季节；在工作周内，应将空气中有害物质浓度最高的工作日选择为重点采样日；在工作日内，应将空气中有害物质浓度最高的时段选择为重点采样时段。

三、个体采样

1. 采样对象的选定

要在现场调查的基础上，根据检测的目的和要求，选择采样对象；在工作过程中，凡接触和可能接触有害物质的劳动者都列为采样对象范围；采样对象中必须包括不同工作岗位的、接触有害物质浓度最高和接触时间最长的劳动者，其余的采样对象应随机选择。

2. 采样对象人数的确定

在采样对象范围内，能够确定接触有害物质浓度最高和接触时间最长的劳动者时，每种工作岗位按表 3-7 选定采样对象的人数。每种工作岗位劳动者数量不足 3 人时，全部选为采样对象。

表 3-7 采样对象人数选取（一） 人

劳动者人数	采样对象人数
3～5	2
6～10	3
>10	4

在采样对象范围内，不能确定接触有害物质浓度最高和接触时间最长的劳动者时，每种工作岗位按表 3-8 选定采样对象的人数。每种工作岗位劳动者人数不足 6 名时，全部选为采样对象。

表 3-8 采样对象人数选取（二） 人

劳动者人数	采样对象人数
6	5
7～9	6
10～14	7
15～26	8
27～50	9
>50	11

能力提升训练 >>

个体采样中采样对象的人数如何确定？

知识储备 >>

项目四 有害物质的职业接触限值及其计算

一、有害物质的职业接触限值

有害物质的职业接触限值一般以空气中有害物质浓度来进行度量。单位体积空气中有害物质的含量，称为该物质在空气中的浓度。

质量浓度是以每立方米容积空气中含有害物质的质量表示，单位为 mg/m^3，$\mu g/L$，适用于各种状态（气态和气溶胶）物质。体积浓度单位为 10^{-6}，是以 $25℃$、$101.3kPa$（$760mmHg$）为基准，此时，$1mol$ 物质的气体体积为 $24.45L$。两种浓度表示方法可进行换算。

体积浓度换算成质量浓度的公式为

$$C(质量) = C(体积) \times \frac{M}{24.45} \tag{3-13}$$

质量浓度换算成体积浓度的公式为

$$C(体积) = C(质量) \times \frac{24.45}{M} \tag{3-14}$$

式中 M——被检物质的分子量。

职业性有害因素的接触限制量值是指劳动者在职业活动过程中长期反复接触，对绝大多数接触者的健康不引起有害作用的容许接触水平。化学有害因素的职业接触限值包括时间加权平均容许浓度、短时间接触容许浓度和最高容许浓度三类。另外，一些有害因素在《工作场所有害因素职业接触限值　第1部分：化学有害因素》（GBZ 2.1—2007）中并未规定，因此在该标准中也为此规定了超限倍数这一概念。

1. 时间加权平均容许浓度

时间加权平均容许浓度是指以时间为权数规定的8h工作日、40h工作周的平均容许接触浓度。英文名：permissible concentration-time weighted average，简写：PC-TWA。

2. 短时间接触容许浓度

短时间接触容许浓度是指在遵守PC-TWA前提下容许短时间（15min）接触的浓度。英文名：permissible concentration-short term exposure limit，简写：PC-STEL。

3. 最高容许浓度

最高容许浓度是指工作地点、在一个工作日内、任何时间有毒化学物质均不应超过的浓度。英文名：maximum allowable concentration，简写：MAC。

4. 超限倍数

超限倍数是指对未制定PC-STEL的化学有害因素，在符合8h时间加权平均容许浓度的情况下，任何一次短时间（15min）接触的浓度均不应超过的PC-TWA的倍数值。英文名：excursion limits。

二、有害物质的职业接触限值计算

通过计算最高容许浓度、短时间接触容许浓度和时间加权平均容许浓度进行判定有害物质浓度是否合格。

1. 时间加权平均容许浓度的计算

根据工作场所空气中有害物质浓度的存在状况，或采样仪器的操作性能，可选择个体采样或定点采样，长时间采样或短时间采样方法。一般以个体采样和长时间采样为主。

（1）采用个体采样方法的采样

一般采用长时间采样方法，选择有代表性的、接触空气中有害物质浓度最高的劳动者作为重点采样对象；按照规定确定采样对象的数目；将个体采样仪器的空气收集器佩戴在采样对象的前胸上部，进气口尽量接近呼吸带。

采样仪器能够满足全工作日连续一次性采样时，空气中有害物质8h时间加权平均浓度计算公式为

$$\text{TWA} = \frac{CV}{480 q_V} \times 1000 \tag{3-15}$$

式中　TWA——空气中有害物质8h时间加权平均浓度，mg/m^3；

$\quad\quad$ C——测得的样品溶液中有害物质的浓度，$\mu\text{g/mL}$；

$\quad\quad$ V——样品溶液的总体积，mL；

$\quad\quad$ q_V——采样流量，mL/min；

$\quad\quad$ 480——时间加权平均容许浓度规定的以8h计算的时间，min。

采样仪器不能满足全工作日连续一次性采样时，可根据采样仪器的操作时间，在全工作日内进行2次或2次以上的采样。空气中有害物质8h时间加权平均浓度计算公式为

$$\text{TWA} = \frac{C_1 T_1 + C_2 T_2 + \cdots + C_n T_n}{8} \tag{3-16}$$

式中　　　　　　TWA——空气中有害物质8h加权平均浓度，mg/m³；

C_1、C_2、…、C_n——测得空气中有害物质浓度，mg/m³；

T_1、T_2、T_n——劳动者在相应的有害物质浓度下的工作时间，h；

8——时间加权平均容许浓度规定的8h。

（2）采用定点采样方法的采样

劳动者在一个工作地点工作时采样，可采用长时间采样方法或短时间采样方法采样。用长时间采样方法的采样：选定有代表性的、空气中有害物质浓度最高的工作地点作为重点采样点；将空气收集器的进气口尽量安装在劳动者工作时的呼吸带；采样仪器能够满足全工作日连续一次性采样时，空气中有害物质8h时间加权平均浓度按式（3-15）计算；采样仪器不能满足全工作日连续一次性采样时，可根据采样仪器的操作时间，在全工作日内进行2次或2次以上的采样，空气中有害物质8h时间加权平均浓度按式（3-16）计算。用短时间采样方法的采样：选定有代表性的、空气中有害物质浓度最高的工作地点作为重点采样点；将空气收集器的进气口尽量安装在劳动者工作时的呼吸带；在空气中有害物质不同浓度的时段分别进行采样，并记录每个时段劳动者的工作时间；每次采样时间一般为15min；空气中有害物质8h时间加权平均浓度按规定计算。

劳动者在1个以上工作地点工作或移动工作时采样，在劳动者的每个工作地点或移动范围内设立采样点，分别进行采样，并记录每个采样点劳动者的工作时间；在每个采样点，应在劳动者工作时，空气中有害物质浓度最高的时段进行采样；将空气收集器的进气口尽量安装在劳动者工作时的呼吸带；每次采样时间一般为15min；空气中有害物质8h时间加权平均浓度按规定计算。

2. 短时间接触容许浓度的计算

用定点的、短时间采样方法进行采样；选定有代表性的、空气中有害物质浓度最高的工作地点作为重点采样点；将空气收集器的进气口尽量安装在劳动者工作时的呼吸带；在空气中有害物质浓度最高的时段进行采样；采样时间一般为15min，采样时间不足15min时，可进行1次以上的采样。

空气中有害物质15min时间加权平均浓度的计算公式为

$$\text{STEL} = \frac{CV}{15q_V} \tag{3-17}$$

式中　STEL——短时间接触浓度，mg/m³；

C——测得样品溶液中有害物质的浓度，μg/mL；

V——样品溶液体积，mL；

q_V——采样流量，L/min；

15——采样时间，min。

采样时间不足15min，进行1次以上采样时，按15min时间加权平均浓度计算：

$$\text{STEL} = \frac{C_1 T_1 + C_2 T_2 + \cdots + C_n T_n}{15} \tag{3-18}$$

式中　　　　　　STEL——短时间接触浓度，mg/m³；

C_1、C_2、…、C_n——测得空气中有害物质浓度，mg/m³；

T_1、T_2、…、T_n——劳动者在相应的有害物质浓度下的工作时间，min；

15——短时间接触容许浓度规定的15min。

劳动者接触时间不足15min，按15min时间加权平均浓度计算：

$$\text{STEL} = \frac{CT}{15} \tag{3-19}$$

式中　STEL——短时间接触浓度，mg/m³；

　　　C——测得空气中有害物质浓度，mg/m³；

　　　T——劳动者在相应的有害物质浓度下的工作时间，min；

　　　15——短时间接触容许浓度规定的 15min。

3. 最高容许浓度的计算

用定点的、短时间采样方法进行采样；选定有代表性的、空气中有害物质浓度最高的工作地点作为重点采样点；将空气收集器的进气口尽量安装在劳动者工作时的呼吸带；在空气中有害物质浓度最高的时段进行采样；采样时间一般不超过 15min；当劳动者实际接触时间不足 15min 时，按实际接触时间进行采样。空气中有害物质浓度计算公式为

$$C_{\mathrm{MAC}} = \frac{CV}{q_V} \tag{3-20}$$

式中　C_{MAC}——空气中有害物质的浓度，mg/m³；

　　　C——测得样品溶液中有害物质的浓度，μg/mL；

　　　V——样品溶液体积，mL；

　　　q_V——采样流量，L/min；

　　　t——采样时间，min。

能力提升训练

某化工企业位于化工园区内，主要利用溶剂回收装置对有机溶剂进行提纯综合利用，处理含量大于 70% 的含甲苯废有机溶剂，处理量约 2400t/a，主要产品为甲苯（1500t/a）以及丙酮、乙醇等。

甲苯的理化性质：色澄清液体；有苯样气味；有强折光性（折射率 1.4967）；能与乙醇、乙醚、丙酮、氯仿、二硫化碳和冰乙酸混溶，极微溶于水；相对密度 0.866；凝固点 -95℃；沸点 110.6℃；闪点 4.4℃；易燃；蒸气能与空气形成爆炸性混合物，爆炸极限 1.2%~7.0%（体积分数）；低毒，半数致死量（大鼠，经口）5000mg/kg；高浓度气体有麻醉性；有刺激性。

问题 1：采取甲苯应该使用什么采样方法和采样设备？

问题 2：采样点应如何选择，选择原则是什么？

问题 3：该作业场所采样数据见表 3-9，请计算出 TWA 和 STEL 值并判定浓度是否合格。

表 3-9　该作业场所采样数据

代表物质：甲苯

日接触时间/h	代表时间段/h	检测结果			职业接触限值		单项判定	
		空气中浓度/(mg/m³)	TWA	STEL	PC-TWA	PC-STEL	TWA	STEL
2	0.5	12.58						
	1	10.36			50	100		
	0.5	10.84						

归纳总结提高 >>

1. 在现场采样时，必须同时做样品空白，其目的是了解样品在_____、_____和_____过程中，是否被污染以及其污染的程度，以便评价采样样品检测结果的准确性和可靠性。

2. 物质以什么状态存在于工作场所空气中（　　　）？

A. 粉尘、烟和雾
B. 气态、蒸气态和烟雾态
C. 气态、液态和固态
D. 气体、液体和固体
E. 气态、蒸气态和气溶胶态

3. 职业接触限值是职业性有害因素的接触限量标准，指劳动者在职业活动过程中长期反复接触对机体不引起急性或慢性有害健康影响的_____。

4. 化学因素的职业接触限值可分为时间_____、_____和_____三类。

5. 定点采样采样点的选择有代表性的工作地点，其中应包括_____的工作地点。

6. 在评价工作场所防护设备或措施的防护效果时，应根据设备的情况选定采样点，在工作地点劳动者工作时的_____进行采样。

7. 一个有代表性的工作场所内有多台同类生产设备时，_____台设置1个采样点。

8. 短时间采样指采样时间一般不超过_____的采样；长时间采样指采样时间一般在_____以上的采样。

9. 现场采样采样点示意图中应明确（　　　）。

A. 生产设备在车间的布置
B. 工人工作位置、检测点的危害因素
C. 检测点位置、检测地点上下风向
D. 检测人员位置

10. 长时间检测要求最好（　　　）h。

A. 6　　　　　　　　B. 8　　　　　　　　C. 10　　　　　　　　D. 12

11. 有代表性的工作地点，其中应包括（　　　）。

A. 空气中有害物质浓度最高的工作地点
B. 劳动者接触时间最长的工作地点
C. 随机的工作地点
D. 呼吸带

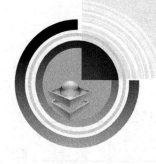

课题四
化学危害因素检测技术

学习目标

知识目标

主要掌握职业病危害因素的样品预处理方法和常用原子吸收分析仪、紫外可见分光光度计、气相色谱仪、高效液相色谱仪的基本原理与检测步骤及分析数据处理方法。

能力目标

初步具备对职业病危害因素的样品预处理方法和常用原子吸收分析仪、紫外可见分光光度计、气相色谱仪、高效液相色谱仪的检测步骤及分析数据处理方法的能力。

素质目标

培养学生遵守实验室规范工作的素养。

知识储备

项目一　化学危害因素检测方法

我国职业卫生标准方法中规定了工作场所空气中 85 类 200 余种化学性职业病有害因素的检测方法，有的空气样品可以直接测定，不需要任何处理。例如，工作场所空气中的氯甲烷、二氯甲烷和溴甲烷可以采用采气袋或注射器采集，直接用气相色谱法测定。但在职业卫生检测中，大多数空气样品需要采用采样泵，将有害因素采集到滤料、活性炭管等采样介质上，带回实验室检测时需要经过样品处理后测定。样品类型不同，样品的采集和预处理方法也不尽相同，需根据采样介质、测定方法的要求来选择应用。

一、样品预处理

(一) 滤料样品的预处理

在工作场所空气有害物质检测中，金属、类金属及其化合物的样品采集主要用滤料或浸渍滤料作为采样介质，工作场所空气中一些非金属化合物以气溶胶态存在，如氰化物、硫酸、磷酸等，也可采用滤料进行采集。在测定前，必须将滤料上的待测物转移入溶液中。常用的处理方法有洗脱法和消解法两种。

1. 洗脱法

洗脱法是用溶剂或溶液（称为洗脱液）将滤料上的待测物溶洗下来的方法，洗脱法可用于采集到滤料上的金属、类金属化合物的样品预处理，也可用于采集到滤料上的无机非金属化合物和有机化合物的样品预处理。例如，微孔滤膜采集铅烟或铅尘后，用硝酸溶液浸泡滤膜，将铅溶洗入硝酸溶液中，然后用分光光度法或原子吸收光谱法测定。洗脱液一般为酸性溶液（测定金属、类金属化合物）、去离子水（测定无机非金属化合物）以及有机溶剂（测定有机化合物）等。洗脱过程可以是简单的溶解过程，也可以是经过化学反应生成可溶性化合物的过程，或是兼有两者。浸渍滤料采集某些气态和蒸气态化合物也常用洗脱法处理。

洗脱效率是洗脱法的评价指标，表示洗脱方法的洗脱能力，指能从滤料上洗脱下来的待测物量占滤料上阻留的待测物总量的百分比，一般要求洗脱效率应不小于90%。用公式表示为

$$洗脱效率＝被洗脱的待测物量 / 滤料上的待测物总量 \times 100\% \tag{4-1}$$

洗脱效率的测试方法是取18份滤料，分为3组，每组6份，分别加入3个剂量的标准溶液，加入量一般为0.5倍、1倍、2倍容许浓度下，检测方法规定的采样体积所采集的量。加入待测物标准溶液的体积应不大于100μL。放置过夜，洗脱并测得每份滤料的待测物量；同时作试剂空白和滤料空白，计算前减去空白值。按上述公式计算洗脱效率。

影响洗脱效率的因素有以下几点。

① 洗脱液的性质，包括极性、对待测物的溶解度和化学活性等理化性质。例如，极性待测物要选择极性洗脱液；对待测物的溶解度越大，洗脱效率越高；能与待测物起化学反应，生成物易溶于洗脱液的，洗脱效率就高。

② 随着洗脱时间的增加，洗脱效率提高，一定的洗脱时间后，达到高而稳定的洗脱效率。

③ 加热、振摇或超声等方法可以加快洗脱和提高洗脱效率。

2. 消解法

消解法是利用高温和（或）氧化作用将滤料及样品基质破坏，制成便于测定的样品溶液。消解法分为干灰化法和湿式消解法两种，在工作场所空气检测中，主要使用湿式消解法中的酸消解法，用于采集到滤料上的无机金属、类金属化合物的样品预处理。酸消解法是指利用氧化剂（主要是氧化性酸）将样品进行消解的方法。

常用的消解液（氧化剂）有氧化性酸，如硝酸、高氯酸及过氧化氢等。为了提高消解效率和加快消解速度，经常使用混合消解液，如1∶9的高氯酸和硝酸的混合消解液（常用于微孔滤膜样品的消解）。加热是提高消解效率和加快消解的方法，加热温度一般在300℃以下，通常在200℃左右。特别对于易挥发的待测物样品处理，加热温度一般不超过200℃。将样品在消解液中浸泡过夜，可以缩短消解时间。不要将消解液蒸干，保留少量，有利于样品的溶解和测定。若将消解液蒸干，再在较高温度下加热，有可能生成难溶的金属氧化物，

影响测定。

影响消解效率的因素有以下几点：

① 消解方法。消解常用电热消解法和微波消解法等，对不同的待测物要选择合适的消解方法，例如测定易挥发性金属化合物，最好采用微波消解法，可以防止待测物因挥发而损失。

② 消解的温度和时间。通常加热可以促进消解，缩短消解时间，但要控制好消解的温度和时间，温度过高或时间过长，会造成易挥发性金属化合物的损失，降低消解回收率。

（二）吸收液样品的预处理

大部分无机非金属类化合物以及部分有机化合物可采用吸收管法采集，用吸收管法采样后，所得吸收液样品通常可以直接用于测定，不必作预处理。但是，在某些情况下，如吸收液样品中待测物浓度太低或太高，样品中含有干扰的有害物质等，也需要进行预处理。常用的预处理方法有稀释或浓缩和溶剂萃取等。

1. 稀释或浓缩

吸收液样品中待测物浓度高于测定方法的测定范围时，可用吸收液稀释后测定。如果吸收液样品中待测物浓度高是由采样过程中吸收液的溶剂挥发损失而造成的，则应先补充溶剂，恢复吸收液原本组成后，再用吸收液进行适当稀释。吸收液样品中待测物的浓度低于测定方法的测定范围时，可将吸收液样品通过挥发或蒸馏等方法浓缩后测定。在进行稀释或浓缩时，要注意稀释或浓缩后样品基体的变化对测定结果的影响。

2. 溶剂萃取

吸收液样品中待测物的浓度低于测定方法的测定范围时，或样品中含有干扰性的有害物质时，为了达到分离干扰物和浓缩待测物的目的，可以采用萃取法。吸收液采集的有机化合物一般采用萃取法处理。

（三）固体吸附剂管样品的预处理

工作场所空气中有机化合物样品采集大多数采用固体吸附剂法，一些无机酸如盐酸、硫酸等也可采用固体吸附剂进行采集。在 NIOSH 方法中，一些无机气体如氨气、二氧化硫等也可采用经过特殊处理的固体吸附剂管进行采集。我国职业卫生标准方法中，固体吸附剂管主要用于气态和蒸气态有机化合物的采集。用固体吸附剂采集气体和蒸气态待测物后，需要将被吸附的待测物转移到溶液中，然后再测定溶液中的待测物含量。

1. 预处理方法

常用的预处理方法是解吸，解吸法又分为溶剂解吸法和热解吸法。

（1）溶剂解吸法

溶剂解吸法是将采样后的固体吸附剂放入溶剂解吸瓶内，加入一定量的解吸液，密封溶剂解吸瓶，解吸一定时间，大量的解吸液分子将吸附在固体吸附剂上的待测物置换出来并进入解吸液中，解吸液供测定。为了加快解吸速度和提高解吸效率，可以振摇解吸瓶，或用超声波帮助解吸。解吸液应根据待测物及其所使用的固体吸附剂的性质来选择。通常非极性固体吸附剂，对非极性化合物的吸附能力强，解吸时用非极性解吸液。如用非极性固体吸附剂活性炭管吸附的有机蒸气，大多数用二硫化碳作为解吸液；而用极性固体吸附剂硅胶采集的醛醇等极性化合物通常用水或醇类化合物解吸。

选择解吸液时可以采用单相解吸液或多相解吸液，由所采集的化学物质在不同溶剂中的溶解特性决定。单相解吸液是指用一种溶剂作解吸液，如用二硫化碳解吸活性炭上吸附的苯、甲苯等。多相解吸液是指用两种或两种以上溶剂混合作为解吸液，如果其中两种溶剂相溶可以配成溶液，即一种溶剂溶于另一种溶剂中，解吸后得到的是单一样品溶液，测定时得到一个浓度值。

溶剂解吸法的优点：适用范围广；采用合适的解吸剂，通常可得到满意的解吸效率和准确精密的测定结果；操作简单，无需特殊仪器；所得解吸液样品可以多次测定。缺点：解吸液选择不当，可能对测定产生影响；解吸液有一定毒性，如二硫化碳，使用时应注意防护，要在通风柜内操作，尽量减少用量；溶剂解吸法因使用的解吸溶剂量较大，一般不小于1mL，进样体积仅 $1\sim2\mu L$，仅是解吸液样品总量的 $1/1000\sim2/1000$，影响了测定方法的灵敏度。

影响溶剂解吸法解吸效率的因素有以下几点。

① 解吸液的性质和用量。溶剂解吸法是通过物理和（或）化学作用将待测物从固体吸附剂上解吸下来。物理解吸主要与固体吸附剂、待测物和解吸液的极性有关。解吸也可以利用解吸液与待测物发生化学反应，生成易被解吸的化合物。增加解吸液的用量，通常可以提高解吸效率，但可能降低测定的灵敏度。

② 解吸时间和解吸方式。随着解吸时间的增加，解吸效率提高，经过一定的解吸时间后，达到稳定的解吸效率。为了加快解吸和提高解吸效率，可以采取加热、振摇或超声等方法。

（2）热解吸法

热解吸法是将热解吸型固体吸附剂管放在专用的热解吸器中，在一定温度下进行解吸，然后通入氮气等化学惰性气体作为载气，将解吸出来的待测物直接通入分析仪器（如气相色谱仪）进行测定，或先收集在容器（如 100mL 注射器）中，然后取出一定体积样品气进行测定。如果将解吸出来的样品气全部进入分析仪器测定，虽然具有高的测定灵敏度，但只能测定一次，不能重复测定；使用注射器收集后进行测定，则可根据解吸样品气中待测物浓度大小，取不同体积进样测定，以得到满意的结果，但灵敏度较前者低。

影响热解吸法解吸效率的因素有以下几点。

① 解吸温度和时间。解吸温度和时间是主要影响因素，要根据待测物的性质，通过实验选择最佳的解吸温度和解吸时间，以获得高而稳定的解吸效率。吸附性强、热稳定性好的待测物可以使用较高的热解吸温度；相反，则应使用较低的解吸温度。

② 载气流量和通气时间。热解吸过程需要正确和稳定的载气流量和通气时间，才能保证解吸效率高而稳定。

③ 热解吸器。热解吸器的性能和质量是确保解吸温度、时间、载气流量准确和稳定的关键，是确保解吸效率高且稳定的关键，也是确保测定结果准确度和精密度的关键。

2. 解吸效率

解吸效率是指被解吸下来的待测物量占固体吸附剂上吸附的待测物总量的百分数，即

$$J = n/N \times 100\% \tag{4-2}$$

式中　J——解吸效率；

　　　n——被解吸的待测物量；

　　　N——固体吸附剂上吸附的待测物总量。

解吸效率是评价固体吸附剂管解吸方法的性能指标，我国有关规范要求固体吸附管解吸效率最好不小于 90%，不得小于 75%。由于使用的吸附剂类型不同、生产批号不同，可能有不同的解吸效率，影响测定结果，因此，对每一批固体吸附剂管在使用前应作解吸效率试验，以检查其解吸效率是否满足检测要求，并用于校正测定结果，即将测定结果除以解吸效

率，得到校正值。

解吸效率的测试方法：取 18 支固体吸附剂管，分为 3 组，每组 6 支，分别加入 3 个剂量的待测物（标准溶液或标准气），加入量一般为在 0.5、1、2 倍容许浓度下检测方法规定的采样体积所采集的量。加入待测物若是标准溶液，则加入溶液的体积应不大于 10μL，放置过夜，解吸并测定每支管的待测物量；同时作试剂空白和固体吸附剂管空白，计算前减去空白值。按上述公式计算解吸效率。

二、检测方法

（一）样品采集

钡（Ba）：金属钡、氧化钡（BaO）、氢氧化钡 [Ba(OH)$_2$]、氯化钡（BaCl$_2$）。采样方法：将装好微孔滤膜的小型塑料采样夹佩戴在监测对象的前胸上部，进气口尽量接近呼吸带，以 1L/min 流量采集 2~8h 空气样品。

镉（Cd）：金属镉、氧化镉。采样方法：将装好微孔滤膜的小型塑料采样夹佩戴在监测对象的前胸上部，进气口尽量接近呼吸带，以 1L/min 流量采集 2~8h 空气样品。

钙（Ca）：氧化钙、氰氨化钙。采样方法：将装好微孔滤膜的小型塑料采样夹佩戴在监测对象的前胸上部，进气口尽量接近呼吸带，以 1L/min 流量采集 2~8h 空气样品。

铬（Cr）：铬酸盐、重铬酸盐、三氧化铬。采样方法一：将装好微孔滤膜的小型塑料采样夹佩戴在监测对象的前胸上部，进气口尽量接近呼吸带，以 1L/min 流量采集 2~8h 空气样品。采样方法二：用一只装有 10mL 水的冲击式吸收管，以 3L/min 流量采集 15min 空气样品。

铜（Cu）：金属铜、氧化铜。采样方法：将装好微孔滤膜的小型塑料采样夹佩戴在监测对象的前胸上部，进气口尽量接近呼吸带，以 1L/min 流量采集 2~8h 空气样品。

铅（Pb）：金属铅、氧化铅、硫化铅、四乙基铅。采样方法：将装好微孔滤膜的小型塑料采样夹佩戴在监测对象的前胸上部，进气口尽量接近呼吸带，以 1L/min 流量采集 2~8h 空气样品。

镁（Mg）：金属镁、氧化镁。采样方法：将装好微孔滤膜的小型塑料采样夹佩戴在监测对象的前胸上部，进气口尽量接近呼吸带，以 1L/min 流量采集 2~8h 空气样品。

锰（Mn）：金属锰、氧化锰。采样方法：将装好微孔滤膜的小型塑料采样夹佩戴在监测对象的前胸上部，进气口尽量接近呼吸带，以 1L/min 流量采集 2~8h 空气样品。

汞（Hg）：金属汞、氯化汞。采样方法：串联 2 个各装 10mL 吸收液的大型气泡吸收管，以 1L/min 流量采集 15min 空气样品。

镍（Ni）：金属镍、氧化镍、硝酸镍。采样方法：将装好微孔滤膜的小型塑料采样夹佩戴在监测对象的前胸上部，进气口尽量接近呼吸带，以 1L/min 流量采集 2~8h 空气样品。

钾（K）：氢氧化钾、氯化钾。采样方法：将装好微孔滤膜的小型塑料采样夹佩戴在监测对象的前胸上部，进气口尽量接近呼吸带，以 1L/min 流量采集 2~8h 空气样品。

钠（Na）：氢氧化钠、碳酸钠。采样方法：将装好微孔滤膜的小型塑料采样夹佩戴在监测对象的前胸上部，进气口尽量接近呼吸带，以 1L/min 流量采集 2~8h 空气样品。

锡（Sn）：金属锡、二氧化锡、二月桂酸二丁基锡。采样方法一：将装好微孔滤膜的小型塑料采样夹佩戴在监测对象的前胸上部，进气口尽量接近呼吸带，以 1L/min 流量采集 2~8h 空气样品。采样方法二：将装有 4mL 硼酸缓冲液的多孔玻板吸收管，以 1L/min 流量采集 15min 空气样品。

锌（Zn）：金属锌、氧化锌、氯化锌。采样方法一：将装好微孔滤膜的小型塑料采样夹佩戴在监测对象的前胸上部，进气口尽量接近呼吸带，以 1L/min 流量采集 2～8h 空气样品。

硼（B）：三氟化硼。采样方法：将装有过氯乙烯滤膜或玻璃纤维纸的小型塑料采样夹（放在前）和装有 10mL 吸收液的多孔玻板吸收管串联，以 1L/min 流量采集 15min 空气样品。

无机含氮（N）化合物：一氧化氮、二氧化氮、氨、氰化氢、氢氰酸、氰化物、叠氮酸、叠氮化钠。一氧化氮、二氧化氮的采样方法：用两只各装有 5mL 吸收液的多孔玻板吸收管平行放置，一只进气口接氧化管，另一只不接，各以 0.5L/min 流量采集空气样品，直到吸收液呈淡红色为止。氨的采样方法：串联两只各装有 5mL 吸收液的大型气泡吸收管，以 0.5L/min 流量采集 15min 空气样品。氰化氢的采样方法：串联两只装有 2mL 吸收液的小型气泡吸收管，以 200mL/min 流量采集 10min 空气样品。氰化物的采样方法：将装好微孔滤膜的小型塑料采样夹，以 1L/min 流量采集 5min 空气样品。叠氮酸、叠氮化物的采样方法：用一只装有 10mL 吸收液的多孔玻板吸收管以 1L/min 流量采集 10min 空气样品。

无机含磷（P）化合物：五氧化二磷、五硫化二磷、黄磷、磷化氢、三氯化磷、三氯硫磷、三氯氧磷。磷酸的采样方法：将装好微孔滤膜的小型塑料采样夹佩戴在监测对象的前胸上部，进气口尽量接近呼吸带，以 1L/min 流量采集 2～8h 空气样品。磷化氢的采样方法：吸收管以 1L/min 流量采集 15min 空气样品。五氧化二磷的采样方法：吸收管以 1L/min 流量采集 15min 空气样品。三氯化磷的采样方法：吸收管以 400mL/min 流量采集 15min 空气样品。五硫化二磷和三氯硫磷的采样方法：吸收管以 0.5L/min 流量采集 15min 空气样品。黄磷的采样方法：用一只装有 5mL 吸收液的多孔玻板吸收管置于冰浴内，以 0.5L/min 流量采集 15min 空气样品。

砷（AS）及其化合物：三氧化二砷、五氧化二砷、砷化氢。氢化物的采样方法一：将装好浸渍微孔滤膜的采样夹，以 3L/min 流量采集 15min 空气样品。氢化物的采样方法二：将装好微孔滤膜的小型塑料采样夹佩戴在监测对象的前胸上部，进气口尽量接近呼吸带，以 1L/min 流量采集 2～8h 空气样品。砷化氢的采样方法：吸收管以 1L/min 流量采集 15min 空气样品（当吸收液开始褪色时应立即停止采样）。

氧化物：臭氧、过氧化氢。臭氧的采样方法：吸收管以 2L/min 流量采集 15min 空气样品。过氧化氢的采样方法：吸收管以 1L/min 流量采集 15min 空气样品（直到吸收液呈淡黄色为止）。

硫化物：二氧化硫、三氧化硫、硫酸、硫化氢、二硫化碳、硫酰、六氟化硫、氯化亚砜。二氧化硫的采样方法：吸收管以 0.5L/min 流量采集 15min 空气样品。三氧化硫和硫酸的采样方法一：吸收管以 1L/min 流量采集 15min 空气样品。三氧化硫和硫酸的采样方法二：将装好微孔滤膜的小型塑料采样夹佩戴在监测对象的前胸上部，进气口尽量接近呼吸带，以 1L/min 流量采集 2～8h 空气样品。硫化氢的采样方法：吸收管以 0.5L/min 流量采集 15min 空气样品。二硫化碳的采样方法：活性炭管以 200mL/min 流量采集 15min 空气样品。氯化亚砜的采样方法：吸收管以 0.5L/min 流量采集 15min 空气样品。

氟化物：氟化氢　氟化氢的采样方法：吸收管 1L/min×15min。

氯化物：氯气、氯化氢、盐酸、二氧化氯。氯气的采样方法：吸收管以 500mL/min 流量采集 10min 空气样品。氯化氢和盐酸的采样方法：用一只装有 5mL 吸收液的多孔玻板吸收管，以 1L/min 流量采集 15min 空气样品；将一只装有 10mL 吸收液的多孔玻板吸收管，以 100mL/min 流量采集 15min 空气样品。二氧化氯的采样方法：用一只装有 5mL 吸收液的大型气泡吸收管，以 100mL/min 流量采集 15min 空气样品（当吸收液颜色变浅时停止采样）。

烷烃类化合物：戊烷、己烷、庚烷、辛烷、壬烷。戊烷、己烷和庚烷的采样方法一（热解吸-气相色谱法）：活性炭管以 200mL/min 流量采集 15min 空气样品。戊烷、己烷和庚烷的采样方法二（溶剂解吸-气相色谱法）：活性炭管以 100mL/min 流量采集 15min 空气样品。辛烷的采样方法：活性炭管以 300mL/min 流量采集 15min 空气样品。壬烷的采样方法：活性炭管以 300mL/min 流量采集 15min 空气样品。

（二）原子吸收光谱法

原子吸收光谱分析包括原子发射光谱、原子吸收光谱和原子荧光光谱。原子发射光谱是价电子受到激发跃迁到激发态，再由高能态回到各较低的能态或基态时，以辐射形式放出其激发能而产生的光谱。原子吸收光谱是基态原子吸收共振辐射跃迁到激发态而产生的吸收光谱。原子荧光光谱是原子吸收辐射之后提高到激发态，再回到基态或邻近基态的另一能态，将吸收的能量以辐射形式沿各个方向放出而产生的发射光谱。

3 种原子光谱分析方法各有所长，各有最适宜的应用范围。一般说来，对于分析线波长小于 300nm 的元素，原子荧光光谱有更低的检出限；对于分析线波长位于 300～400nm 的元素，3 种原子光谱法具有相似的检出限；对于分析线波长大于 400nm 的元素，原子发射光谱检出限较低。原子光谱是元素的固有特征，因此 3 种原子光谱分析方法都有良好的选择性。一般来说，原子吸收光谱和原子荧光光谱测定的精密度优于原子发射光谱。从应用范围看，原子发射光谱和原子荧光光谱适用分析的元素范围更广，且具有多元素同时分析的能力。电感耦合等离子原子发射光谱和原子荧光光谱标准曲线的动态范围可达 4～5 个数量级，而原子吸收光谱通常小于 2 个数量级。原子吸收光谱的用样量小，如石墨炉原子吸收光谱测定，液体的进样量为 10～30μL，固体进样量为毫克级。原子吸收光谱和原子荧光光谱的仪器设备相对比较简单，操作简便。从试剂应用领域看，3 种原子光谱分析方法都已得到广泛应用，并且随着 3 种原子光谱分析方法和技术的不断完善与发展，应用领域将进一步扩大，分析的精密度和准确度将进一步提高。

1. 原子吸收光谱分析的基本原理

原子吸收光谱法又称原子吸收分光光度法，是基于从光源发出的被测元素特征辐射通过元素的原子蒸气时被其基态原子吸收，由辐射的减弱程度测定元素含量的一种现代仪器分析方法。按照热力学理论，在热平衡状态下，基态原子和激发态原子的分布符合玻尔兹曼公式：

$$\frac{N_i}{N_0} = \frac{g_i}{g_0} \exp(-E_i/kT) \tag{4-3}$$

式中　N_i、N_0——激发态和基态的原子数；

　　　　k——玻尔兹曼常数；

　　g_i、g_0——激发态和基态的统计权重；

　　　　E_i——激发能；

　　　　T——热力学温度。

任何元素的原子都是由原子核和核外电子所组成。原子核是原子的中心体，荷正电，电子荷负电，总的负电荷与原子核的正电荷相等。电子沿核外的圆形或椭圆形轨道围绕着原子核运动，同时又有自旋运动。电子的运动状态由波函数 φ 描述。求解描述电子运动状态的薛定谔方程，可以得到表征原子内电子运动状态的量子数 n、l、m，分别称为主量子数、角量子数和磁量子数。

原子核外的电子按其能量的高低分层分布而形成不同的能级，因此，一个原子核可以具有多种能级状态。能量最低的能级状态称为基态能级（E_0），其余能级称为激发态能级，而能级最低的激发态则称为第一激发态。一般情况下，原子处于基态，核外电子在各自能量最低的轨道上运动。如果将一定外界能量如光能提供给该基态原子，当外界光能量 E 恰好等于该基态原子中基态和某一较高能级之间的能级差 ΔE 时，该原子将吸收这一特征波长的光，外层电子由基态跃迁到相应的激发态而产生原子吸收光谱。

电子跃迁到较高能级以后处于激发态，但激发态电子是不稳定的，大约经过 10^{-8} 秒以后，激发态电子将返回基态或其他较低能级，并将电子跃迁时所吸收的能量以光的形式释放出去，这个过程称为原子发射光谱。可见原子吸收光谱过程吸收辐射能量，而原子发射光谱过程则释放辐射能量。核外电子从基态跃迁至第一激发态所吸收的谱线称为共振吸收线，简称共振线。电子从第一激发态返回基态时所发射的谱线称为第一共振发射线。优于基态与第一激发态之间的能级差最小，电子跃迁概率最大，故共振吸收线最易产生。对多数元素来讲，它是所有吸收线中最灵敏的，在原子吸收光谱分析中通常以共振线为吸收线。

原子吸收光谱分析的波长区域在近紫外区。其分析原理是将光源辐射出的待测元素的特征光谱通过样品的蒸气中待测元素的基态原子所吸收，由发射光谱被减弱的程度，进而求得样品中待测元素的含量，它符合朗伯-比尔定律：

$$A = -\lg I/I_0 = -\lg T = KCL \tag{4-4}$$

式中　I——透射光强度；

$\quad\ \ I_0$——发射光强度；

$\quad\ \ T$——透射比；

$\quad\ \ L$——光通过原子化器光程，由于 L 是不变值，所以 $A = KC$。

该式是源自吸收分析测量的理论依据。K 值是一个与元素浓度无关的常数，实际上是标准曲线的斜率。只要通过测定标准系列溶液的吸光度，绘制工作曲线，根据同时测得的样品溶液的吸光度，在标准曲线上即可查得样品溶液的浓度。所以说原子吸收光谱法是相对分析法。

原子吸收光谱分析具有许多分析方法无可比拟的优点：

① 选择性好。由于原子吸收线比原子发射线少得多，因此，谱线重叠的概率小，光谱干扰比发射光谱小得多。加之采用单元素制成的空芯阴极灯作锐线光源，光源辐射的光谱较纯，对样品溶液中被测元素的共振线波长处不易产生背景发射干扰。

② 灵敏度高。采用火焰原子化方式，大多元素的灵敏度可达 10^{-6} 级，少数元素可达 10^{-9} 级，若用高温石墨炉原子化，其绝对灵敏度可达 $10^{-10} \sim 10^{-14}$ g，因此，原子吸收光谱法极适用于痕量金属分析。

③ 精密度高。火焰原子吸收法精密度高，在日常的微量分析中，精密度为 $0 \sim 3\%$。石墨炉原子吸收法比火焰法的精密度低一些，采用自动进样器技术，一般可以控制在 5% 之内。

④ 分析范围广。可分析周期表中绝大多数的金属元素、类金属元素，也可间接测定有机物；就样品的状态而言，既可测定液态样品，也可测定气态样品。

⑤ 分析速度快，用样量小。火焰法进样量一般为 $3 \sim 6$ mL/min，微量进样量为 $10 \sim 15\mu$L。石墨炉法的进样量为 $10 \sim 30\mu$L。

2. 原子吸收光谱仪结构

原子吸收光谱仪由光源、原子化器、光学系统、检测系统和数据工作站组成。光源提供待测元素的特征辐射光谱；原子化器将样品中的待测元素转化为自由原子；光学系统将待测元素的共振线分出；检测系统将光信号转换成电信号进而读出吸光度；数据工作站通过应用软件对光谱仪各系统进行控制并处理数据结果。图 4-1 所示为原子吸收光谱仪结构示意图。

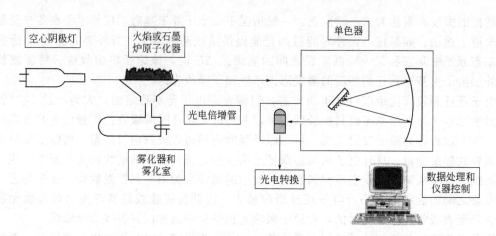

图 4-1　原子吸收光谱仪结构示意图

原子吸收光谱仪对辐射光源的基本要求如下：

① 辐射谱线宽度要窄，一般要求谱线宽度要明显小于吸收线宽度，这样有利于提高分析的灵敏度和改善校正曲线的线性关系。

② 辐射强度大、背景小，并且在光谱通带内无其他干扰谱线，这样可以提高信噪比，改善仪器的检出限。

③ 辐射强度稳定，以保证测定具有足够的精度。

④ 结构牢固，操作方便，经久耐用。

（1）光学系统

光学系统为光谱仪的心脏，一般由外光路与单色器组成。外光路可以分为单光束与双光束，它们各有特点。单光束系统中，来自光源的光只穿过原子化器，样品吸收前测量光强 I_0，然后测量吸收后的光强 I_t。它的优点是能量损失小，灵敏度高；缺点是不能克服由于光源的不稳定而引起的基线漂移。传统双光束系统采用斩光器将来自光源的光分为样品光束与参比光束，补偿了基线漂移，但损失能量。SOLAAR 采用专利 STOCKDALE 双光束系统，周期性地移开参比光束，完成从信号到噪声的测量，既稳定了基线的漂移，又保证高能量，获得与单光束相同的灵敏度。单色器由入射狭缝、准直装置、光栅、凹面反射镜及出射狭缝组成。焦距、色散率、杂散光及闪耀特性是衡量单色器性能的主要指标。平面光栅的色散率主要由刻线决定；光的能量与焦距的平方成反比，因此在满足分辨率要求的前提下，要求较小的焦距；闪耀特性是指闪耀波长与聚光本领，它与杂散光表征了光学系统的灵敏度与线性能力。

（2）原子化系统

原子化系统直接影响分析灵敏度和结果的重现性。原子化器主要分为火焰与石墨炉两种。火焰原子化器一般由雾化器、雾化室、燃烧器与气体控制系统组成。石墨炉原子化器又称为电热原子化器，一般由石墨炉电源、石墨炉炉体及石墨管组成，炉体又包括石墨锥、冷却座石英窗和电极架。它是用通电的办法加热石墨管，使石墨管内腔产生很高的温度，从而使石墨管内的试样在极短的时间内热解、气化，形成基态原子蒸气。

（3）检测系统与数据处理系统

光电倍增管是原子吸收光谱仪的主要检测器，要求在 $180\sim900nm$ 测定波长内具有较高的灵敏度，并且暗电流小。目前通过计算机软件控制的原子吸收仪具有很强的数据处理能力。

3. 原子吸收分析方法

根据原子化的手段不同，现有原子吸收最常用的有火焰法（FAAS）、石墨炉法（GFAAS）和氢化物发生法（HGAAS）三大类。

（1）火焰原子化法

火焰原子化法具有分析速度快、精密度高、干扰少、操作简单等优点。火焰原子化法的火焰种类有很多，目前广泛使用的是乙炔-空气火焰，可以分析 30 多种元素；其次是乙炔-氧化亚氮（俗称笑气）火焰，可使测定元素增加到 70 多种。

火焰原子化法对火焰的基本要求是温度高、稳定性好与安全。样品溶液被喷雾雾化进入火焰，大体经历雾化、脱水、干燥、熔融蒸发、热解和还原、激发、电离和化合几个过程，如图 4-2 所示。

火焰原子化法最佳条件选择如下。

① 吸收线选择。为获得较高的灵敏度、稳定性和宽的线性范围及无干扰测定，须选择合适的吸收线。选择谱线的一般原则如下。

a. 灵敏度。一般选择最灵敏的共振吸收线；测定高含量元素时，可选用次灵敏线。

b. 谱线干扰。当分析线附近有其他非吸收线存在时，将使灵敏度降低和工作曲线弯曲，应当尽量

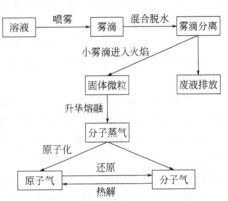

图 4-2 火焰原子化过程示意图

避免干扰。例如，Ni230.0nm 附近有 Ni231.98nm、Ni232.14nm、Ni231.6nm 非吸收线干扰。

c. 线性范围。不同分析线有不同的线性范围，如 Ni305.1nm 优于 Ni230.0nm。

② 电流的选择。选择合适的空心阴极灯灯电流，可得到较高的灵敏度与稳定性。从灵敏度考虑，灯电流宜小，因为谱线变宽及自吸效应小，发射线窄，灵敏度增高。但灯电流太小，灯放电不稳定。从稳定性考虑，灯电流要大，谱线强度高，负高压低，读数稳定，特别对于常量与高含量元素分析，灯电流宜大些。从维护灯和使用寿命角度考虑，对于高熔点、低溅射的金属，如铁、钴、镍、铬等元素，灯电流允许用得大；对于低熔点、高溅射的金属，如锌、铅等元素，灯电流要用小；对于低熔点、低溅射的金属，如锡等元素，若需增加光强度，允许灯电流稍大些。

③ 光谱通带的选择。光谱通带的宽窄直接影响测定的灵敏度与标准曲线的线性范围。光谱通带带宽为线色散率的倒数与缝宽的乘积，在保证只有分析线通过出口狭缝的前提下，尽可能选择较宽的通带。对于碱金属、碱土金属，可用较宽的通带；而对于如铁族、稀有元素和连续背景较强的情况下，要用窄的通带。SOLAARM 系列增加了 0.1nm 的通带，对于分析镍、铁等元素，其斜率及线性范围随着光谱通带的变窄而改善。

④ 燃气-助燃气比的选择。不同的燃气-助燃气比，火焰温度和氧化还原性质也不同。根据火焰温度和气氛，可分为贫燃火焰、化学计量火焰、发亮火焰和富燃火焰 4 种类型。燃助比（乙炔/空气）在 1:6 以上，火焰处于贫燃状态，燃烧充分，温度较高，除了碱金属可以用贫燃火焰外，一些高熔点和惰性金属（如银、金、钯、铂、铷、铜等）也可以用，但燃烧不稳定，测定的重现性较差。燃助比为 1:4 时，火焰稳定，层次清晰分明，称化学计量火焰，适合于大多数元素的测定。燃助比小于 1:4 时，火焰呈发亮状态，层次开始模糊，为发亮性火焰，此时温度较低，燃烧不充分，但具有还原性，测定镁时就用此火焰。燃助比小于 1:3 为富燃火焰，这种火焰有强还原性，即火焰中含有大量的 CH、C、CO、CN、NH

等成分，适合于铝、钡、铬等元素的测定。铬、铁、钙等元素对燃助比反应敏感，因此在拟定分析条件时，要特别注意燃气和助燃气的流量和压力。

⑤ 观测高度的选择。观测高度可大致分为 3 个部位。第一个部位为光束通过氧化焰区，这一高度离燃烧器缝口 6～12mm 处。此处火焰稳定、干扰较少，对紫外线吸收较弱，但灵敏度稍低。吸收线在紫外区的元素，适用于这种高度。第二个部位为光束通过氧化焰和还原焰区，这一高度离燃烧器缝口 4～6nm。此高度火焰稳定性比前一种差、温度稍低、干扰较多，但灵敏度高，适用于铍、铅、硒、锡、铬等元素分析。第三个部位为光束通过还原焰区，这一高度离燃烧器缝口 4nm 以下。此高度火焰稳定性最差、干扰多，对紫外线吸收最强，但吸收灵敏度较高，适用于长波段元素的分析。

⑥ 原子吸收光谱分析中的干扰及消除。虽然原子吸收分析中的干扰比较少，并且容易克服，但在许多情况下是不容忽视的。为了得到正确的分析结果，了解干扰的来源和消除是非常重要的。

a. 物理干扰及其消除方法。物理干扰是指试样在转移、蒸发和原子化过程中，由于试样物理性质的变化而引起的原子吸收信号强度变化的效应。物理干扰属非选择性干扰。在火焰原子吸收中，试样溶液的性质发生任何变化，都直接或间接地影响原子阶级效率。如试样的黏度发生变化，则影响吸喷速率进而影响雾量和雾化效率。毛细管的内径和长度以及空气的流量同样影响吸喷速率。试样的表面张力和黏度的变化，将影响雾滴的细度、脱溶剂效率和蒸发效率，最终影响到原子化效率。当试样中存在大量的基体元素，它们在火焰中蒸发解离时，不仅要消耗大量的热量，而且在蒸发过程中有可能包裹待测元素，延缓待测元素的蒸发、影响原子化效率。物理干扰一般都是负干扰，最终影响火焰分析体积中原子的密度。为消除物理干扰，保证分析的准确度，一般采用以下方法：配制与待测试液基体相一致的标准溶液，这是最常用的方法；当配制与待测试液基体相一致的标准溶液有困难时，需采用标准加入法；当被测元素在试液中浓度较高时，可以用稀释溶液的方法来降低或消除物理干扰。

b. 光谱干扰及其消除方法。原子吸收光谱分析中的光谱干扰较原子发射光谱要少得多。理想的原子吸收，应该是在所选用的光谱通带内仅有光源的一条共振发射线和波长与之对应的一条吸收线。当光谱通带内多于一条吸收线或光谱通带内存在光源发射非吸收线时，灵敏度降低且工作曲线线性范围变窄。当被测试液中含有吸收线相重叠的两种元素时，无论测哪一种都将产生干扰。消除的方法是采用小狭缝或改用其他吸收谱线。

c. 吸收线重叠干扰及其消除方法。火焰中有两种以上原子的吸收线与光源发射的分析线相重叠时产生邻近线干扰，这种干扰使结果偏高。消除的办法，一是选用被测元素的其他分析线；二是预先分离干扰元素；三是利用塞曼效应背景校正技术。

d. 电离干扰及其消除方法。电离电位较低的碱金属和碱土金属的元素在火焰中电离而使参与原子吸收的基态原子数减少，导致吸光度下降，而且使工作曲线随浓度的增加向纵轴弯曲。元素在火焰中的电离度与火焰温度和该元素的电离电位有密切的关系。火焰温度越高，元素的电离电位越低，则电离度越大，因此电离干扰要发生于此。另外，电离度随金属元素总浓度的增加而减小，故工作曲线向纵轴弯曲。提高火焰中离子的浓度、降低电离度是消除电离干扰的最基本途径。最常用的方法是加入消电离剂。一般消电离剂的电离电位越低越好。有时加入的消电离剂的电离电位比待测元素的电离电位还高，如铯。利用富燃火焰也可抑制电离干扰，由燃烧不充分的碳粒电离，使火焰中离子浓度增加。此外，标准加入法也可在一定程度上消除某些电离干扰。

e. 化学干扰及其消除方法。化学干扰是指试样溶液在转化为自由基态原子的过程中，待测元素和其他组分之间化学作用而引起的干扰效应。它主要影响待测元素化合物的熔融、蒸发和解离过程。这种效应可以是正效应，增强原子吸收信号；也可以是负效应，降低原子吸收信号。化学干扰是一种选择性干扰，它不仅取决于待测元素与共存元素的性质，还和火焰类型、火焰温度、火焰状态、观察部位等因素有关。

针对化学干扰主要采用的有以下几种消除办法：

一是利用高温火焰。改用一氧化氮-乙炔火焰，许多在空气-乙炔火焰中出现的干扰在一氧化氮-乙炔火焰中可以部分或完全地消除。

二是利用火焰气氛。对于易形成难熔、难挥发氧化物的元素（如硅、钛、铝、铍等），如果使用还原性气氛很强的火焰，则有利于这些元素的原子化。

三是加入释放剂。待测元素和干扰元素在火焰中稳定的化合物中加入另一种物质使之与干扰元素反应，生成更易挥发的化合物，从而使待测元素从干扰元素的化合物中释放出来，加入的这种物质叫释放剂。常用的释放剂有氯化镧和氯化锶等。

四是加入保护剂。加入一种试剂使待测元素不与干扰元素生成难挥发的化合物，可保护待测元素不受干扰，这种试剂叫保护剂。如 EDTA 作保护剂可抑制磷酸根对钙的干扰，8-羟基喹啉作保护剂可抑制铝对镁的干扰。

五是加入缓冲剂。于试样和标准溶液加入一种过量的干扰元素，使干扰影响不再变化，进而抑制或消除干扰元素对测定结果的影响，这种干扰物质称为缓冲剂。例如，采用一氧化氮-乙炔火焰测定铊时，铝抑制铊的吸收。当铝浓度大于 $200\mu g/mL$ 时，干扰趋于稳定，可消除铝对铊的干扰。缓冲剂的加入量，必须大于吸收值不再变化的干扰元素的最低限量。应用这种方法往往可明显地降低灵敏度。

六是采用标准加入法。

（2）石墨炉原子化法

① 石墨炉原子化法的特点　与火焰原子化法不同，石墨炉高温原子化采用直接进样和程序升温方式，原子化曲线是一条具有峰值的曲线。它的主要优点：升温速度快，最高温度可达 3000℃，适用于高温及稀土元素的分析；绝对灵敏度高，石墨炉原子化效率高，原子的平均停留时间通常比火焰中相应的时间长约 103 倍，一般元素的绝对灵敏度可达 $10^{-9}\sim 10^{-12}$ g；可分析的元素比较多；所用的样品少，对分析某些取样困难、价格昂贵、标本难得的样品非常有利。它的主要缺点有分析速度慢，分析成本高，背景吸收、光辐射和基体干扰比较大。

② 石墨炉原子吸收分析最佳条件选择　石墨炉分析中有关灯电流、光谱通带及吸收线的选择原则和方法与火焰法相同。所不同的是光路的调整要比燃烧器高度的调节难度大，石墨炉自动进样器的调整及在石墨管中的深度，对分析的灵敏度与精密度影响很大。另外，选择合适的干燥、灰化、原子化温度及时间和惰性气体流量对石墨炉分析至关重要。

a. 干燥温度和时间选择。干燥阶段是一个低温加热的过程，其目的是蒸发样品的溶剂或含水组分。一般干燥温度稍高于溶剂的沸点，如水溶液选择在 100～125℃，MIBK 选择在 120℃。干燥温度的选择要避免样液的暴沸与飞溅，适当延长斜坡升温的时间或分两步进行。对于黏度大、含盐高的样品，可加入适量的乙醇或 MIBK 稀释剂，以改善干燥过程。

b. 灰化温度和时间的选择。灰化的目的是要降低基体及背景吸收的干扰，并保证待测元素没有损失。灰化温度与时间的选择应考虑两个方面，一方面是使用足够高的灰化温度和足够长的时间以有利于灰化完全和降低背景吸收；另一方面是使用尽可能低的灰化温度和尽可能短的灰化时间以保证待测元素不损失。在实际应用中，可绘制灰化温度曲线来确定最佳灰化温度。加入合适的基体改进剂，更有效地克服复杂基体的背景吸收干扰。

c. 原子化温度和时间的选择。原子化温度是由元素及其化合物的性质决定的。通常借助绘制原子化温度曲线来选择最佳原子化温度。原子化时间选择原则是必须使吸收信号能在原子化阶段回到基线。

d. 惰性气体流量的选择。石墨炉常用氩气作为保护气体，且内外分别单独供气；干燥、灰化和除残阶段通气；在原子化阶段，石墨管内停气。

③ 石墨炉基体改进技术 所谓基体改进技术，就是往石墨炉中或试液中加入一种化学物质，使基体形成易挥发化合物在原子化前驱除，从而避免待测元素的损失；或降低待测元素的挥发性以防止灰化过程中的损失。基体改进剂已广泛应用于石墨炉原子吸收测定生物和环境样品的痕量金属元素及其化学形态，目前约有无机试剂、有机试剂和活性气体三大种类50余种。基体改进主要通过以下 7 个途径来降低基体干扰。

a. 使基体形成易挥发的化合物来降低背景吸收。氯化物的背景吸收，可借助硝酸铵来消除，原因在于石墨炉内发生如下化学反应：

$$NH_4NO_3 + NaCl \longrightarrow NH_4Cl + NaNO_3$$

NaCl 的熔点近 800℃，加入基体改进剂 NH_4NO_3 反应后，产生的 NH_4Cl、$NaNO_3$ 及过剩的 NH_4NO_3 在 400℃ 都挥发了，在原子化阶段减少了 NaCl 的背景吸收。生物样品中铅、铜、金和天然水中铅、锰和锌等元素测定中，利用硝酸铵同样可获得很好的效果；硝酸可降低碱金属氯化物对铅的干扰；磷酸和硫酸这些高沸点酸，可消除氯化铜等金属氯化物对铅和镍等元素的干扰。

b. 使基体形成难解离的化合物，避免分析元素形成易挥发难解离的一卤化物，降低灰化损失和气相干扰。如含量 0.1% 的 NaCl 介质中铊的测定，加入 $LiNO_3$ 基体改进剂，是其生成解离能大的 LiCl，对铊起了释放作用。

c. 分析元素形成较易解离的化合物，避免形成热稳定碳化物，降低凝相干扰。石墨管中碳是主要元素，因此对于易生成稳定碳化物的元素，原子吸收峰低而宽。石墨炉测定水中微量硅时加入 CaO，使其在灰化过程中生成 CaSi，降低了原子化温度。钙可以用来提高 Ba、Be、Si、Sn 的灵敏度。

d. 使分析元素形成热稳定的化合物，降低分析元素的挥发性，防止灰化损失。镉是易挥发的元素，硫酸铵对牛肝中的镉测定有稳定作用，使其灰化温度提高到 650℃。镍可稳定多种易挥发的元素，特别是测定 As、Se，$Ni(NO_3)_2$，可把硒的允许灰化温度从 300℃ 提高到 1200℃，其原因是生成了稳定的硒化物。

e. 形成热稳定的合金，降低分析元素的挥发性，防止灰化损失。加入某种熔点较高的金属元素，与易挥发的待测金属元素在石墨炉内生成热稳定的合金，提高了灰化温度。贵金属如铂、钯、金对 As、Sb、Bi、Pb、Se、Te 有很好的改进效果。

f. 形成强还原性环境，改善原子化过程。许多金属氧化物在石墨炉中生成金属原子是基于碳还原反应的机理。结果导致原子浓度的迅速增加。抗坏血酸、EDTA、硫脲、柠檬酸和草酸可降低 Pb、Zn、Cd、Bi 及 Cu 的原子化温度。

g. 改善基体的物理特性，防止分析元素被基体包藏，降低凝相干扰和气相干扰。如过氧化钠作为基体改进剂，使海水中铜在石墨管中生成黑色的氧化铜，而不易进入氯化物的结晶中。海水在干燥后留下清晰可见的晶体，加入抗坏血酸和草酸等有机试剂，可起到助熔作用，使液滴的表面张力下降，不再观测到盐类残渣。

（3）氢化物发生进样方法

氢化物发生进样方法是利用某些能产生出初生态氢的还原剂或化学反应，将样品溶液中分析元素还原为挥发性共价氢化物，然后借助载气将其导入原子光谱分析系统进行测量的方式。主要测定 As、Sb、Bi、Ge、Sn、Pb、Se、Te 八种元素，因为它们的激发谱线大多落在紫外区间，而且一些仪器测定时有背景干扰，因此测量灵敏度较低。

（4）原子吸收样品的制备方法

原子吸收样品大致可分为无机固体样品、有机固体样品以及液体样品三大类。采集样品应注意以下几点：①采集的样品要具有代表性；②被测样品不能被污染；③放置样品的容器要经过酸处理，洗涤干净；④样品应保存在干燥、不被阳光直射的地方。

无机固体试样的处理方法：①酸溶法。常用的溶剂油 HCl、HNO_3、H_2SO_4、H_3PO_4、$HClO_4$、HF 以及它们的混合酸如 $HCl+HNO_3$、$HCl+HF$ 等。为了提高溶解效率，还可以在溶解过程中加入某些氧化剂如 H_2O_2、盐类如铵盐或有机溶剂如酒石酸等，在原子吸收光谱中，HNO_3 和 HCl 的干扰比较小，因此，处理样品时通常使用 HNO_3 和 HCl 来溶解样品。②熔融法。当有些试样不易用酸溶解时，可以采用熔融法来处理。常用的熔剂有 NaOH、$LiBO_2$、Na_2O_2、$K_2S_2O_7$ 等。熔融法分解试样能力较强，速度也比酸溶法快，但由于溶液中盐浓度含量较高，因此，在稀释倍数较小时会造成雾化器或燃烧器的堵塞，稀释倍数过大时又会降低检出能力，同时熔融过程中腐蚀的坩埚材料和熔剂中的杂质也易造成干扰，影响测定结果。实际操作中，通常将酸溶解法与熔融法结合使用，可将试样先进行酸溶解处理，再加少量熔剂熔融后加酸溶解。

有机物固体试样的处理方法是消解和微波消解，有机固体试样消解方法，一般分为干法灰化、湿法消化和等离子氧低温灰化 3 种。

① 干法灰化。干法灰化是将有机物试样经过高温分解后，使被测元素呈可溶状态的处理方法。该方法可消除有机物质对待测元素的影响，无需消耗大量试剂，因而减少了试剂污染，但同时也存在着缺点，在灰化过程中容易造成待测元素的挥发，粘留在容器的器壁上，以及滞留在酸不溶性残渣上。因此，对含有 Hg、As、Se 等元素的试样，不能采用干法灰化，只能采用湿法消化分解。Zn、Cr、Fe、Pb、Cd、P 等元素也有一定程度的挥发，特别是有卤素存在时损失更大。有些元素如 Si、Al、Ca、Be、Nb 等在灰化温度高于 500℃时，可以在灰化过程中生成酸不溶形混合物，有些金属在 500℃以上还会与容器反应，引起吸附效应。

② 湿法消化。湿法消化是用浓无机酸或再加氧化剂，在消化过程中保持在氧化状态的条件下消化处理试样。常用的消化剂有 HNO_3、HNO_3+HCl、$HNO_3+H_2SO_4$、$HNO_3+HCl+H_2O_2$ 等。$HClO_4$ 是一种强氧化剂，但在加热时，容易分解甚至发生爆炸，因此，一般不单独使用 $HClO_4$ 来消化有机物，但它与其他消化剂混合使用如 $HNO_3+HCl+HClO_4$ 是一种非常有效的消化剂。湿法消化试样挥发损失比干法灰化要小一些，但对于 Hg、Se、Fe 等易挥发金属元素仍有较大损失。

③ 等离子氧低温灰化法。等离子氧低温灰化法是用高频电源将低压氧激发，使含原子态氧的等离子气体接触有机试样，并在低温下缓慢氧化除去有机物，使有机试样中所含微量金属元素不被挥发损失。

液体试样的稀释处理，地表水、地下水、工业废水、盛会废水、海水、盐湖水以及突然浸出液等无机物液体试样；对于待测元素含量较高的在稀释后均可直接测定；对于待测元素含量低于检出限的试样，可以通过富集后再测定。有机物液体试样包括果汁、酒类、油类、血液样品等。对于其中水溶性有机液体如血等可用稀酸或分析用水稀释后直接测定，油类样品可采用有机溶剂稀释后测定。

（5）微波消解法

传统的消解方法存在试剂消耗量大、易造成挥发性元素的损失、污染样品等缺点，微波消解是在密封容器类加压进行，避免了挥发性元素的损失，减少了试剂消耗量，不污染环境，消解速度比传统加热消解快 4～100 倍，且重复性好。

4. 原子吸收分析数据处理

（1）检出限

检出限是指能产生一个确实在试样中存在的待测组分的分析信号所需要的该组分的最小

含量或最小浓度。检出限意味着仪器所能检出的最低（极限）浓度。元素的检出限定义为吸收信号相当于 3 倍噪声电平所对应的元素浓度。根据不同的仪器其检出限也不同，本实验所采用的 SOLLA989 型原子吸收光谱仪，火焰法测得铜的检出限为 0.0045mg/L，石墨炉法测得镉的检出限为 0.2pg。

将仪器各参数调至最佳工作状态，用空白溶液调零，分别对 3 种铜标准溶液进行 3 次重复测量，取 3 次测定的平均值，按线性回归法求出工作曲线斜率，即为仪器铜的灵敏度 S：

$$S = dA/dC \tag{4-5}$$

再将空白溶液进行 11 次吸光度测量，并求出其标准偏差 S_A，按下式计算仪器铜的检出限：

$$D. L = 3S_A/S \tag{4-6}$$

将仪器各参数调至最佳工作状态，分别对空白溶液和 3 种镉标准溶液进行 3 次重复测量，取 3 次测定的平均值，按线性回归法求出工作曲线斜率，即为仪器镉的灵敏度 S：

$$S = dA/dQ = dA/d(C_x V) \tag{4-7}$$

再将空白溶液进行 11 次吸光度测量，并求出其标准偏差 S_A，按下式计算仪器镉的检出限：

$$D. L = 3S_A/S$$

（2）灵敏度

灵敏度为吸光度随浓度的变化率 dA/dC，亦即校准曲线的斜率。火焰原子吸收的灵敏度，用特征浓度来表示。其定义为能产生 1% 吸收（吸光度 0.0044）时所对应的元素浓度，可用下式计算：

$$S = C \times 0.0044/A \tag{4-8}$$

式中 C——测试溶液的浓度；

A——测试溶液的吸光度。

石墨炉的灵敏度以特征质量来表示，即能够产生 1% 吸收的分析元素的绝对量，计算公式如下：

$$CM = 0.0044/S \tag{4-9}$$

式中 S——灵敏度。

灵敏度直接与检测器的灵敏度、仪器的放大倍数有着密切的依赖关系，因此不同仪器的灵敏度也是不同的。对于 SOLLA989 型原子吸收光谱仪，火焰法 5×10^{-6} Cu 标准的吸光度大于 $1.0A$，特征浓度 0.04×10^{-6}。石墨炉法镉的特征质量为 0.6pg。

（3）精密度

精密度是指多次重复测定同一量时各测定值之间彼此相符合的程度。它表征测定过程中随机误差的大小，常用标准偏差或相对标准偏差来表示。精密度与被测定的量值大小和浓度有关。

SOLLA989 型原子吸收光谱仪在最佳工作状态下，对 3.0ng/mL 镉标准溶液（介质为硝酸）进行 7 次重复测量，求出其相对标准偏差小于 3%。

（4）准确度

准确度是指在一定实验条件下多次测定的平均值与真值相符合的程度。准确度表征系统误差的大小，用误差或相对误差表示。通常，准确度是通过加入被测元素的纯物质进行回收实验来确定的。

5. 主要分析的职业病危害因素

在职业病危害因素检测中应用于绝大多数金属元素以及部分类金属的检测，如铅、铜、锰、铬等。具体内容可参照《工作场所空气有毒物质测定 锑及其化合物》（CBZ/T

160.1—2004)。

(三) 紫外可见分光光度法

1. 基本原理

光是一种电磁波，通常用频率和波长来描述。人的视觉所能感觉到的光称为可见光，波长范围为 400～760nm；人的眼睛感觉不到的还有红外线（波长大于 760nm）、紫外线（波长小于 400nm）、X 射线等。在可见光区，不同波长的光呈不同的颜色，但各种有色光之间并没有严格的界线，而是由一种颜色逐渐过渡到另一种颜色。具有单一波长的光称为单色光，由不同波长的光组成的光称为复合光。白光属于复合光，如果让一束白光通过棱镜，便可分解为红、橙、黄、绿、青、蓝、紫 7 种颜色的光，这种现象称为光的色散。两种适当颜色的单色光按一定强度比例混合可成为白光，这两种单色光称为互补色光，如图 4-3 中直线相连的两种色光彼此混合可成白光。

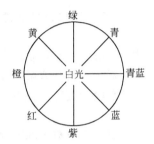

图 4-3 互补色光

当一束白光通过一溶液时，如果该溶液对各种颜色的光都不吸收，则溶液无色透明。如果某些波长的光被溶液吸收，另一些波长的光不被吸收而透过溶液，溶液的颜色是由透过光的波长决定的，所以我们看到溶液的颜色就是它所吸收光的互补色。如高锰酸钾溶液因吸收了白光中的绿光而呈现紫色；硫酸铜因吸收了白光中的黄光而呈现蓝色。

当一束单色光透过均匀、无散射的溶液时，一部分被吸收，一部分透过溶液，即

$$I_0 = I_a + I_t$$

式中 I_0——入射光的强度；

  I_a——溶液吸收光的强度；

  I_t——溶液透过光的强度。

当入射光的强度 I_0 一定时，溶液吸收光的强度 I_a 越大，则溶液透过光的强度 I_t 越小。透光率表示光线透过溶液的能力，用符号 T 表示，其数值可用小数或百分数表示，即

$$T = \frac{I_t}{I_0} \times 100\% \tag{4-10}$$

透光率的倒数反映了物质对光的吸收程度，应用时取它的对数 $\lg \frac{1}{T}$ 作为吸光度，用 A 表示，即

$$A = \lg \frac{I_0}{I_t} = \lg \frac{1}{T} = -\lg T \tag{4-11}$$

光的吸收定律——朗伯-比尔定律，是吸光度法的基本定律，朗伯定律说明吸光度与液层厚度的关系，比尔定律说明吸光度与浓度的关系，将两者综合即为朗伯-比尔定律。朗伯-比尔定律：当一束平行的单色光通过均匀、无散射现象的溶液时，在单色光强度、溶液的温度等条件不变的情况下，溶液吸光度与溶液的浓度 C 及液层厚度 L 的乘积成正比，即

$$A = KCL \tag{4-12}$$

朗伯-比尔定律不仅适用于有色溶液，也适用于无色溶液及气体和固体的非散射均匀体系；不仅适用于可见光区的单色光，也适用于紫外和红外光区的单色光。

朗伯-比尔定律中的 K 为吸光系数，物理意义是吸光物质在单位浓度液层厚度时的吸光度。在一定条件下，吸光系数是物质的特性常数之一，可作为定性鉴别的重要依据。吸光系数的常用表示方法有摩尔吸光系数和比吸光系数两种。

（1）摩尔吸光系数

摩尔吸光系数指波长一定时，溶液的浓度为 1mol/L 时，液层厚度为 1cm 的吸光度，单位为 L/（mol·cm），用 ε 表示。

$$\varepsilon = \frac{A}{CL} \tag{4-13}$$

（2）比吸光系数

比吸光系数指波长一定时，溶液浓度为 1g/L，液层厚度为 1cm 的吸光度，单位为 L/（g·cm），用 α 表示。

$$\alpha = \frac{A}{CL} \tag{4-14}$$

α 和 ε 可以通过下式换算：

$$\varepsilon = \alpha M \times 10 \tag{4-15}$$

式中　M——摩尔质量。

对于多组分体系，吸光度具有加和性，即如果各种吸光物质之间没有相互作用，这时体系的总吸光度等于各组分吸光度之和：

$$A_{总} = A_1 + A_2 + A_3 + \cdots + A_n \tag{4-16}$$

这个性质对于理解分光光度法的实验操作和应用有着极其重要的意义。

吸收光谱又称吸收光谱曲线，它是在浓度一定的条件下，以波长为横坐标、以吸光度为纵坐标所绘制的曲线。将不同波长的单色光依次通过一定浓度高锰酸钾溶液，便可测出该溶液对各种单色光的吸光度。然后以 λ 波长为横坐标、以吸光度 A 为纵坐标绘制曲线，曲线上吸光度最大的地方称为最大吸收峰，它所对应的波长称为最大吸收波长，用 λ_{max} 表示。如图 4-4 所示，高锰酸钾溶液的 λ_{max} 为 525nm，说明高锰酸钾溶液对波长 525nm 附近的绿光有最大吸收，而对紫色光和红色光则吸收很少，故高锰酸钾溶液显紫色。在定量分析中，吸收曲线可提供选择测定的适当波长，一般以灵敏度大的 λ_{max} 作为测定波长。分光光度法常用的仪器是可见分光光度计和紫外-可见分光光度计等。

2. 定量分析方法

（1）标准曲线法

标准曲线法是可见紫外分光光度法中最经典的方法。测定时，先取与被测物质含有相同组分的标准品，配成一系列浓度不同的标准溶液，置于相同厚度的吸收池中，分别测其吸光度。然后以溶液浓度 C 为横坐标，以相应的吸光度 A 为纵坐标，绘制 A-C 曲线图，如果符合比尔定律，该曲线为通过原点的一条标准曲线（或工作曲线），如图 4-5 所示。在相同条件下测出样品溶液的吸光度，从标准曲线上便可查出与此吸光度对应的样品溶液的浓度。

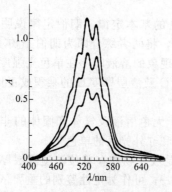

图 4-4　高锰酸钾溶液吸收光谱曲线

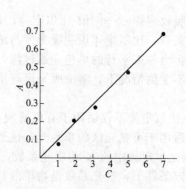

图 4-5　标准曲线（A-C 曲线）

朗伯-比尔定律只适用于稀溶液，浓度较大时，吸光度与浓度不成正比，当浓度超过一定数值时，引起溶液对比尔定律的偏离，曲线顶端发生向下或向上的弯曲现象，如图 4-6 所示。

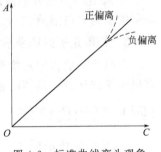

标准曲线法对仪器的要求不高，尤其适用于单色光不纯的仪器，因为在这种情况下，虽然测得的吸光度值可以随所用仪器的不同而有相当的变化，但若是认定一台仪器，固定其工作状态和测定条件，则浓度与吸光度之间的关系仍可写成 $A=KC$，不过这里的 K 仅是一个比例常数，不能用作定性的依据，也不能互用。

图 4-6　标准曲线弯头现象

（2）对照法

对照法又称比较法。在相同条件下的线性范围内配制样品溶液和标准溶液，在选定波长处，分别测量吸光度。根据比尔定律：

$$\left.\begin{array}{l}A_{样}=K_{样}C_{样}L_{样}\\A_{标}=K_{标}C_{标}L_{标}\end{array}\right\} \tag{4-17}$$

因是同种物质，同台仪器，相同厚度吸收池及同一波长测定，故 $K_{样}=K_{标}$，$L_{样}=L_{标}$，所以

$$C_{样}=\frac{A_{样}}{A_{标}}\times C_{标} \tag{4-18}$$

为了减少误差，比较法配制的标准溶液浓度常与样品溶液的浓度相接近。

当测定不纯样品中某纯品的含量时，可先配制相同浓度的不纯样品溶液（$C_{原样}$）和标准品溶液，即 $C_{原样}=C_{标}$，另设 $C_{样}$ 为 $C_{原样}$ 溶液中纯被测物的浓度。在最大吸收峰处分别测定其吸光度 A 值，便可直接计算出样品的含量。

$$\omega_{纯被测组合}=\frac{C_{样}}{C_{原样}}=\frac{C_{标}\times\dfrac{A_{样}}{A_{标}}}{C_{原样}}=\frac{A_{样}}{A_{标}} \tag{4-19}$$

（3）吸光系数法

吸光系数是物质的特性常数。只要测定条件不致引起对比尔定律的偏离，即可根据测得的吸光度 A，按比尔定律求出浓度或含量。K 值可从手册或文献中查到。

$$C=\frac{A}{KL} \tag{4-20}$$

在分光光度法中，许多不吸收光的无色物质可以用显色反应变成有色物质，使之能进行比色测定，并能提高测定的灵敏度和选择性。在比色分析或分光光度分析中，将待测组分转变成有色化合物的反应叫作显色反应，与待测组分反应生成有色化合物的试剂叫显色剂。

在实际分析中，同一待测组分可与多种显色剂发生显色反应，生成不同的有色物质。为了保证测定的灵敏度和准确度，在分析时常需对显色反应进行选择，选择原则如下：选择性好，干扰少或干扰易消除；灵敏度要高，要求生成有色化合物的摩尔吸光系数要足够大（ε 为 $10^3\sim10^5$）；生成有色化合物的组成恒定，化学性质稳定；生成的有色化合物与显色剂之间的颜色须有明显的差别，要求最大吸收波长之差大于 60nm。

① 波长的选择　为了使测定结果有较高的灵敏度和准确度，要根据吸收光谱曲线选择波长为 λ_{max} 的光作为入射光，在此波长下，溶液对光的吸收度最大，灵敏度最高。另外，在此波长处的一个较小范围内，吸光度变化不大，不会造成对朗伯-比尔定律的偏离。

② 吸光度读数范围的选择　读数范围控制在 $0.8\sim0.1$（紫外分光光度法吸光度为 $0.7\sim0.3$），透光率控制在 $8\%\sim20\%$。

③ 参比（空白）溶液的选择　与样品溶液相同的溶剂为空白溶液，在具体测定时通常以蒸馏水为空白溶液。

3. 主要分析的职业病危害因素

在职业病危害因素检测中应用于无机含氮化合物、氧化物，含磷化合物，含硫化合物，有机肼等的检测。具体内容可参照 GBZ/T 160.3、GBZ/T 160.7 至 GBZ/T 160.80。

（四）气相色谱法

1. 气相色谱法概述

色谱法是一种分离技术，可分为固定相和流动相。固定相是指使混合物中各组分在两相间进行分配，其中不动的一相。流动相是指携带混合物流过此固定相的流体相。

分离原理：依据不同物质在流动相中与固定相的相互作用的不同而产生不同的分配率，经过多次分配而达到混合物分离的目的。

色谱法的优点：分离效能高；灵敏度高；分析速度快；应用范围广泛；装置简单，操作方便。缺点：在缺乏标准样品的情况下，定性分析较困难；对于高沸点，不能气化和热不稳定的物质不能进行分离，只能用气相色谱法分离和测定。

2. 气相色谱流程

气相色谱仪的组成如图 4-7 所示，具体包括以下内容。

① 载气系统（包括气源、气体净化、气体流速控制和测量）：常用的载气有氢气、氮气等。进样系统包括进样器和气化室，微量注射器有 $0.1\mu L$、$1\mu L$、$5\mu L$、$10\mu L$、$50\mu L$ 几种类型；气化室可控制温度为 $20\sim400℃$，其作用是将液体或固体样品瞬间气化为蒸气，并很快被载气带入色谱柱。

② 分离系统：色谱柱（心脏部分）、柱箱和恒温控制装置。

③ 色谱柱：填充柱、空心毛细管柱。

a. 填充柱：制备简单，可供使用的单体，固定液，吸附剂繁多，可解决各种分离分析问题。填充柱外形有 U 形、W 形和螺旋形 3 种，内径均为 $2\sim6mm$，长度在 $1\sim10m$（通常 $2\sim4m$），材料为不锈钢、玻璃。

b. 空心毛细管：分析速度快，内径为 $0.1\sim0.5mm$，长为 $50\sim300m$，其外形多为螺旋型，材料为玻璃尼龙、不锈钢。

c. 色谱柱放至恒温箱：控温范围一般为 $15\sim350℃$，程序升温，温度自动控制。

④ 检测系统：检测器、控温装置检测恒温箱中的温度，一般选择与柱温相同或略高于柱温。

⑤ 记录系统：系统包括放大器和记录器，数据处理装置。

3. 气相色谱分析的理论基础

气-固色谱中被分离物随着载气的流动，被测组分在吸附剂表面进行吸附，脱附，再吸附，再脱附……这样反复的过程，使不同物质在色谱柱中的保留时间不同而达到分离的目的。

气-液色谱中被分离物随着载气的流动，被测组分在固定液中进行溶解，挥发，再溶解，再挥发……这样反复的过程，使不同物质在色谱柱中的保留时间不同而达到分离的目的。

在一定温度下，组分在两相之间分配达到平衡时的浓度比称为分配系数，以 K 表示。待测组分在固定相和流动相之间发生的吸附、脱附或溶解、挥发的过程叫作分配过程。

$$K = \frac{C_s}{C_m}$$

(4-21)

式中　C_s——组分在固定相中的浓度；

　　　C_m——组分在流动相中的浓度。

4. 气相色谱流出曲线和有关术语

（1）气相色谱流出曲线

气相色谱流出曲线图如图 4-8 所示。

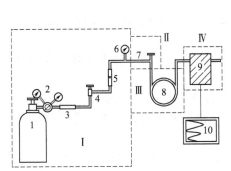

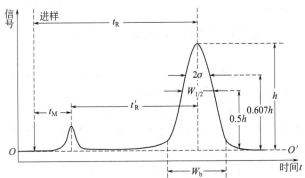

图 4-7　气相色谱仪的组成

1—高压钢瓶；2—减压阀；3—载气净化干燥管；

4—针形阀；5—流量计；6—压力表；7—进样器；

8—色谱柱；9—检测器；10—记录仪

图 4-8　气相色谱流出曲线图

（2）气相色谱流出曲线有关术语

① 基线　当色谱柱中没有组分进入检测器时，在实验操作条件下，反应检测器系统噪声随时间变化的线称为基线。

② 保留值　表示试样中各组分在色谱柱中的滞留时间的数值称为保留值，通常用时间或用将组分带出色谱柱所需载气的体积来表示。任何一种物质都有一定的保留值。

死时间 t_M 指不被固定相吸附或溶解的气体（如空气、甲烷）从进样开始到柱后出现浓度最大值时所需时间。

保留时间 t_R 指被测样品从进样开始到柱后出现浓度最大值时所需时间。

调整保留时间 t_R' 指某组分由于溶解或吸附于固定相，比不溶解或不被吸附的组分在色谱柱中多滞留的时间。

$$t_R' = t_R - t_M \qquad (4-22)$$

死体积 V_M 指色谱柱在填完后柱管内固定相颗粒间所剩留的空间，即色谱仪中管路和连接头间的空间以及检测器空间的总和。当后两项很小时可忽略不计：

$$V_M = t_M F_0 \qquad (4-23)$$

式中　F_0——载气体积流速，mL/min。

5. 色谱分离条件的选择

分离度是相邻两组分色谱峰保留值之差与两个组分色谱峰峰底宽度总和之半的比值，即

$$R = \frac{t_{R(2)} - t_{R(1)}}{\frac{1}{2}(Y_1 + Y_2)} \qquad (4-24)$$

当 $R=1$ 时，分离程度可达 98%；当 $R=1.5$ 时，分离程度可达 99.7%（作为两峰分开的标志）。

当两组分色谱峰分离较差，峰低宽度难以测量时，可用半峰宽度代替峰底宽度：

$$R' = \frac{t_{R(2)} - t_{R(1)}}{\frac{1}{2}[Y_{1/2(1)} + Y_{1/2(2)}]} \tag{4-25}$$

气相色谱检测器的作用是将色谱柱分离后的各组分按其特性及含量转换为相应的电信号。检测器可分为浓度型检测器和质量型检测器。

浓度型检测器：测量的是载气中某组分浓度瞬间的变化，即检测器的响应值和组分浓度成正比。

质量型检测器测量的是载气中某组分进入检测器的速度变化。质量型检测器包括以下几种：

① 热导池检测器（thermal conductivity detector，TCD），热导池电池体（不锈钢块）和热敏元件（铼钨合金）构成；

② 氢火焰离子化检测器（flame ionization detector，FID），其结构简单、灵敏度高、响应快、稳定性好、死体积小、线性范围宽，对含碳有机物有很高的灵敏度，适用于痕量有机物的分析；

③ 电子捕获检测器（electron capture detector，ECD），它是一种具有选择性，高灵敏度的浓度型检测器，它对具有电负性的物质（卤素、硫、磷、氮、氧）有响应，电负性越强，灵敏度越高，能检测 $10 \sim 14 g/mL$ 的物质。

6. 气相色谱定性方法

根据色谱保留值进行定性分析，但要求柱效要高，混合物组分简单且已知，可一一分离。即使这样，也只能做其他定性方法的旁证。该方法采用的指标为保留指数。

7. 气相色谱定量方法

在一定操作条件下，分析组分 i 的质量 m_i 或其在载气中的浓度与检测器的响应信号（色谱图上表现为峰面积 A_i 或峰高 h_i）成正比，可写作：

$$m_i = f_i A_i \tag{4-26}$$

由式（4-26）可见，在定量分析中需要：①准确测量峰面积；②准确求出比例常数（定量校正因子）；③正确选用定量计算方法，将测得组分的峰面积换算为质量分数。

峰面积的测量可应用峰高求峰宽法、峰高乘以平均峰宽法、峰高乘以保留值法。

（1）峰高乘以平均峰宽法

对于对称色谱峰可采用此法。依据等腰三角形的面积计算方法可求得一个峰面积：

$$A = hY_{1/2} \tag{4-27}$$

这样测得的峰面积为实际峰面积的 0.94 倍，实际上峰面积应为

$$A = 1.605hY_{1/2} \tag{4-28}$$

绝对测量时，应乘以 1.065，相对测量时 1.065 可约去。此法简单、快速。在实际工作中常采用。

（2）峰高乘以平均峰宽法

对于不对称色谱峰使用此法可得较准确的结果。平均峰宽是指在峰高 0.15 和 0.85 处分别测缝宽，然后取其平均值，根据此平均值求得峰面积：

$$A = h \times \frac{Y_{0.15} + Y_{0.85}}{2} \tag{4-29}$$

（3）峰高乘以保留值法

对于狭窄的色谱峰可采用此法。依据在一定操作条件下，同系物的半峰宽与保留时间成正比，可求得峰面积：

$$A = hY_{1/2} = hbt_R \tag{4-30}$$

相对计算时，b 可以约去，于是

$$A = hY_{1/2} = ht_R$$

常用的定量计算方法有归一化法、内标法、外标法。

① 归一化法。当混合物各组分都可流出色谱柱，且在色谱图上显示色谱峰，可采用归一化法。

假设试样中有 n 个组分，每个组分的质量分别为 m_1、m_2、$\cdots$、m_n，各组分含量的总和 m 为 100%，其中组分 i 的质量分数 w_i 可按下式计算：

$$w_i = \frac{m_i}{m} \times 100\% = \frac{m_i}{m_1 + m_2 + \cdots + m_n} \times 100\% = \frac{A_i f_i}{A_1 f_1 + A_2 f_2 + \cdots + A_n f_n} \times 100\% \tag{4-31}$$

式中　f_i——质量校正因子，即质量分数；

　　　A_i——摩尔校正因子，即摩尔分数或体积分数（气体）。

若各组分的 f 值相近或相同（如同系物中沸点接近的各组分），则上式可简化为

$$w_i = \frac{A_i}{A_1 + A_2 + \cdots + A_i + \cdots + A_n} \times 100\% \tag{4-32}$$

对于狭窄的色谱峰，也有用峰高代替峰面积来进行定量测定。当各种条件保持不变时，在一定的进样量范围内，峰的半宽度是不变的，因为峰高就直接代表某一组分的量。

$$w_i = \frac{h_i f_i''}{h_1 f_1'' + h_2 f_2'' + \cdots + h_i f_i'' + \cdots + h_n f_n''} \times 100\% \tag{4-33}$$

② 内标法。当只需测定试样中某几个组分，而且试样中所有组分不能全都出峰时，可采用此法。

所谓内标法是将一定量的纯物质作为内标物，加入到准确称取的试样中，根据被测物和内标物的重量及其在色谱图上相应的峰面积比，求出某组分的含量。例如，要测定试样中组分 i（质量为 m_i）的质量分数 w_i，可于试样中加入质量为 m_s 的内标物，试样质量为 m，则

$$m_i = f_i A_i \tag{4-34}$$

$$\frac{m_i}{m_s} = \frac{A_i f_i}{A_s f_s} \tag{4-35}$$

$$m_i = \frac{A_i f_i}{A_s f_s} m_s \tag{4-36}$$

$$w_i = \frac{m_i}{m} \times 100\% = \frac{A_i f_i}{A_s f_s} \times \frac{m_s}{m} \times 100\% \tag{4-37}$$

一般常以内标物为基准，则 $f_s = 1$，此时计算可化简为

$$w_i = \frac{A_i}{A_s} \times \frac{m_s}{m} f_i \times 100\% \tag{4-38}$$

内标法主要优点：由于操作条件变化而引起的误差，都将同时反映在内标物及预测组分上而得到抵消，所以可以得到较准确的结果。

内标物的选择必须满足以下几点要求：

a. 试样中不存在的纯物质。

b. 加入量应接近于被测组分。

c. 内标物色谱峰位于被测组分色谱峰附近或几个被测组分峰中间。

d. 内标物与预测组分的物理及化学性质相近。

③ 外标法（又称定量进样——标准曲线法）。所谓外标法就是应用欲测组分的纯物质来

制作标准曲线，这与在分光光度分析中的标准曲线法是相同的，此时用欲测组分的纯物质加稀释剂配成不同质量分数的标准溶液，取固定量标准溶液进行分析，从所得色谱图上测出相应信号峰面积（或噪声），然后绘制相应信号（纵坐标）对质量分数（横坐标）的标准曲线。分析试样时，取与制作标准曲线时同样量的试样（固定进样量）测得该试样的响应信号，由标准曲线即可查出其质量分数。

当被测试样中各组分浓度变化范围不大时，可不必绘制标准曲线，而用单点校正法。即配制一个和被测组分含量十分接近的标准溶液，定量进样，由被测组分和外标组分峰面积比或峰高比来求被测组分。

$$\frac{w_i}{w_s} = \frac{A_i}{A_s} \tag{4-39}$$

$$w_i = \frac{A_i}{A_s} w_s \tag{4-40}$$

由于 w_i 与 A_s 均为已知，故可令 $K_i = w_s/A_s$，得

$$w_i = A_i K_i \tag{4-41}$$

式中　K_i——组分 i 的单位面积质量分数校正值。

此法假定标准曲线是通过坐标原点的直线，因此可由一点决定这条直线，K_i 即直线的斜率，因而该法也称之单点校正法。

8. 主要分析的职业病危害因素

在职业病危害因素检测中应用于一氧化碳、二氧化碳、二硫化碳、液化石油气、环己烷、苯等大部分有害有机化合物及部分无机化合物的检测。具体内容可参照《工作场所空气有毒物质测定无机含碳化合物》（GBZ/T 160.28—2004）。

（五）高效液相色谱法

1. 概述

高效液相色谱法（HPLC）是 20 世纪 60 年代末发展起来的一种新型分离分析技术，已成为化学、生物化学与分子生物学、农业、环保、商检、药检、法检等学科领域与专业最为重要的分离分析技术。它在技术上采用了高压泵、高效（化学键）固定相和高灵敏度检测器，具备高压、高速、高效的特点。

HPLC 与气相色谱法比较如下。HPLC 分析对象广，不受样品挥发性和热稳定性的限制，适用于高沸点、热稳定性差、摩尔质量大的物质，原则上讲，几乎可以分析除永久气体外所有的有机和无机化合物；气相色谱法只限于分析气体和沸点较低的化合物。HPLC 的流动相对组分产生相互作用力，相当于增加了一个控制和改进分离条件的参数；气相色谱法的流动相仅起运载作用，对组分不产生相互作用力。HPLC 经常在室温条件下操作；气相色谱法一般在较高温度下进行。

2. 固定相与流动相

液相色谱固定相：传质快，寿命长，耐水、耐光、耐有机溶剂，稳定，选择性好，有利于梯度洗脱。

液相色谱流动相：样品有合适的极性和良好的选择性，与检测器匹配，高纯度，化学稳定性好，低黏度（黏度适中）。

3. 高效液相色谱仪

高效液相色谱仪一般都具备储液器、高压泵、梯度洗脱装置（用双泵）、进样器、色谱

柱、检测器、恒温器、记录仪等主要部件。如图 4-9 所示。

高压输液泵是液相色谱仪的关键部件,其作用是将
流动相以稳定的流速或压力输送到色谱系统。输液泵的
稳定性直接关系到分析结果的重复性和准确性。基本要
求如下:

① 流量准确可调,0.1～10mL/min。

② 耐高压,40～50 MPa。

③ 液流稳定,无脉动。

④ 死体积小,要求小于 0.5mL。

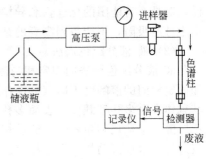

图 4-9 高效液相色谱仪的流程

梯度洗脱装置使流动相中含有两种或两种以上不同极性的溶剂,在洗脱过程中连续或间
断改变流动相的组成,以调节它的极性,使每个流出的组分都有合适的容量因子,并使样品
中的所有组分可在最短的分析时间内,以适用的分离度获得圆满的选择性分离。内梯度是利
用两台高压输液泵,将两种不同极性的溶剂按一定比例送入梯度混合室,混合后进入色谱
柱。外梯度是利用一台高压泵,通过比例调节阀,将两种或多种不同极性的溶剂按一定的比
例抽入高压泵中混合。

进样装置通常使用耐高压的六通阀进样装置。

色谱柱是色谱仪最重要的部件(心脏)。通常用厚壁玻璃管或内壁抛光的不锈钢管制成,
对于一些有腐蚀性的样品且要求耐高压时,可用铜管、铝管或聚四氟乙烯管。柱子内径一般
为 1～6mm。常用的标准柱型是内径为 4.6 或 3.9mm、长度为 15～30cm 的直形不锈钢柱。
填料颗粒度 5～10 μm,柱效以理论塔板数计为 7000～10000。发展趋势是减小填料粒度和
柱径以提高柱效。

检测器分为以下几种:

① 紫外吸收检测器,是目前 HPLC 中应用最广泛的检测器,它灵敏度高,线性范围宽,
对流速和温度变化不敏感,可用于梯度洗脱,它要求被检测样品组分有紫外吸收,使用的洗
脱液无紫外吸收或紫外吸收波长与被测组分紫外吸收波长不同,在被测组分紫外吸收波长处
没有吸收;

② 光电二极管阵列检测器(PDAD);

③ 示差折光检测器(DRD)〔又称折射率(RI)检测器〕,是一种通用型检测器,只要
被测组分与洗脱液的折射率有差别就可使用;

④ 电导检测器,是离子色谱法应用最多的检测器,依据物质在某些介质中电离后所产
生电导变化来测定电离物质的含量,受温度的影响较大,需放在恒温箱中,pH>7 时不够灵敏;

⑤ 荧光检测器,是一种专用型检测器,灵敏度在目前常用的 HPLC 检测器中最高,在
HPLC 中应用较多,仅次于紫外吸收,它用于激发荧光的化合物;

⑥ 蒸发激光散射检测器。

4. 液相色谱分离的条件

选粒径小的、分布均匀的球形固定;选黏度小的流动相;在一定范围内减小流速;室温
在 25℃左右;提高装柱技术,能使涡流扩散项减小,提高柱效。

5. 高效液相色谱法的类型及分离原理

(1) 液-固吸附色谱法

液-固吸附色谱法是利用溶质分子占据固定相表面吸附活性中心能力的差异。固定相是
固体吸附剂,有极性(硅胶、氧化铝)、非极性(活性炭)两类。液-固吸附色谱流动相是各
种不同极性的一元或多元溶剂。液-固吸附色谱法适用于分离相对分子质量中等的油溶性试

样，对具有官能团的化合物和异构体有较高选择性；而对强极性或离子型的样品，有时会发生不可逆吸附，不能得到满意的结果。

（2）液-液分配色谱法

液-液分配色谱法的固定相与流动相均为液体（互不相溶），主要基于样品分子在流动相和固定相间的溶解度不同（分配作用）而实现分离。固定相是固定液涂抹在载体上制成的，其载体有全多孔型载体、表面多孔型载体、全多孔型离子载体。固定液是 β,β'-氧二丙腈、聚乙二醇、十八烷和角鲨烷。流动相要求是对固定相的溶解度尽可能小；对于亲水性固定液，应选择疏水性流动相，反之相反。液-液分配色谱法适用于分析同系物及含有不同官能团的多组分的混合物。

（3）化学键合相色谱法

化学键合相色谱法是在化学键合固定相上进行物质分离的一种液相色谱方法。化学键合固定相以化学反应的方法将功能分子结合到惰性载体上（全多孔或薄壳型微粒硅胶）。化学键合固定相根据在硅胶表面（具有 $\equiv Si-OH$ 基团）的化学反应不同，可分为硅氧碳键型（$\equiv Si-O-C$）、硅氧硅碳键型（$\equiv Si-O-Si-C$）、硅碳键型（$\equiv Si-C$）和硅氮键型（$\equiv Si-N$）4 种类型。

化学键合相色谱法可分为反相键合相色谱法、正相键合相色谱法、离子性键合相色谱法和离子交换色谱法。

① 反相键合相色谱法　分离机制：疏溶剂作用理论。固定相：极性小的烷基键合相，如 C8 柱、C18 柱。流动相：极性大的甲醇-水或乙腈-水。反相键合相色谱法中，流动相极性大于固定相极性。

② 正相键合相色谱法　分离机制：依靠溶质分子与固定相之间的静电力、诱导力或氢键作用力。固定相：极性大的氰基、氨基和二醇基键合相。流动相：非极性或极性小的溶剂加适量的有机极性调节剂（氯仿、醇、乙腈等）。

③ 离子性键合相色谱法　固定相：以薄壳型或全多孔微粒型硅胶为基质化学键合各种离子交换基团。流动相：一般为缓冲溶液。可改变流动相的组成和种类，可有效分离各种类型化合物（极性、非极性和离子型），适用于梯度淋洗。

④ 离子交换色谱法　在离子交换色谱法中，样品离子对离子交换剂上带固定电荷的活性交换基团之间发生离子交换，不同的样品离子对离子交换剂的亲和力不同，或者说相互作用不同，作用弱的溶质不易被保留，先从柱中被冲洗出来；反之，作用强的保留较长，较晚淋洗出来。阳离子交换为 $R-SO_3H+M^+ \Longrightarrow R-SO_3M+H^+$；阴离子交换为 $R-NR_4OH+X^- \Longrightarrow R-NR_4X+OH^-$。固定相是阳离子交换树脂或阴离子交换树脂。流动相是阴离子交换树脂作固定相，采用酸性水溶液；阳离子交换树脂作固定相，采用碱性水溶液。离子交换色谱法适用于分析离子或可解离的化合物、氨基酸、核酸等。

6. 高效液相色谱法的应用

利用其高柱效有效分离极复杂体系中的痕量组分；正相色谱分离有机溶剂中的物质，反相色谱分离水溶液中的物质——生化物质；用离子型固定相建立的离子交换色谱法和离子对色谱法分析离子型体的含量；利用多孔凝胶固定相建立空间排阻色谱法可分离高分子化合物；利用手性固定相可以拆分分离具有手性的化合物。

7. 主要分析的职业病危害因素

在职业病危害因素检测中应用于大部分有害有机化合物及部分无机化合物的检测，如多环芳烃类化合物、酚类化合物、脂肪族醛类化合物等。具体内容可参照《工作场所空气中多环芳香烃化合物的测定方法》（GBZ/T 160.44—2004）。

（六）离子选择性电极法

1. 离子选择性电极法原理及特点

电化学分析法是利用物质的电学及电化学性质进行分析测试的一种方法。它通常是使待测试液构成一化学电池，再依据该电池的某些物理量（如电位、电流或电量、电阻等）与其化学量之间的内在联系进行测定。

2. 离子选择性电极法的测定原理

离子选择性电极是一种以电位法测量溶液中某些特定离子活度的指示电极。其测定的灵敏度高，可达 10^{-6} 级，特效性好。上述的 pH 玻璃电极就是对 H^+ 有特殊响应（即有专属性）的典型离子选择性电极。目前，已制成了几十种离子选择性电极，如对 Na^+ 有选择性的 Na^+ 玻璃电极、以氟化镧单晶膜的氟离子选择性电极。除此之外，还有卤素离子选择性电极、硫离子选择性电极、Ca^{2+} 选择性电极等。

各种离子选择性电极的构造随电极薄膜（敏感膜）的不同而略有不同，通常都由薄膜及其支持体、内参比溶液（含有待测离子）、内参比电极（如 $AgCl/Ag$）等组成。离子选择性电极对某一特定离子的测定，一般是基于内部溶液与外部溶液之间产生的电位差（膜电位）进行的。虽然膜电位的形成机制较为复杂，但有关的研究已证明：膜电位的形成主要是溶液中离子与电极膜上离子之间发生交换作用的结果。

电位分析是通过在零电流条件下测定两电极间的电位差（电池电动势）所进行的分析测定。其装置有参比电极、指示电极、电位差计。

当测定时，参比电极的电极电位保持不变，电池电动势随指示电极的电极电位而变，而指示电极（离子选择性电极）的电极电位随溶液中待测离子活度而变。

3. 电化学分析法分类

在某一特定的条件下，通过试液的浓度与化学电池中某些物理量的关系进行分析。例如，以电极电位为物理量的电位分析法；以电阻为物理量的电导分析法；以电量为测定参数的库仑分析法及以电流－电压曲线为依据的伏安分析法等。以上述这些物理量的突变来指示滴定终点的方法称为电容量分析法，这类方法又包括电位滴定法、电流滴定法、电导滴定法及库仑滴定法等。将试液中的待测组分通过电极反应转化为固相（金属或金属氧化物），再根据电极上所析出的金属或金属氧化物的重量进行分析的电重量分析法又称电解分析法。这种方法在分析化学中是一种重要的分离手段。

电化学分析法灵敏度高、准确度好、应用范围也很广，同时很容易实现自动和连续分析。

4. 仪器组成

IUPAC 基于膜的特征，推荐将离子选择性电极分为以下几类：原电极；晶体膜电极；均相膜电极（如氟电极、氯电极）；非均相膜电极（如硫电极）；非晶体膜电极；刚性基质电极（如 pH 电极）；流动载体电极（如硝酸根电极、钙电极、钾电极，敏化电极）；气敏电极（如氨电极）；酶电极（如尿素电极）；玻璃膜电极。

下面对玻璃膜电极和晶体膜电极作简要叙述。玻璃膜电极（图 4-10）的核心部分是玻璃膜，是在 SiO_2 基质中加入 Na_2O 和少量 CaO 烧制而成，膜厚 0.5mm，呈球泡形。球泡内充注内参比溶液（含有与待测离子相同的离子），再插入一根 AgCl-Ag 电极作内参比电极。玻璃膜（敏感膜）的组成不同可制成对不同阳离子响应的玻璃电极，如 H^+、Na^+、K^+、Li^+、Ag^+ 响应电极，其中 H^+ 响应电极（即 pH 玻璃电极）应用最早最广泛。下面以 pH

玻璃电极为例,详细阐述玻璃电极的工作原理。H^+ 响应的玻璃膜电极内充浓度为 0.1mol/L 的 HCl 溶液,敏感膜厚度约为 0.10mm。SiO_2 基质中加入 Na_2O、Li_2O 和 CaO 烧结而成的特殊玻璃膜。水浸泡后,表面的 Na^+ 与水中的 H^+ 交换,表面形成水合硅胶层。所以,玻璃电极使用前,必须在水溶液中浸泡。

晶体膜电极(氟离子选择膜电极,如图 4-11 所示),敏感膜为氟化镧单晶,掺有 EuF2 的 LaF3 单晶切片。内参比电极为 Ag-AgCl 电极(管内)。内参比溶液为浓度为 0.1mol/L 的 NaCl 和浓度为 0.001mol/L 的 NaF 混合溶液(F^- 用以控制膜内表面的电位,Cl^- 用以固定内参比电极的电位)。LaF3 的晶格中有空穴,靠近空穴的可移动离子可以移入空穴而导电。对于一定的晶体膜,空穴的大小、形状和电荷分布,只能容纳一定的可移动离子,而其他离子则不能进入。晶体膜就是这样限制了除待测离子外其他离子的移入而显示其选择性,故膜电极一般都具有较高的离子选择性。

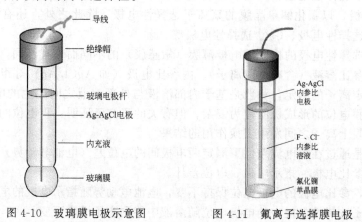

图 4-10 玻璃膜电极示意图   图 4-11 氟离子选择膜电极

5. 分析方法

分析方法有制作标准曲线法、标准加入法、格氏作图法等。

(1) 制作标准曲线法

制作标准曲线法是将离子选择性电极与参比电极插入一系列活(浓)度不同但却准确知道其活(浓)度的标准溶液,测定相应的电位值 E,然后,以 E 对相应的 C_i(或 $\lg C_i$)作工作曲线。在同样条件下,测定含待测组分的溶液的 E_i 值,即可从标准曲线上查出相应于 E_i 的待测组分的 C_i(或 $\lg C_i$)值。在实际测试中,往往是通过控制溶液的离子强度,根据实验所绘制的 E-$\lg C_i$ 曲线来求 C_i。

溶液离子强度的控制方法可针对不同的情况而进行。当试样中含有一高含量非待测离子时,可使用"恒定离子背景法",即以试样本身为基础,用相似的背景组成制备标准溶液;但若不知非待测离子浓度,则可采用加入"离子强度调节剂"法。这种"离子强度调节剂"实质上是浓度较大的电解质溶液,此溶液应对待测离子无干扰,并等量将它加入到标准溶液及试液中,其主要目的是使标准溶液与待测试液的离子强度接近一致。这样,即可准确地从标准曲线上查出待测组分的 C_i 值。

如测定水样中的 F^- 的含量,通常加入的调节剂是 TISAB,即"总离子强度调节缓冲剂"。

(2) 标准加入法

标准加入法的应用,在一定程度上可减免制作标准曲线法中由于标准溶液与试液的离子强度不相近而引入的误差。本法操作简便快速,在有大量过量配位剂存在时,该法是使用离子选择性电极测定待测离子总浓度的有效方法。特别是对于复杂物质的离子选择性电极分析法,此法更显示出它的优势。

（3）格氏（Gran）作图法

格氏作图法是多次标准加入法的一种图解求值的方法。该方法是将一系列已知标准溶液加到待测试液中，测量其电池电动势，以电动势和加入标准溶液的体积 V_s 的关系作图，求出待测离子的浓度。

6. 影响测定的因素

在利用离子选择性电极测量待测组分时，往往要受到一些因素（如温度、干扰离子、响应时间、迟滞效应等）的影响。弄清这些因素的影响，可有效地提高测量结果的准确度。

（1）温度

工作电池的电动势在测试过程中，应保持温度恒定。

（2）电动势测量的准确度

电池电动势测量的准确度会直接影响到测定的准确度。直接电位法测定的误差一般较大，价数较高的离子更为严重。所以，离子选择性电极常适宜于较低浓度的离子的测定。当浓度较高时，宜采用电位滴定法，而对于高价离子，欲降低测定的误差，亦可将高价离子的价态转换为低价离子后再行测定。

另外，要保持工作电池电动势的相对稳定，须保证电动势基本不变。因为电动势不仅与温度有关，同时也与试液的组成、搅拌速度等有关，所以，测定时的实验条件应保持严格稳定。

（3）共存离子的干扰作用

共存离子干扰有的是因直接与电极膜发生作用所造成的。例如，氟离子选择性电极，当试液中存在大量的柠檬酸根离子（Ct^{3-}）时，使电极生成可溶性配合物，导致溶液中 F^- 增加，使测定值偏高，从而引入误差。另一种干扰则是共存离子在电极膜上发生反应，生成一种新的、不溶性化合物。如 SCN^- 对 Cl^- 选择性电极的影响。当 SCN^- 浓度过高时，$AgSCN$ 就覆盖了 $AgCl$ 电极膜，Cl^- 电极失去选择性测定的能力。除此之外，共存离子也可能在不同程度上影响溶液的离子强度，从而使活度的测定受到影响。为了消除这些影响，对于有干扰的共存离子可采用加入掩蔽剂的方法。

（4）溶液的 pH 值

由于溶液中过高或过低的 H^+ 或 OH^- 会对一些离子的测定产生影响，因此必要时可使用缓冲溶液以保持溶液的 pH 值在一定的范围内。

（5）被测离子浓度

通常离子浓度的检测范围为 $10^{-6} \sim 10^2 \, mol/L$，检测下限的大小取决于组成电极膜的活性物质的性质。如沉淀膜电极，它所测定的离子活度不能低于其沉淀本身溶解而产生的离子的活度。除此之外，检测范围还与共存离子的干扰及 pH 值等因素有关。

（6）响应时间

响应时间系指电极浸入试液后达到稳定的电位所需要的时间。它与下列所述因素有关：

① 与待测离子到达电极表面的速率有关。搅拌溶液可缩短响应时间。

② 与待测离子的活度有关。通常情况下响应时间较短，但溶液中待测离子的活度越小，响应时间就越长。

③ 与介质的离子强度有关。一般而言，含有大量非干扰离子的响应时间较短。

④ 与共存离子有关。当溶液中有与待测离子性质相近的离子存在时，响应时间较长。如活性载体钙电极测定 Ca^{2+} 时，若有 Ba^{2+}、Sr^{2+}、Mg^{2+} 等离子存在时，响应时间就会延长。

⑤ 与电极膜的厚度、表面光洁度有关。在能保证有良好的机械性能前提下，电极薄膜越薄，响应速度越快；电极膜的表面越光，则响应时间越短。

（7）迟滞效应

这是与电位响应时间相关的一个现象，即对于同一活度值的离子试液，测出的电位值与电极在测定前接触的试液成分有关，此现象称为电极的存储效应。它是直接电位分析法一个主要误差源之一。消除这种现象的方法之一就是固定电极测定前的预处理条件。

7. 主要分析的职业病危害因素

在职业病危害因素检测中应用于氟化氢和氟化物的分析。

以上各方法实验室分析记录表见表 4-1～表 4-21。

表 4-1 分光光度法原始记录（1）

检测任务编号： 第 页/共 页

曲线名称	标准曲线		制作日期			
制作地点		温度		℃	相对湿度	%RH
制作依据		检测方法				
仪器型号及编号		状态		比色皿尺寸	cm	波长 nm
标准储备液	mg/mL					
标准使用液	μg/mL					
标准曲线制作						

标准曲线表

标准序号	0	1	2	3	4	5	6	7
标准溶液/mL								
含量/μg								
吸光度 A								
减空白吸光值								
标准曲线结果	相关系数 $\gamma=$			$a=$		$b=$		
标准曲线方程								

表 4-2 分光光度法原始记录（2）

检测任务编号： 第 页/共 页

标准曲线制作、测定样品所需溶液的配制记录

一、吸收液	
二、其他溶液	
三、标准溶液	

表 4-3 分光光度法原始记录（3）

第 页/共 页

样品名称		空气收集器		用人单位	
送检日期		检测日期		检测项目	
样品处理					

样品测定表（标准曲线见原始记录项目编号）

样品编号	采样体积/L	测样					备注
		样总量/mL	检测用量/mL	吸光度 A	相对含量/μg	结果/(mg/m³)	

续表

质量控制样品的制备：

质量控制样品测定结论：

采样体积： 采样体积＝采样流量×采样时间 $V_0 = V_T \times 293/(273+T) \times p/101.3$ 注：当 $T < 5℃$ 或 $T > 35℃$；$p < 98.8\text{kPa}$ 或 $p > 103.4\text{kPa}$ 时，使用上式计算采样体积	相对含量 计算公式	检测结果 计算公式	相对含量计 算修正值
		计算结果＝［稀释倍数× （相对含量－空白）］/采样体积	

备注	

表 4-4　目试比色法原始记录（1）

检测任务编号：　　　　　　　　　　　　　　　　　　　　　　　第　页/共　页

色阶名称		制作日期	
制作地点			
温度	℃	相对湿度	%RH
制作依据		检测方法	
标准储备液	mg/mL		
标准使用液	μg/mL		
标准曲线制作			

标准色阶表								
标准序号	0	1	2	3	4	5	6	7
标准溶液/mL								
含量/μg								

表 4-5　目试比色法原始记录（2）

第　页/共　页

标准色阶制作、测定样品所需溶液的配制记录	
一、吸收液	
二、其他溶液	
三、标准溶液	

检测人：　　　　年　月　日　　复核人：　　　　　　　　　　　年　月　日

表 4-6　目试比色法原始记录（3）

样品名称		空气收集器		用人单位	
送检日期		检测日期		检测项目	
样品处理					

样品测定表（标准色阶见原始记录项目编号）

样品编号	采样体积/L	测样				备注
		样总量/ mL	检测用量/ mL	相对色阶 含量/μg	结果/ (mg/m³)	

续表

采样体积：	检测结果计算公式
采样体积＝采样流量×采样时间 $V_0 = V_T \times 293/(273+T) \times p/101.3$ 注：当 $T < 5℃$ 或 $T > 35℃$；$p < 98.8$ kPa 或 $p >$ 103.4kPa 时，使用上式计算采样体积	计算结果＝(稀释倍数×相对色阶含量)/采样体积
备注	

表 4-7　电化学法原始记录 (1)

曲线名称		制作日期	
制作地点			
温度	℃	相对湿度	％RH
制作依据		检测方法	
仪器型号及编号		状态	

标准储备液	mg/mL	
标准使用液	µg/mL	
标准曲线制作		

标准曲线表

标准序号	0	1	2	3	4	5	6	7
标准溶液/mL								
含量/µg								
lgC								
电位值/mV								

表 4-8　电化学法原始记录（2）

标准曲线制作、测定样品所需溶液的配制记录	
一、吸收液	
二、其他溶液	
三、标准溶液	

表 4-9　电化学法原始记录（3）

样品名称		空气收集器		用人单位	
送检日期			检测日期		检测项目
样品处理					

样品测定表（标准曲线见原始记录项目编号　　　　　　）

样品编号	采样体积/L	稀释倍数	电位值/mV	lgC	相对含量/μg	计算结果/（mg/m³）	备注

质量控制样品的制备：
质量控制样品测定结论：

采样体积： 采样体积＝采样流量×采样时间 $V_0 = V_T \times 293/(273+T) \times p/101.3$ 注：当 $T<5℃$ 或 $T>35℃$；$p<98.8kPa$ 或 $p>103.4kPa$ 时，使用上式计算采样体积	相对含量＝$10lgC$	$lgC_{待} = [(E_{待}-E_{标})/S_{斜}]+lgC$
	$S_{斜率} = (E_1-E_2)/(lgC_1-lgC_2)$	计算结果＝$(C \times 稀释倍数)/V_0$
备注		

表 4-10　色谱原始记录（1）

用人单位			样品名称	
检测项目				
检测依据		送检日期		检测日期
实验室环境条件	气压：　　kPa	温度：　　℃	相对湿度：　　%RH	
实验用仪器		色谱仪　型号：	编号：	
色谱条件	色谱柱名称：　　柱长：　　m 　　　　检测器： 　　气相色谱		内径：　　mm　膜厚：　　μm 液相/离子色谱	
	柱温：　　℃　　汽化室温度：　　℃ 检测器温度：　　℃　载气流速：　　mL/min 分流比：		流动相：　　流量： 柱头压：	
色谱图参数	化合物名称	保留时间	化合物名称	保留时间

续表

样品预处理	

检测人：　　　年　月　日　　　　　　　　　　　　复核人：　　　年　月　日

表 4-11　色谱原始记录（2）

曲线名称	标准曲线

标物名称：　　　　　　标物编号：　　　　　标物批号：　　　生产厂家：
溶剂/解吸液名称：　　　　批号：　　　　生产厂家：　　　　电子天平：
　　　　　　　　　　　　型号：　　　　　　编号：

取　　　　色标物　　　μL,称重后质量　　　　　g 于　　　　mL(容量瓶□/注射器□)中,用　　　　定容 至　　　mL,标准储备液(气)浓度为　　　　μg/mL。外购标准储备液(气)浓度：　　　　μg/mL	标准储备液(气)配制：

标准应用液(气)配制：
取标准储备(液□气□)体积　　　mL,于　　　mL(容量瓶□/注射器□)中,用定容至　　　mL,其浓度为　　　μg/mL

标准曲线制作(定容体积：　　　mL)

管号		0	1	2	3	4	5
取应用液(气)体积							
浓度/(μg/mL)							
峰面积□ /峰高□	1						
	2						
	3						
	4						
	5						
	平均值						
标准曲线方程							
相关系数				检出限		μg/mL	

检测人：　　　年　月　日　　　　　　　　　　　　复核人：　　　年　月　日

表 4-12　色谱原始记录（3）

检测项目	

质量控制样品的制备：
质量控制样品测定结论：

样品测定结果(标准曲线见检测任务编号：　　　　)

样品编号	采样体积/L	稀释体积数/ mL	结果			备注
			峰面积/峰高	测量浓度 C/ (μg/mL)	检测结果/ (mg/m³)	

续表

计算公式	$C_1 = \dfrac{C}{V_0 D} - C_{空} \times V$	采样体积： 采样体积＝采样流量×采样时间 $V_0 = VT \times 293/(273+T) \times p/101.3$ 注：当 $T<5℃$ 或 $T>35℃$；$p<98.8$kPa 或 $p>103.4$kPa 时，使用上式计算采样体积
	解吸效率制作见解吸效率原始记录表(编号：)解吸效率 $D=$ ％	
	采集 L空气样品,本方法的最低检出浓度为 mg/m³	

检测人： 年 月 日 复核人： 年 月 日

表 4-13 气质联用定性分析原始记录 (1)

第 页/共 页

用人单位		样品名称	
检测项目			
送检日期		检测日期	
实验室环境条件	气压： kPa	温度： ℃	湿度： ％RH
实验用仪器		质谱仪 型号： 编号：	
质谱条件	色谱柱名称： 柱长： m 内径： mm 膜厚： μm 检测器： 质谱条件： 柱温： ℃ 扫描方式： 汽化室温度： ℃ 离子源温度： ℃ 检测室温度： ℃ 溶剂切除时间： min 载气流速： mL/min 扫描范围： m/z 分流比：		
质谱图参数	化合物名称	保留时间	化合物名称	保留时间
样品预处理				

检测人： 年 月 日 复核人： 年 月 日

表 4-14 气质联用定性分析原始记录 (2)

第 页/共 页

样品编号	保留时间/min	定性结果	与标准谱库匹配度	相对百分含量/％	备注

检测人： 年 月 日 复核人： 年 月 日

表 4-15　火焰原子吸收光谱分析原始记录（1）

第　页/共　页

样品名称		空气收集器		用人单位		
送检日期		检测日期			检测项目	
检测依据			检测方法			
检测地点		室温	℃		湿度	%RH
仪器名称型号及　编号				仪器状态		
波长	nm	狭缝	nm	灯电流	mA	负高压　V

试剂名称	批号（浓度）	生产厂家

试剂配制：

检测人：　　　年　月　日　　　　　　　　　　复核人：　　　年　月　日

表 4-16　火焰原子吸收光谱分析原始记录（2）

第　页/共　页

标准使用液配制：

标准曲线系列							
管号	1	2	3	4	5	6	7
应用液加入量/mL							
定容量/mL							
标准液浓度/（μg/mL）							
吸光度值 A							
相关系数	$r=$			标准曲线方程	$A=$		C

标准曲线绘制
样品处理与测定
质量控制

样品编号	采样体积 V_0/L	样品溶液体积 V/mL	稀释倍数 K	吸光度值 A	测出量 C/（μg/mL）	检测结果 C_1/（mg/m³）	备注

续表

计算公式	$C_1 = \dfrac{(C - C_0) \times V \times K}{V_0}$ \\ C_0 为空白样	采样体积：\\ 采样体积＝采样流量×采样时间\\ $V_0 = V_T \times 293/(273 + T) \times p/101.3$\\ 注：当 $T < 5℃$ 或 $T > 35℃$；$p < 98.8\text{kPa}$ 或 $p > 103.4\text{kPa}$ 时，使用上式计算采样体积
备注	本方法最低检出限　　　　　μg/mL　本方法最低检出浓度　　　　　mg/m³（以采集　　　L空气样品计）	

检测人：　　　年　月　日　　复核人：　　　年　月　日

表 4-17　石墨炉原子光谱分析原始记录（1）

第　页/共　页

样品名称		用人单位			
送检日期		检测日期		检测项目	
检测依据			检测方法		
检测地点		室温	℃	湿度	％RH
仪器名称型号及编号				仪器状态	

波长	nm	狭缝	nm	灯电流	mA	负高压	V

试剂名称	批号（浓度）	生产厂家

试剂配制：

检测人：　　　年　月　日　　复核人：　　　年　月　日

表 4-18　石墨炉原子光谱分析原始记录（2）

第　页/共　页

标准液配制：

标准曲线系列							
管号	1	2	3	4	5	6	7
应用液加入量/mL							
定容量/mL							
标准系列浓度/(μg/L)							

续表

相应吸光度值 A							
相关系数		$r=$		标准曲线方程		$A=$	C
标准曲线绘制							
样品处理与测定							
质量控制							

样品编号	采样体积 V_0/L	样品溶液体积 V/mL	稀释倍数 K	测定值 A	测出量 $C/$ $(\mu g/L)$	检测结果 $C_1/$ (mg/m^3)	备注

计算公式	$C_1=\dfrac{(C-C_0)\times V\times K}{V_0}$ C_0 为空白样	采样体积： 采样体积＝采样流量×采样时间 $V_0=VT\times293/(273+T)\times p/101.3$ 注：当 $T<5℃$ 或 $T>35℃$；$p<98.8kPa$ 或 $p>103.4kPa$ 时，使用上式计算采样体积

备注	本方法最低检出限 $\mu g/mL$ 本方法最低检出浓度 mg/m^3（以采集 L空气样品计）

检测人：   年   月   日   复核人：   年   月   日

表 4-19 原子荧光光谱分析原始记录（1）

第 页/共 页

样品名称		空气收集器		用人单位	
送检日期		检测日期		检测项目	
检测依据		检测方法			
检测地点		室温	℃	湿度	%RH
仪器名称型号及编号				仪器状态	
波长	nm	灯电流	mA	辅电流 mA	负高压 V

试剂名称		批号（浓度）		生产厂家	

试剂配制：

表 4-20 原子荧光光谱分析原始记录 (2)

标准使用液配制：

标准曲线							
管号	1	2	3	4	5	6	7
应用液加入量/mL							
定容量/mL							
标准液浓度/(μg/mL)							
相应荧光强度值 I_f							

相关系数		标准曲线方程		$I_f=$		C

标准曲线绘制	
样品处理与测定	
质量控制	

样品编号	采样体积 V_0/L	样品溶液体积 V/mL	稀释倍数 K	测定值 I_f	测出量 C/(μg/L)	检测结果 C_1 (mg/m^3)	备注

计算公式	$C_1 = (C-C_0) \times V \times K$ C_0 为样品空白	采样体积： 采样体积＝采样流量×采样时间 $V_0 = V_T \times 293/(273+T) \times p/101.3$ 注：当 $T<5℃$ 或 $T>35℃$；$p<98.8kPa$ 或 $p>103.4kPa$ 时，使用上式计算采样体积
备注	本方法最低检出限　　　μg/mL　本方法最低检出浓度　　　mg/m^3（以采集　　　L 空气样品计）	

表 4-21 标准溶液配制与标定原始记录

记录编号：

溶液名称		配制日期		标定日期	
执行标准		基准物质			
配制地点		温度　　　℃	相对湿度　　　%RH	溶液温度　　　℃	

溶液的配制及标定

一、溶液配制：

二、标定：

计算公式	标准溶液浓度

能力提升训练

根据当地工矿企业职业病危害因素情况，定量分析某企业特定岗位的职业因素浓度，如氟化工行业可检测氟含量是否超标。

知识储备

项目二　工作场所化学有害因素检测

一、接触限值标准依据

职业接触限值（occupational exposure limits，OELs）又称为职业性有害因素的接触限制量值，是指劳动者在职业活动过程中长期反复接触，对绝大多数接触者的健康不引起有害作用的容许接触水平。化学有害因素的职业接触限值包括时间加权平均容许浓度、短时间接触容许浓度和最高容许浓度 3 类。

1. 工作场所空气中化学物质容许浓度

工作场所空气中化学物质容许浓度见附录四。

2. 工作场所空气中粉尘容许浓度

工作场所空气中粉尘容许浓度见附录五。

3. 工作场所空气中生物因素容许浓度

工作场所空气中生物因素容许浓度见表 4-22。

表 4-22　工作场所空气中生物因素容许浓度

序号	中文名	英文名	化学文摘号（CAS No.）	OELs			备注
				MAC	PC-TWA	PC-STEL	
1	白僵蚕孢子	Beauveria bassiana		6×10^7 孢子数/m³	—	—	—
2	枯草杆菌蛋白酶	Subtilisins	1395-21-7；9014-01-1		15 ng/m³	30 ng/m³	敏

附录四、附录五及表 4-22 中备注栏内标有"皮"的物质（如有机磷酸酯类化合物，芳香胺，苯的硝基、氨基化合物等），表示可因皮肤、黏膜和眼睛直接接触蒸气、液体和固体，通过完整的皮肤吸收引起全身效应。使用"皮"的标识旨在提示即使空气中化学物质浓度等于或低于 PC-TWA 时，通过皮肤接触也可引起过量接触。对于那些标有"皮"标识且 OELs 低的物质，在接触高浓度，特别是在皮肤大面积、长时间接触的情况下，需采取特殊预防措施减少或避免皮肤直接接触。当难以准确定量接触程度时，也必须采取措施预防皮肤的大量吸收。对化学物质标识"皮"并未考虑该化学物质引起刺激、皮炎和致敏作用的特性，对那些可引起刺激或腐蚀效应但没有全身毒性的化学物质也未标以"皮"的标识。患有皮肤病时可明显影响皮肤吸收。

附录四、附录五及表 4-22 中备注栏内标有"敏"，是指已被人或动物资料证实该物质可能有致敏作用，但并不表示致敏作用是制定 PC-TWA 所依据的关键效应，也不表示致敏效应是制定 PC-TWA 的唯一依据。使用"敏"的标识不能明显区分所致敏的器官系统；未标注"敏"标识的物质并不表示该物质没有致敏能力，只反映目前尚缺乏科学证据或尚未定论。使用"敏"的标识旨在保护劳动者避免诱发致敏效应，但不保护那些已经致敏的劳动者。减少对致敏物及其结构类似物的接触，可减少个体过敏反应的发生率。对某些敏感的个体，防止其特异性免疫反应的唯一方法是完全避免接触致敏物及其结构类似物。应通过工程控制措施和个人防护用品以有效地减少或消除接触。对工作中接触已知致敏物的劳动者，必须进行教育和培训（如检查潜在的健康效应、安全操作规程及应急知识）。应通过上岗前体检和定期健康监护，尽早发现特异易感者，及时调离接触。

致癌性标识按国际癌症研究中心（IARC）分级，在备注栏内用"G1""G2A""G2B"标识，作为参考性资料，见表 4-22 和表 4-23。化学物质的致癌性证据来自于流行病学、毒理学和机理研究。国际癌症研究中心将潜在化学致癌性物质分类如下：G1 为确认人类致癌物（carcinogenic to humans）；G2A 为可能人类致癌物（probably carcinogenic to humans）；G2B 为可疑人类致癌物（possibly carcinogenic to humans）；G3 为对人及动物致癌性证据不足（not calssifiable as to carcinogenicity to humans）；G4 为未列为人类致癌物（probably not carcinogenic to humans）。文中引用国际癌症组织的致癌性分级标识 G1、G2A、G2B，作为职业病危害预防控制的参考。对于标有致癌性标识的化学物质，应采用技术与个人防护措施，减少接触机会，尽可能保持最低接触水平。

二、作业场所职业病危害因素检测标准（以苯检测为例）

1. 检测项目的确定

参照《职业病危害因素分类目录》，根据工作场所中存在的职业病危害因素确定检测项目。若工作场所中存在《职业病危害因素分类目录》所列出的项目，或工作场所中存在应作为职业病危害因素检测的重点项目，检测项目应经所委托的检测机构现场调查确认。

2. 检测机构的确定

委托具有职业卫生技术服务资质的机构对工作场所进行职业病危害识别、风险评估及检测。检测机构根据检测项目来源、性质、检测对象和检测范围等，结合自身资质和技术能力，进行项目合同评审，接受来自企业客户、评价机构或者行政机关等的委托，双方签订技术服务合同。

3. 职业病危害因素检测标准

存在职业病危害的生产经营单位（煤矿除外）应当委托具有相应资质的中介技术服务机构，每年至少进行一次职业病危害因素检测。采样方式：定点采样、个体采样。

4. 检测方案制订

检测方案应包括利用便携式仪器设备对物理因素的现场检测和对空气中有害物质的样品采集两个方面的内容。方案应包括检测范围（职业病危害因素的种类）、有害物质样品采集方式（个体或定点方法）、物理因素的检测时间和地点、化学有害因素的采样地点、采样对象、采样时间和采样频次等。

5. 检测前期准备

确定现场采样检测执行人员及各自任务分工；做好采样仪器和检测仪器的准备工作；选择符合采样要求的仪器设备，检查其正常运行操作、电池电量、充电器、计量校准有效期、防爆性能等情况；做好采样设备的充电工作和流量校准工作；准备采样介质、器材、材料及相关试剂，确保其质量完好、数量充足；准备足够的现场采样检测记录单；做好采样人员必要的个体防护和仪器设备搬运过程中的安全防护。涉及有害作业场所必须符合：有害作业与无害作业分开，设置有效的通风装置，涉及有害作业场所应设置安全警示标志和区域警示线，配备有效的应急防范设备和救护、抢险用品，并设置通信报警装置。按照《劳动防护用品（具）和保健品发放管理制度》及时足额落实员工劳动防护用品的发放，并督促员工合理正确地使用，对职业卫生防护设施进行经常性维修、检修，定期检测，确保正常使用。对可能发生急性职业损伤的有毒、有害作业场所，应当设置安全警示标志，配置现场急救用品。按国家有关规定对作业场所定期进行职业病危害因素检测，并将检测结果及时向职工公布。对职业病患者、观察对象、职业禁忌证按规定复查，并建立"职业健康档案"。职业病危害因素监测公告牌设置要求：各单位应在作业地点设置职业病危害因素监测点公告牌，噪声作业监测点应根据监测结果注明最长停留时间；如果工作场所只有一个监测点，应在工作场所设置一个公告牌。

6. 检测周期的确定

按照《职业病危害因素分类目录》所列出的项目每年检测一次，其他职业病危害因素每年至少检测一次。对检测结果有不符合职业接触限值（国家职业卫生标准）的情况下，必须按卫生监督部门规定的期限进行整改，直至检测合格为止。

7. 检测结果的记录、报告和公示

安全管理机构应建立检测结果档案，每次的检测结果应及时上报公司主管领导及所在地行政管理部门，并应及时公示。公示地点为检测点及人员较集中的公共场所，公示内容包括检测地点、检测日期、检测项目、检测结果、职业接触限值、评价等。

三、化学有害因素检测作业操作指导

1. 苯、甲苯、二甲苯、乙苯和苯乙烯的检测

（1）采用方法

溶剂解吸-气相色谱法。

（2）检测原理

空气中的苯、甲苯、二甲苯、乙苯和苯乙烯用活性炭管采集，二硫化碳解吸后进样，经色谱柱分离，氢焰离子化检测器检测，以保留时间定性，峰高或峰面积定量。

（3）检测仪器

① 活性炭管，溶剂解吸型，内装 100mg/50mg 活性炭。

② 空气采样器，流量 0～500mL/min。

③ 溶剂解吸瓶，5mL。

④ 微量注射器，10μL。

⑤ 气相色谱仪，氢焰离子化检测器。

仪器操作参考条件，色谱柱 1：2m×4mm，PEG 6000（或 FFAP）：6201 红色担体=5：100。色谱柱 2：2m×4mm，邻苯二甲酸二壬酯（DNP）：有机皂土-34：Shimalite 担体=5：5：100。色谱柱 3：30m×0.53mm×0.2μm，FFAP。柱温为 80℃；汽化室温度为150℃；检测室温度为 150℃；载气（氮气）流量为 40mL/min。试剂采用二硫化碳，色谱鉴定无干扰杂峰。PEG6000、FFAP、DNP 和有机皂土-34，均为色谱固定液。6201 红色担体和 Shimalite 担体，60～80 目。

（4）标准溶液

加约 5mL 二硫化碳于 10mL 容量瓶中，用微量注射器准确加入 10μL 苯、甲苯、二甲苯、乙苯或苯乙烯，用二硫化碳稀释至刻度，作为标准溶液；或用国家认可的标准溶液配制。

2. 样品的采集、运输和保存

现场采样按照《工作场所空气中有害物质监测的采样规范》（GBZ 159—2004）执行。短时间采样：在采样点，打开活性炭管两端，以 100mL/min 流量采集 15min 空气样品。长时间采样：在采样点，打开活性炭管两端，以 50mL/min 流量采集 2～8h 空气样品。个体采样：在采样点，打开活性炭管两端，佩戴在采样对象的前胸上部，尽量接近呼吸带，以 50mL/min 流量采集 2～8h 空气。样品空白：将活性炭管带至采样地点，除不连接采样器采集空气样品外，其余操作同样品。采样后，立即封闭活性炭管两端，置清洁容器内运输和保存。样品置冰箱内至少可保存 14d。

3. 样品测定分析步骤

样品处理：将采过样的前后段活性炭分别放入溶剂解吸瓶中，各加入 1.0mL 二硫化碳，塞紧管塞，振摇 1min，解吸 30min。解吸液供测定。若浓度超过测定范围，用二硫化碳稀释后测定，计算时乘以稀释倍数。

标准曲线的绘制：用二硫化碳稀释标准溶液成表 4-23 所列标准系列。

表 4-23　标准系列　　　　　　　　　　　　　　　　　　　mg/mL

溶　液	管　号				
	0	1	2	3	4
苯浓度	0.0	13.7	54.9	219.7	878.7
甲苯浓度	0.0	13.6	54.2	216.7	866.9
邻二甲苯浓度	0.0	13.8	55.0	220.0	880.2
对二甲苯浓度	0.0	13.5	54.0	216.0	864.2
间二甲苯浓度	0.0	13.4	53.8	215.3	861.1
乙苯浓度	0.0	13.5	54.2	216.8	867.0
苯乙烯浓度	0.0	14.2	56.6	226.6	906.0

参照仪器操作条件，将气相色谱仪调节至最佳测定状态，分别进样 1.0μL，测定各标准系列。每个浓度重复测定 3 次。以测得的峰高或峰面积均值分别对苯、甲苯、二甲苯、乙苯或苯乙烯浓度绘制标准曲线。

样品测定：用测定标准系列的操作条件测定样品和样品空白的解吸液；测得峰高或峰面积值后，由标准曲线得苯、甲苯、二甲苯、乙苯或苯乙烯的浓度。采样体积换算成标准采样体积公式为

$$V_0 = V \times 293/(273 + t) \times (p/103) \tag{4-42}$$

式中　V_0——标准采样体积，L；

　　　V——采样体积，L；

　　　t——采样点的温度，℃；

　　　p——采样点的大气压，kPa。

空气中苯、甲苯、二甲苯、乙苯或苯乙烯的浓度计算公式为

$$C = (C_1 + C_2) \times V/V_0 D \tag{4-43}$$

式中　C——空气中苯、甲苯、二甲苯、乙苯或苯乙烯的浓度，mg/m³；

C_1、C_2——测得前后段解吸液中苯、甲苯、二甲苯、乙苯或苯乙烯的浓度（减去样品空白），g/mL；

　　　V——解吸液的体积，mL；

　　　V_0——标准采样体积，L；

　　　D——解吸效率，%。

四、检测报告编制

根据苯、甲苯、二甲苯、乙苯和苯乙烯的检测过程，详细如实记录实验相关数据，并与标准对照作检测结论说明。检测报告见表4-24。

表 4-24　检测报告

No.××××××××　　　　　　　　　　　　　　　　　　　　共×页　　第1页

样品名称:活性炭管(采集空气样品)　　　　样品编号:××××-××××
委托单位:××市××××厂　　　　　　　　检验性质:委托检测
采样单位:××××安全公司　　　　　　　　样品数量:××个
受检单位:××市××××厂　　　　　　　　样品性状:完好
送检日期:××××年××月××日　　　　　检测日期:××××年××月××日
检测仪器:GC9790J 气相色谱仪　　　　　　设备编号:ZY-10001
检测项目:正己烷
检测依据:《工作场所空气有毒物质测定——混合烃类化合物》(GBZ/T 160.38—2007)
判定依据:《工作场所有害因素职业接触限值　第1部分:化学有害因素》(GBZ 2.1-2007)
职业病危害因素检测结果:

样品编号	采样地点	日接触时间/h	检测结果/(mg/m³)			职业接触限值		单项判定	
			空气中浓度	C_{TWA}	C_{STEL}	PC-TWA / (mg/m³)	C_{STEL}	C_{TWA}	C_{STEL}
××××××-×			<0.2						
××××××-×	×××车间	8	<0.2	<0.2	<0.2	100	180	合格	合格
××××××-×			<0.2						
××××××-×			<0.2						
××××××-×	zzz 车间	8	<0.2	<0.2	<0.2	100	180	合格	合格
××××××-×			<0.2						
备注			正己烷最低检出浓度:0.2mg/m³						

编制:××
检验人:××　　　　　　　　　　审核人:××
批准人(职称):××　　　批准日期:××××年　××月　××日

能力提升训练 >>

1. 电位法的依据是（　　　）。
A. 朗伯-比尔定律　　　　　　　　B. 能斯特方程
C. 法拉第第一定律　　　　　　　　D. 法拉第第二定律
2. 测定 pH 值的指示电极为（　　　）。
A. 标准氢电极　　　　　　　　　　B. 玻璃电极
C. 甘汞电极　　　　　　　　　　　D. 银-氯化银电极
3. 测定水中微量氟，最为合适的方法有（　　　）。
A. 沉淀滴定法　　　　　　　　　　B. 离子选择电极法
C. 火焰光度法　　　　　　　　　　D. 发射光谱法
4. 一束（　　　）通过有色溶液时，溶液的吸光度与溶液浓度和液层厚度的乘积成正比。
A. 平行可见光　　　　　　　　　　B. 平行单色光
C. 白光　　　　　　　　　　　　　D. 紫外线

5. 原子吸收光谱是（　　）。

A. 带状光谱　　　　　B. 线状光谱　　C. 宽带光谱　　　D. 分子光谱

6. 在气固色谱中各组分在吸附剂上分离的原理是（　　）。

A. 各组分溶解度不一样　　　　　B. 各组分电负性不一样

C. 各组分颗粒大小不一样　　　　D. 各组分吸附能力不一样

7. 在气相色谱法中，可用作定量的参数是（　　）。

A. 保留时间　　　　　　　　　　B. 相对保留值

C. 半峰宽　　　　　　　　　　　D. 峰面积

归纳总结提高 >>

　　某皮革生产企业可能存在苯超标，拟对该企业制革车间空气中苯含量进行检测，并设计检测流程。

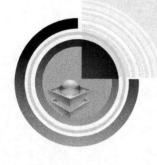

课题五

生产性粉尘危害因素检测技术

▷▷▷

学习目标 ▶▶

知识目标

了解生产性粉尘危害因素定义、分类及造成职业病危害原因的分析与辨识。

能力目标

具备根据职业病危害相关标准，初步掌握生产性粉尘危害因素检测技术的能力。

素质目标

培养学生正确认知生产性粉尘危害因素、防范职业病危害的意识。

知识储备 ▶▶

项目一 生产性粉尘检测方法

一、生产性粉尘产生的主要作业场所

生产性粉尘是生产过程中形成的，能长时间飘浮在空气中的固体微粒。生产性粉尘按化学性质可分为无机粉尘（金属、非金属、人工无机性粉尘），有机粉尘（动物性、植物性、合成材料粉尘），混合性粉尘（2种以上粉尘，如煤硅尘、铸造尘）。生产性粉尘按致尘肺类型可分为硅尘（含游离二氧化硅粉尘），硅酸盐尘（石棉、滑石、云母、水泥），炭尘（煤尘、炭黑、石墨、活性炭），金属尘（铁尘、铝尘），混合性尘（陶土尘、电焊尘、铸造尘）。

存在生产性粉尘的主要作业有矿山开采（金属矿山和煤矿的风钻、爆破），金属冶炼

（矿石粉碎、筛分），机械制造（铸造、打磨），各种材料的开采、碾磨，隧道开凿、爆破、运输，样品预处理等。

二、粉尘的浓度测定方法及仪器

1. 粉尘浓度

粉尘浓度是指单位体积空气中所含粉尘的质量或数量。质量浓度是指单位体积内粉尘的质量。数量浓度是指单位体积内粉尘的个数。短时间接触浓度 CSTEL 是指短时间（15min）测定的粉尘浓度。时间加权平均浓度 CTWA 是指以时间为权数规定的 8h 工作日的平均浓度。

2. 采样方法

定点采样是将粉尘采样器安置在选定的采样点，在劳动者呼吸带高度处进行的采样。有风流影响时，应在作业地点下风侧或回风侧采样。短时间采样是将装好滤膜的粉尘采样夹，在采样点的呼吸带高度以固定流量采集 15min 空气样品。长时间采样是将装好滤膜的粉尘采样夹，在采样点呼吸带高度以固定流量采集一个工作班的空气样品。个体采样是将个体粉尘采样器佩戴在采样对象身上，其采样头进气口处于呼吸带高度进行的采样。直接测定 CTWA（推荐），反映个体粉尘接触水平。

3. 粉尘测定采样点的选择

（1）选择原则

反映粉尘的危害和作业者的接触；在劳动者呼吸带高度处进行；有风流影响时，应在作业地点下风侧或回风侧采样；须包括粉尘浓度最高和接尘时间最长的工作地点。

（2）定点采样的采样点

选择有代表性的工作地点，应包括粉尘浓度最高和接尘时间最长的工作地点。有多台同类生产设备时，1～3 台设置 1 个采样点；4～10 台设置 2 个采样点；10 台以上，至少设置 3 个采样点。多个工作地点工作时，每个工作地点设置 1 个采样点。流动工作时，在流动范围内，一般每 10m 设置 1 个采样点。控制室和休息室，至少设置 1 个采样点。

（3）个体采样的采样人数

能确定接尘浓度最高和时间最长劳动者时，应包括他们；工作岗位劳动者数不足 3 名时，全选。如表 5-1 所示。

表 5-1　采样对象人数的选择（采样对象较少时）

劳动者数	采样对象数
3～5	2
6～10	3
>10	4

不能确定接尘浓度最高和时间最长劳动者时，按表 5-2 选定采样对象的人数；工作岗位劳动者不足 6 名时，全选。

表 5-2　采样对象人数的选择（采样对象≥5 时）人

劳动者数	采样对象数
6	5
7～9	6
10～14	7
15～26	8

续表

劳动者数	采样对象数
27～50	9
50 以上	11

4. 检测方法

采用滤膜质量法测定。用已知质量的测尘滤膜采集含尘空气，由采样后的滤膜增量和采气量，计算出空气中总粉尘的浓度。

5. 检测仪器

总粉尘测定使用的器材有滤膜、粉尘采样夹、粉尘采样器等。

滤膜：过氯乙烯滤膜或其他测尘滤膜。当空气中粉尘浓度不大于 $50mg/m^3$ 时，用直径 37mm 或 40mm 的滤膜；当粉尘浓度大于 $50mg/m^3$ 时，用直径 75mm 的滤膜。

粉尘采样夹：安装直径 37mm、40mm 或 75mm 的滤膜。

粉尘采样器：个体采样时用流量为 1～5L/min 的粉尘采样器；定点采样时用流量为 5～80L/min 的粉尘采样器。

其他器材：分析天平（感量 0.1mg 或 0.01mg）；秒表或其他计时器；干燥器（内装变色硅胶）；镊子；除静电器等。

能力提升训练

（1）煤矿井下作业粉尘定点采样点和采样位置如何确定？
（2）车站、码头、仓库产尘货物搬运存放时粉尘定点采样点和采样位置如何确定？

知识储备

项目二　工作场所空气中粉尘测定

学习目标

知识目标

了解生产性总尘和呼吸性粉尘职业病危害因素的检测注意事项及浓度检测的仪器使用和具体检测操作。

能力目标

掌握生产性总尘和呼吸性粉尘职业病危害因素检测分析能力。

素质目标

培养学生通过工作场所粉尘浓度分析认识粉尘职业病危害。

一、工作场所空气中总粉尘浓度测定

1. 总粉尘浓度测定原理

空气中的总粉尘用已知质量的滤膜采集，由滤膜的增量和采气量，计算出空气中总粉尘的浓度。

2. 总粉尘浓度测定仪器

滤膜：过氯乙烯滤膜或其他测尘滤膜。当空气中粉尘浓度不大于 $50mg/m^3$ 时，用直径 37mm 或 40mm 的滤膜；当粉尘浓度大于 $50mg/m^3$ 时，用直径 75mm 的滤膜。粉尘采样器：包括采样夹和采样器两部分，性能和技术指标应符合《作业场所空气采样仪器的技术规范》（GB/T 17061—1997）的规定。粉尘采样夹可安装直径 40mm 和 75mm 的滤膜，用于定点采样；小型塑料采样夹可安装直径不大于 37mm 的滤膜，用于个体采样。采样器在需要防爆的工作场所应使用防爆型。用于个体采样时，流量范围为 1～5L/min；用于定点采样时，流量范围为 5～80L/min；用于长时间采样时，连续运转时间应不小于 8h。

其他器材：分析天平（感量 0.1mg 或 0.01mg）；秒表或其他计时器；干燥器（内装变色硅胶）；镊子；除静电器。

3. 总粉尘浓度测定的样品采集

称量前，将滤膜置于干燥器内 2h 以上。用镊子取下滤膜的衬纸，将滤膜通过除静电器，除去滤膜的静电，在分析天平上准确称量，在衬纸上和记录表上记录滤膜的质量和编号。将滤膜和衬纸放入相应容器中备用，或将滤膜直接安装在采样夹上。安装时，滤膜毛面应朝进气方向，滤膜放置应平整，不能有裂隙或褶皱。用直径 75mm 的滤膜时，做成漏斗状装入采样夹。

现场采样：应按照《工作场所空气中有害物质监测的采样规范》（GBZ 159—2004）执行。定点采样：根据粉尘检测的目的和要求，可以采用短时间采样或长时间采样。短时间采样是在采样点，将装好滤膜的粉尘采样夹，在呼吸带高度以 15～40L/min 流量采集 15min 空气样品。长时间采样是在采样点，将装好滤膜的粉尘采样夹，在呼吸带高度以 1～5L/min 流量采集 1～8h 空气样品（由采样现场的粉尘浓度和采样器的性能等确定）。个体采样：将装好滤膜的小型塑料采样夹，佩戴在采样对象的前胸上部，进气口尽量接近呼吸带，以 1～5L/min 流量采集 1～8h 空气样品（由采样现场的粉尘浓度和采样器的性能等确定）。

4. 滤膜上总粉尘的增量（Δm）要求

无论定点采样或个体采样，要根据现场空气中粉尘的浓度、使用采样夹的大小、采样流量及采样时间，估算滤膜上总粉尘的增量 Δm。滤膜上总粉尘增量 Δm 的要求与称量使用的分析天平感量和采样使用的测尘滤膜直径有关。采样时要通过调节采样流量和采样时间，控制 Δm 在表 5-3 要求的范围内；否则，有可能因过载造成粉尘脱落。采样过程中，若有过载可能，应及时更换采样夹。

表 5-3　滤膜上总粉尘增量 Δm 要求

分析天平感量	滤膜直径/mm	Δm 的要求/mg
0.1mg	≤37	$1 \leqslant \Delta m \leqslant 5$
	40	$1 \leqslant \Delta m \leqslant 10$
	75	$\Delta m \geqslant 1$，最大增量不限
0.01mg	≤37	$0.1 \leqslant \Delta m \leqslant 5$
	40	$0.1 \leqslant \Delta m \leqslant 10$
	75	$\Delta m \geqslant 0.1$，最大增量不限

5. 样品的运输和保存

采样后，取出滤膜，将滤膜的接尘面朝里对折两次，置于清洁容器内运输和保存。运输和保存过程中应防止粉尘脱落或污染。

6. 样品的称量

称量前，将采样后的滤膜置于干燥器内 2h 以上。除静电后，在分析天平上准确称量，记录滤膜和粉尘的质量 m_2。

7. 浓度的计算

空气中总粉尘浓度的计算公式为

$$C = \frac{m_2 - m_1}{q_V t} \times 1000 \tag{5-1}$$

式中　C——空气中总粉尘的浓度，mg/m^3；

　　　m_2——采样后的滤膜质量，mg；

　　　m_1——采样前的滤膜质量，mg；

　　　q_V——采样流量，L/min；

　　　t——采样时间，min。

空气中总粉尘的时间加权平均浓度按《工作场所空气中有害物质监测的采样规范》（GBZ 159—2004）规定计算。本法的最低检出浓度为 $0.2mg/m^3$（以感量 $0.01mg$ 天平，采集 500L 空气样品计）。

适用的空气中粉尘浓度范围与使用的分析天平感量和采样流量及采样时间有关，本法在个体采样条件下适用的空气中粉尘浓度的参考范围见表 5-4。

表 5-4　空气中粉尘浓度的参考范围

分析天平感量	采样流量/(L/min)	采样时间/min	空气中粉尘浓度范围/(mg/m³)
0.01mg	2	480	0.1~5.2
	3.5	480	0.06~3
0.1mg	2	480	1.0~5.2
	3.5	480	0.6~3

当过氯乙烯滤膜不适用（如在高温情况下采样）时，可用超细玻璃纤维滤纸。采样前后，滤膜称量应使用同一台分析天平。测尘滤膜通常带有静电，影响称量的准确性，因此，应在每次称量前除去静电。

8. 粉尘定点采样点和采样位置举例

（1）工厂粉尘定点采样点的确定

一个厂房内有多台同类产尘设备生产时，3 台以下者选 1 个采样点；4~10 台者选 2 个采样点；10 台以上者，至少选 3 个采样点。同类设备处理不同物料时，按物料种类分别设采样点；单台产尘设备设 1 个采样点。移动式产尘设备按经常移动范围的长度设采样点，20m 以下者设 1 个；20m 以上者，在装、卸处各设 1 个采样点。在集中控制室内，至少设 1 个采样点，操作岗位也不得少于 1 个采样点。输送带长度在 10m 以下者设 1 个采样点；10m 以上者，在输送带头、尾部各设 1 个采样点。高式皮带运输转运站的机头、机尾处各设 1 个采样点；转运站设 1 个采样点。

（2）工厂粉尘定点采样位置的确定

采样位置选择在接近操作岗位的呼吸带高度。

二、工作场所空气中呼吸性粉尘浓度测定

1. 工作场所空气中呼吸性粉尘浓度的测定方法

适用于工作场所空气中呼吸性粉尘浓度测定的规范性标准有《作业场所空气采样仪器的

技术规范》（GB/T 17061—1997）、《工作场所空气中有害物质监测的采样规范》（GBZ 159—2004）、《工作场所空气中粉尘测定　第1部分：总粉尘浓度》（GBZ/T 192.1—2007）。

2. 工作场所空气中呼吸性粉尘测定原理

空气中粉尘通过采样器上的预分离器，分离出的呼吸性粉尘颗粒采集在已知质量的滤膜上，由采样后的滤膜增量和采气量，计算出空气中呼吸性粉尘的浓度。

3. 工作场所空气中呼吸性粉尘测定仪器

滤膜：过氯乙烯滤膜或其他测尘滤膜。呼吸性粉尘采样器：主要包括预分离器和采样器。预分离器对粉尘粒子的分离性能应符合呼吸性粉尘采样器的要求，即采集的粉尘的空气动力学直径应在 $7.07\mu m$ 以下，且直径为 $5\mu m$ 的粉尘粒子的采集率应为 50%。采样器其性能和技术指标应符合《作业场所空气采样仪器的技术规范》（GB/T 17061—1997）的规定；需要防爆的工作场所应使用防爆型采样器。其他器材：分析天平（感量 0.01mg）；秒表或其他计时器；干燥器（内盛变色硅胶）；镊子；除静电器。

4. 工作场所空气中呼吸性粉尘测定样品的采集

称量前，将滤膜置于干燥器内 2h 以上。用镊子取下滤膜的衬纸，除去滤膜的静电，在分析天平上准确称量。在衬纸上和记录表上记录滤膜的质量和编号。将滤膜和衬纸放入相应容器中备用，或将滤膜直接安装在预分离器内。安装时，滤膜毛面应朝进气方向，滤膜放置应平整，不能有裂隙或褶皱。预分离器的准备：预分离器按照要求，做好准备并进行安装。

现场采样：应按照《工作场所空气中有害物质监测的采样规范》（GBZ 159—2004）执行。定点采样：根据粉尘检测的目的和要求，可以采用短时间采样或长时间采样。短时间采样是在采样点，将连接好的呼吸性粉尘采样器，在呼吸带高度以预分离器要求的流量采集 15min 空气样品。长时间采样是在采样点，将连接好的呼吸性粉尘采样器，在呼吸带高度以预分离器要求的流量采集 1～8h 空气样品（由采样现场的粉尘浓度和采样器的性能等确定）。个体采样：将连接好的呼吸性粉尘采样器，佩戴在采样对象的前胸上部，进气口尽量接近呼吸带，以预分离器要求的流量采集 1～8h 空气样品（由采样现场的粉尘浓度和采样器的性能等确定）。

5. 滤膜上呼吸性粉尘增量（Δm）　要求

无论定点采样或个体采样，要根据现场空气中粉尘的浓度、使用采样夹的大小和采样流量及采样时间，估算滤膜上呼吸性粉尘增量 Δm。采样时要通过调节采样时间，控制 Δm 数值在 0.1～5mg 的要求；否则，有可能因滤膜过载造成粉尘脱落。采样过程中，若有过载可能，应及时更换呼吸性粉尘采样器。

6. 样品的运输和保存

采样后，从预分离器中取出滤膜，将滤膜的接尘面朝里对折两次，置于清洁容器内运输和保存。运输和保存过程中应防止粉尘脱落或污染。

7. 样品的称量

称量前，将采样后的滤膜置于干燥器内 2h 以上，除静电后，在分析天平上准确称量，记录滤膜和粉尘的质量 m_2。

8. 浓度的计算

空气中呼吸性粉尘的浓度计算公式为

$$C = \frac{m_2 - m_1}{q_v t} \times 1000 \tag{5-2}$$

式中　C——空气中呼吸性粉尘的浓度，mg/m^3；

　　　　m_2——采样后的滤膜质量，mg；

　　　　m_1——采样前的滤膜质量，mg；

　　　　q_V——采样流量，L/min；

　　　　t——采样时间，min。

空气中呼吸性粉尘的时间加权平均浓度按《工作场所空气中有害物质监测的采样规范》（GBZ 159—2004）规定计算。本法的最低检出浓度为 $0.2mg/m^3$（以感量 0.01mg 天平，采集 500L 空气样品计）。采样前后，滤膜称量应使用同一台分析天平。测尘滤膜通常带有静电，影响称量的准确性，因此，应在每次称量前除去静电。要按照所使用的呼吸性粉尘采样器的要求，正确应用滤膜和采样流量及粉尘增量，不能任意改变采样流量。

三、生产性粉尘检测规程（以游离二氧化硅为例）

1. 焦磷酸法检测

（1）检测原理

粉尘中的硅酸盐及金属氧化物能溶于加热到 245～250℃ 的焦磷酸中，游离二氧化硅几乎不溶，而实现分离。然后称量分离出的游离二氧化硅，计算其在粉尘中的百分含量。

（2）检测仪器及试剂

检测仪器为采样器［使用规则参照《工作场所空气中粉尘测定　第 1 部分：总粉尘浓度》（GBZ/T 192.1—2007）和《工作场所空气中粉尘测定　第 2 部分：呼吸性粉尘浓度》（GBZ/T 192.2—2007）］；温干燥箱；干燥器（内盛变色硅胶）；分析天平（感量为0.1mg）；锥形瓶（50mL）；调电炉；高温电炉；瓷坩埚或铂坩埚（25mL，带盖）；坩埚钳或铂尖坩埚钳；玛瑙研钵；慢速定量滤纸；玻璃漏斗及其架子；温度计（0～360℃）。

试剂为焦磷酸（分析纯，将 85% 的磷酸加热到沸腾，至 250℃ 不冒泡为止，放冷，储存于试剂瓶中）；氢氟酸（40%）；硝酸铵（结晶）；盐酸溶液（0.1mol/L）。

（3）生产性粉尘样品的采集

现场采样按照《工作场所空气中有害物质监测的采样规范》（GBZ 159—2004）执行。本法需要的粉尘样品量一般应大于 0.1g，可用直径 75mm 滤膜大流量采集空气中的粉尘，也可在采样点采集呼吸带高度的新鲜沉降尘，并记录采样方法和样品来源。

（4）生产性粉尘样品的测定步骤

将采集的粉尘样品放在（105±3）℃ 的烘箱内干燥 2h，稍冷，储于干燥器备用。如果粉尘粒子较大，需用玛瑙研钵研磨至手捻有滑感为止，准确称取 0.1000～0.2000g 粉尘样品放入 25mL 锥形瓶中，加入 15mL 焦磷酸摇动，使样品全部湿润。将锥形瓶放在可调电炉上，迅速加热到 245～250℃，同时用带有温度计的玻璃棒不断搅拌，保持 15min。若粉尘样品含有煤、其他碳素及有机物，应放在瓷坩埚或铂坩埚中，在 800～900℃ 下灰化 30min 以上，使碳及有机物完全灰化。取出冷却后，将残渣用焦磷酸洗入锥形瓶中。若含有硫化矿物（如黄铁矿、黄铜矿、辉铜矿等），应加数毫克结晶硝酸铵于锥形瓶中。再加入焦磷酸加热处理。取下锥形瓶，在室温下冷却至 40～50℃，加 50～80℃ 的蒸馏水至 40～45mL，一边加蒸馏水一边搅拌均匀。将锥形瓶中内容物小心转移入烧杯，并用热蒸馏水冲洗温度计、玻璃棒和锥形瓶，洗液倒入烧杯中，加蒸馏水至 150～200mL。取慢速定量滤纸折叠成漏斗状，放于漏斗中并用蒸馏水湿润。将烧杯放在电炉上煮沸内容物，稍静置，待混悬物略沉降后趁热过滤，滤液不超过滤纸的 2/3 处。过滤后，用 0.1mol/L 盐酸溶液洗涤烧杯，移入漏斗中，并将滤纸上的沉渣冲洗 3～5 次，再用热蒸馏水洗至无酸性反应为止（用 pH 试纸试验）。如用铂坩埚时，要洗至无磷酸根反应后再洗 3 次。上述过程应在当天完成。将有沉渣的滤纸折叠数次，放入已称至恒量（m_1）的瓷坩埚中，在电炉上干燥、炭化；炭化时要加盖并留一小缝。然后放入高温电炉内，在 800～900℃灰化 30min；取出，室温下稍冷后放入干燥器中冷却 1h，在分析天平上称至恒量（m_2），并记录。

（5）结果计算

粉尘中游离二氧化硅的含量计算公式为

$$w = (m_2 - m_1)/m \times 100\%$$ (5-3)

式中 w——粉尘中游离二氧化硅含量，%；

m_1——坩埚质量，g；

m_2——坩埚加游离二氧化硅质量，g；

m——粉尘样品质量，g。

（6）焦磷酸难溶物质的处理

若粉尘中含有焦磷酸难溶的物质（如碳化硅、绿柱石、电气石、黄玉等）时，需用氢氟酸在铂坩埚中处理。方法如下：将带有沉渣的滤纸放入铂坩埚内，灼烧至恒量（m_2），然后加入数滴 9mol/L 硫酸溶液，使沉渣全部湿润。在通风柜内加入 5～10mL 浓度为 40%的氢氟酸，稍加热，使沉渣中游离二氧化硅溶解，继续加热至不冒白烟为止（要防止沸腾）。再于 900℃下灼烧，称至恒量（m_3）。氢氟酸处理后粉尘中游离二氧化硅含量按式（5-4）进行计算：

$$w = (m_2 - m_3)/m \times 100\%$$ (5-4)

式中 w——粉尘中游离二氧化硅含量，%；

m_2——氢氟酸处理前坩埚加游离二氧化硅和焦磷酸难溶物质的质量，g；

m_3——氢氟酸处理后坩埚加焦磷酸难溶物质的质量，g；

m——粉尘样品质量，g。

焦磷酸溶解硅酸盐时温度不得超过 250℃，否则容易形成胶状物。酸与水混合时应缓慢并充分搅拌，避免形成胶状物。样品中含有碳酸盐时，遇酸产生气泡，宜缓慢加热，以免样品溅出。用氢氟酸处理时，必须在通风柜内操作，注意防止污染皮肤和吸入氢氟酸蒸气。用铂坩埚处理样品时，过滤沉渣必须洗至无磷酸根反应，否则会损坏铂坩埚。

（7）磷酸根检验方法原理

磷酸和钼酸铵 pH 值为 4.1 时，用抗坏血酸可还原成蓝色。

试剂：

① 乙酸盐缓冲液（pH 值为 4.1）（0.025mol/L 乙酸钠溶液与 0.1mol/L 乙酸溶液等体积混合）；

② 浓度 1%的抗坏血酸溶液（于 4℃保存）；

③ 钼酸铵溶液：取 2.5g 钼酸铵，溶于 100mL 浓度 0.025mol/L 的硫酸溶液中，用乙酸盐缓冲液分别将抗坏血酸溶液和钼酸铵溶液稀释 10 倍（临用时配制）。

检验方法：取 1mL 样品处理的过滤液，加上述稀释试剂各 4.5mL，混匀，放置 20min，若有磷酸根离子，溶液呈蓝色。

2. 红外分光光度法检测

（1）检测原理

α-石英在红外光谱中于 12.5μm（800cm⁻¹）、12.8μm（780cm⁻¹）及 14.4μm（694cm⁻¹）处出现特异性强的吸收带，在一定范围内，其吸光度值与 α-石英质量呈线性关系。通过测量吸光度，进行定量测定。

（2）检测仪器及试剂

检测仪器为瓷坩埚和坩埚钳；箱式电阻炉或低温灰化炉；分析天平（感量为 0.01mg）；干燥箱及干燥器；玛瑙乳钵；压片机及锭片模具；200 目粉尘筛；红外分光光度计。

试剂为溴化钾（优级纯或光谱纯，过 200 目筛后，用湿式法研磨，于 150℃干燥后，储于干燥器中备用）；无水乙醇（分析纯）；标准 α-石英尘（纯度在 99％以上，粒度小于 5μm）。

（3）样品的采集

现场样品采集按《工作场所空气中有害物质监测的采样规范》（GBZ 159—2004）执行。总尘的采样方法按《工作场所空气中粉尘测定　第 1 部分：总粉尘浓度》（GBZ/T 192.1—2007）执行。呼吸性粉尘的采样方法按《工作场所空气中粉尘测定　第 2 部分：呼吸性粉尘浓度》（GBZ/T 192.2—2007）执行。滤膜上采集的粉尘量大于 0.1mg 时，可直接用本法测定游离二氧化硅含量。

（4）测定步骤

① 样品处理　准确称量采样后滤膜上粉尘的质量（m）。然后放在瓷坩埚内，置于低温灰化炉或电阻炉（低于 600℃）内灰化，冷却后，放入干燥器内待用。称取 250mg 溴化钾和灰化后的粉尘样品一起放入玛瑙乳钵中研磨混匀后，连同压片模具一起放入干燥箱［（110±5)℃］中 10min。将干燥后的混合样品置于压片模具中，加压 25MPa，持续 3min，制备出的锭片作为测定样品。同时，取空白滤膜一张，同上处理，制成样品空白锭片。

② 石英标准曲线的绘制　精密称取不同质量（0.01～1.00mg）的标准 α-石英尘，分别加入 250mg 溴化钾，置于玛瑙乳钵中充分研磨均匀，同样品处理，制成标准系列锭片。将标准系列锭片置于样品室光路中进行扫描，分别以 800cm⁻¹、780cm⁻¹ 和 694cm⁻¹ 3 处的吸光度值为纵坐标、以石英质量为横坐标绘制 3 条不同波长的 α-石英标准曲线，并求出标准曲线的回归方程式。在无干扰的情况下，一般选用 800cm⁻¹ 标准曲线进行定量分析。

③ 样品测定　分别将样品锭片与样品空白锭片置于样品室光路中进行扫描，记录 800cm⁻¹（或 694cm⁻¹）处的吸光度值，重复扫描测定 3 次，测定样品的吸光度均值减去样品空白的吸光度均值后，由 α-石英标准曲线得样品中游离二氧化硅的质量。

④ 结果计算

粉尘中游离二氧化硅的含量计算公式为

$$w = m_1/m \times 100\%$$ (5-5)

式中　w——粉尘中游离二氧化硅的含量，％；

m_1——测得的粉尘样品中游离二氧化硅的质量，mg；

m——粉尘样品质量，mg。

红外分光光度法的 α-石英检出量为 0.01mg；相对标准差（RSD）为 0.64％～1.41％。平均回收率为 96.0％～99.8％。粉尘粒度大小对测定结果有一定影响，因此，样品和制作标准曲线的石英尘应充分研磨，使其粒度小于 5μm 者占 95％以上，方可进行分析测定。灰化温度对煤矿尘样品定量结果有一定影响，若煤尘样品中含有大量高岭土成分，在高于600℃灰化时发生分解，于 800cm⁻¹ 附近产生干扰；如灰化温度小于 600℃时，可消除此干扰带。在粉尘中若含有黏土、云母、闪石、长石等成分时，可在 800cm⁻¹ 附近产生干扰，则可用 694cm⁻¹ 的标准曲线进行定量分析。为降低测量的随机误差，实验室温度应控制在18～24℃，相对湿度小于 50％为宜。制备石英标准曲线样品的分析条件应与被测样品的条件完全一致，以减少误差。

3. X 射线衍射法测定游离二氧化硅含量

（1）X 射线照射

游离二氧化硅结晶时，将产生 X 射线衍射；在一定的条件下，衍射线的强度与被照射的游离二氧化硅的质量成正比。利用测量衍射线强度，对粉尘中游离二氧化硅进行定性和定量测定。

（2）检测仪器及试剂

检测仪器为测尘滤膜；粉尘采样器；滤膜切取器；样品板；分析天平（感量为 0.01mg）；镊子；直尺；秒表；圆规；玛瑙乳钵或玛瑙球磨机；X 射线衍射仪。

试剂为双蒸馏水；盐酸溶液（6mol/L）；氢氧化钠溶液（100g/L）。

（3）样品的采集

现场样品采集按《工作场所空气中有害物质监测的采样规范》（GBZ 159—2004）执行。总尘的采样方法按《工作场所空气中粉尘测定　第 1 部分：总粉尘浓度》（GBZ/T 192.1—2007）执行。呼吸性粉尘的采样方法按《工作场所空气中粉尘测定　第 2 部分：呼吸性粉尘浓度》（GBZ/T 192.2—2007）执行。滤膜上采集的粉尘量大于 0.1mg 时，可直接用本法测定游离二氧化硅含量。

（4）测定步骤

① 样品处理　准确称量采样后滤膜上粉尘的质量（m）。按旋转样架尺度将滤膜剪成待测样品 4～6 个。标准 α-石英粉尘制备：将高纯度的 α-石英晶体粉碎后，首先用盐酸溶液浸泡 2h，除去铁等杂质，再用水洗净烘干；然后用玛瑙乳钵或玛瑙球磨机研磨，磨至粒度小于 10μm 后，于氢氧化钠溶液中浸泡 4h，以除去石英表面的非晶形物质，用水充分冲洗，直到洗液呈中性（pH 值等于 7），干燥备用。或用符合本条要求的市售标准 α-石英粉尘制备。

② 标准曲线的制作　将标准 α-石英粉尘在发尘室中发尘，用与工作场所采样相同的方法，将标准石英粉尘采集在已知质量的滤膜上，采集量控制在 0.5～4.0mg，在此范围内分别采集 5～6 个不同质量点，采尘后的滤膜称量后记下增量值，然后从每张滤膜上取 5 个标样，标样大小与旋转样台尺寸一致。在测定 α-石英粉尘标样前，首先测定标准硅在（111）面网上的衍射强度（CPS）。然后分别测定每个标样的衍射强度（CPS）。计算每个点 5 个 α-石英粉尘样的算术平均值，以衍射强度（CPS）均值对石英质量绘制标准曲线。

③ 样品测定

定性分析：在进行物相定量分析之前，首先对采集的样品进行定性分析，以确认样品中是否有 α-石英存在。仪器操作参考条件如下。

靶：CuKα；　　　　　　　　　　扫描速度：2°/min；
管电压：30kV；　　　　　　　　记录纸速度：2cm/min；
管电流：40mA；　　　　　　　　发散狭缝：1°；
量程：4000CPS；　　　　　　　　接收狭缝：0.3mm；
时间常数：1s；　　　　　　　　角度测量范围：10°≤2θ≤60°

物相鉴定：将待测样品置于 X 射线衍射仪的样架上进行测定，将其衍射图谱与"粉末衍射标准联合委员会（JCPDS）"指定卡片中的 α-石英图谱相比较，当其衍射图谱与 α-石英图谱相一致时，表明粉尘中有 α-石英存在。

定量分析：X 射线衍射仪的测定条件与制作标准曲线的条件完全一致。首先测定样品（101）面网的衍射强度，再测定标准硅（111）面网的衍射强度。测定结果按式（5-6）进行计算：

$$I_B = I_i \times I_s / I \tag{5-6}$$

式中　I_B——粉尘中石英的衍射强度；

I_i——采尘滤膜上石英的衍射强度；

I_s——在制定石英标准曲线时，标准硅（111）面网的衍射强度；

I——在测定采尘滤膜上石英的衍射强度时，测得的标准硅（111）面网衍射强度。

如仪器配件没有配标准硅，可使用标准石英（101）面网的衍射强度（CPS）表示 I 值。由计算得到的 I_B 值，从标准曲线查出滤膜上粉尘中 α-石英的质量。

（5）结果计算

粉尘中游离二氧化硅含量计算公式为

$$w = m_1/m \times 100\% \tag{5-7}$$

式中　w——粉尘中游离二氧化硅含量，%；

　　　m_1——滤膜上粉尘中游离二氧化硅的质量，mg；

　　　m——粉尘样品质量，mg。

X 射线衍射法测定粉尘中游离二氧化硅系指 α-石英，其检出限受仪器性能和被测物的结晶状态影响较大。一般 X 射线衍射仪中，当滤膜采尘量在 0.5mg 时，α-石英含量的检出限可达 1%。粉尘粒径大小影响衍射线的强度，粒径在 $10\mu m$ 以上时，衍射强度减弱。因此制作标准曲线的粉尘粒径应与被测粉尘的粒径相一致。单位面积上粉尘质量不同，石英的 X 射线衍射强度有很大差异。滤膜上采尘量一般控制在 $2\sim5mg$ 为宜。当有与 α-石英衍射线相干扰的物质或影响 α-石英衍射强度的物质存在时，应根据实际情况进行校正。

四、检测报告编制

根据粉尘或游离二氧化硅的检测过程，详细如实记录实验相关数据（表 5-5～表 5-8），并与标准对照作检测结论说明。

表 5-5　粉尘浓度测定原始记录

检测任务编号：　　　　　　　　　　　　　　　　　　　　　　　　　　　第　页/共　页

样品名称		空气收集器		用人单位		
送检日期		检测日期		检测项目		粉尘类型
检测依据			检测方法		滤膜质量法	
天平型号及编号				仪器状态		
天平室初称温度	℃	湿度	%RH	天平室称样温度	℃	湿度　%RH

样品编号	采样体积/m³	滤膜初称质量/mg	采样后滤膜称重1/mg	采样后滤膜称重2/mg	滤膜增重/mg	计算结果/(mg/m³)	备注

计算公式	$C = \dfrac{m_2 - m_1}{V}$
备注	

表 5-6　游离二氧化硅含量测定原始记录

检测任务编号：　　　　　　　　　　　　　　　　　　　　　　　　　　　第　页/共　页

用人单位		采样方法		检测依据	
送检日期		检测日期		检测方法	

续表

样品称量		坩埚恒重		焦磷酸处理后坩埚恒重		氢氟酸处理后坩埚恒重		天平型号及编号		
温度/℃	湿度/%RH	温度/℃	湿度/%RH	温度/℃	湿度/%RH	温度/℃	湿度/%RH	天平状态		
样品编号	样品质量 m/g	质量 m_1/g		质量 m_2/g		质量 m_3/g		检测结果/%	报出结果/%	备注
		1	2	1	2	1	2			

计算公式：$w=\dfrac{m_2-m_1}{m}\times100\%$

式中，w 为粉尘中游离二氧化硅含量，%；m_1 为坩埚质量，g；

m_2 为坩埚+游离二氧化硅质量，g；m 为粉尘样品质量，g

样品处理：

检测人：　　　　年　月　日　　　　　　　　　复核人：　　　　年　月　日

表 5-7　石棉纤维浓度测定原始记录

样品名称			样品编号			检测日期		用人单位	
序号	纤维根数	序号	检测根数	序号	检测根数	序号	检测根数	序号	检测根数	计算公式

序号	纤维根数	序号	检测根数	序号	检测根数	序号	检测根数	序号	检测根数	计算公式
1		17		33		49		65		$A=\pi r^2=3.14\times$滤膜半径$^2=3.14\times\underline{\quad}^2\approx$
2		18		34		50		66		$\underline{\quad}$mm^2
3		19		35		51		67		$a=\pi r^2=3.14\times$视野半径$^2=3.14\times\underline{\quad}^2\approx$
4		20		36		52		68		$\underline{\quad}$mm^2
5		21		37		53		69		
6		22		38		54		70		$D=a/b\times10=(\underline{\quad}/\underline{\quad})10=\underline{\quad}$μm
7		23		39		55		71		$C=(A\times N\times400)/(a\times n\times q_V\times t\times1000)=$
8		24		40		56		72		$\underline{\quad}$f/cm^3
9		25		41		57		73		
10		26		42		58		74		C—空气中石棉纤维的数量浓度数值，根/cm^3；
11		27		43		59		75		A—滤膜的采尘面积数值，mm^2； N—计数测定的纤维总根数，根；
12		28		44		60		76		a—目镜测微尺的计数视野面积，mm^2；
13		29		45		61		77		n—计数测定的视野总数，个；
14		30		46		62		78		b—目镜测微尺的计数视野面积，mm^2； q_V—采样流量，L/min；
15		31		47		63		79		t—采样时间，min； D—目镜测微尺刻度间距，μm；
16		32		48		64		80		400—显微镜放大倍数

检测人：　　　　年　月　日　　　　　　　　　复核人：　　　　年　月　日

表 5-8　粉尘分散度测定原始记录

检测任务编号：　　　　　　　　　　　　　　　　　　　　　　　　　　第　页/共　页

样品名称		空气收集器			用人单位		
送检日期			检测日期		检测项目	粉尘分散度	
检测依据					检测方法	滤膜溶解涂片法	
检测仪器型号及编号					仪器使用状态		
检测地点		室温：　℃		相对湿度：　%RH		$D=a/b\times10=$	
样品编号	粒径/μm	尘粒数一次/个	尘粒数二次/个	尘粒数三次/个	平均数/个	测量结果/%	备注
	<2						
	2～5						
	5～10						
	≥10						
	总计						

目镜测微尺刻度间距计算：$D=a/b\times10$

a—物镜测微尺刻度；

10—物镜测微尺每刻度间距，μm；

b—目镜测微尺刻度

备注

能力提升训练 》》

工厂车间有可燃性粉尘，比如棉花、烟草、木材、食品，应如何进行测定以防止粉尘爆炸？

归纳总结提高 》》

一、判断题

1. 2013 年 12 月 31 日颁布的 132 种职业病目录名单，尘肺病有 13 种。（　　）

2. 工作场所空气中粉尘容许浓度与粉尘种类及粉尘中游离二氧化硅的含量有关。（　　）

3. 粉尘粒子分散度越高，粒径较小的颗粒越多，沉降速度越快，对人体危害越小。（　　）

4. 粉尘因机械摩擦产生的电荷会影响其在空气中的沉降速度。（　　）

5. 粉尘的硬度越大，它的刺激作用就越强。（　　）

6. 粉尘的空气动力学直径就是粉尘粒子实际测量的直径。（　　）

7. 有机粉尘进入机体之后，可致过敏性肺炎、职业性哮喘、棉尘病等。（　　）

8. 某些粉尘本身是或含有人类肯定致癌物。（　　）

9. 生产性粉尘作业危害程度是根据粉尘中游离二氧化硅含量、劳动者的接触程度和劳动强度 3 个方面来进行分级的。（　　）

10. 小于 $15\mu m$ 的粉尘粒子即可进入肺泡和呼吸性细支气管。（　　）

二、单选题

1. 呼吸性粉尘是指直径（　　）的粉尘。

A. ＜15μm　　　　　　B. ＞10μm　　　　　C. ＜5μm　　　　　D. ＜8μm

2. 消除粉尘危害的根本途径是（　　　）。

A. 密闭、抽风　　　　　　　　　　　B. 湿式作业

C. 抽风、除尘　　　　　　　　　　　D. 改革工艺过程、革新生产设备

3. 粉尘的分散度是指（　　　）。

A. 粉尘的分布距离

B. 粉尘的分布均匀程度

C. 粉尘粒径大小和数量或质量组成百分比

D. 粉尘的飘浮能力

4. 以下粉尘所致疾病不属于尘肺病的为（　　　）。

A. 粉尘沉着症　　　B. 水泥尘肺　　　　C. 铝尘肺　　　　　D. 电焊工尘肺

5. 把直径（　　　）的尘粒称为可吸入性粉尘。

A. ＜15μm　　　　　　B. ＞10μm　　　　　C. ＜5μm　　　　　D. ＜8μm

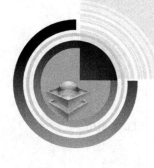

课题六
物理危害因素检测技术

▷▷▷▷

学习目标

💡 知识目标

主要掌握工作场所物理因素 11 个项目（超高频辐射、高频电磁场、工频电场、激光辐射、微波辐射、紫外辐射、高温、噪声、手传振动、体力劳动强度分级、体力劳动时的心率）的测量。

💡 能力目标

初步具备对工作场所物理因素 11 个项目（超高频辐射、高频电磁场、工频电场、激光辐射、微波辐射、紫外辐射、高温、噪声、手传振动、体力劳动强度分级、体力劳动时的心率）的测量能力，并且能进行相应操作。

💡 素质目标

培养学生重视物理因素的职业病危害。

知识储备

项目一 物理危害因素测量概述

一、基本术语

① 超高频辐射（ultra high frequency radiation）又称超短波，指频率为 30～300MHz 或波长为 1～10m 的电磁辐射，包括脉冲波和连续波。

② 脉冲波（pulse wave）指以脉冲调制所产生的超高频辐射。

③ 连续波（continuous wave）指以连续振荡所产生的超高频辐射。

④ 功率密度（power density）指单位面积上的辐射功率，以 P 表示，单位为 mW/cm^2。

⑤ 高频电磁场（high frequency electromagnetic field）指频率为 $100kHz \sim 30MHz$，相应波长为 $10m \sim 3km$ 范围的电磁场。高频电磁场的电场强度单位为 V/m，高频电磁场的磁场强度单位为 A/m。

⑥ 工频电场（power frequency electric field）指频率为 $50Hz$ 的极低频电场。

⑦ 激光（laser radiation）指波长为 $200nm \sim 1mm$ 之间的相干光辐射。

⑧ 照射量（radiant）指受照面积上光能的面密度，单位为 J/cm^2。

⑨ 辐照度（irradiance）指单位面积照射的辐射通量，单位为 W/cm^2。

⑩ 校正因子（C_A 和 C_B）（correction factors）指激光生物学作用是波长的函数，为评判等价效应而引进的数学因子。C_A 和 C_B 分别为红外和可见光波段的校正因子。

⑪ 微波（microwave）指频率为 $300MHz \sim 300GHz$，波长为 $1mm \sim 1m$ 范围内的电磁波，包括脉冲微波和连续微波。

脉冲微波（pulse microwave）指以脉冲调制的微波。连续微波（continuous microwave）指不用脉冲调制的连续振荡的微波。

固定微波辐射（fixed microwave radiation）指固定天线（波束）的辐射，或运转天线 $t_0/T > 0.1$ 的辐射。非固定微波辐射（nonfixed microwave radiation）指运转天线 $t_0/T < 0.1$ 的辐射。其中，t_0 为接触者被测位所受辐射不小于主波束最大平均功率密度 50% 的强度时的时间；T 为天线运转一周的时间。

肢体局部微波辐射（partial-body microwave radiation）指微波设备操作过程中，仅手或脚部受辐射。全身微波辐射（whole-body microwave radiation）指除肢体局部外的其他部位，包括头、胸、腹等一处或几处受辐射。

⑫ 平均功率密度（average power density）指单位面积上一个工作日内的平均辐射功率。日剂量（daily dose）指一日接受辐射的总能量，等于平均功率密度与受辐射时间（按照 8h 计算）的乘积，单位为 $\mu W \cdot h/cm^2$ 或 $mW \cdot h/cm^2$。

⑬ 紫外辐射（ultraviolet radiation）又称紫外线（ultraviolet light），指波长为 $100 \sim 400nm$ 的电磁辐射。

⑭ 高温作业（heat stress work）指在生产劳动过程中，工作地点平均 WBGT 指数不小于 25℃ 的作业。WBGT 指数（wet bulb globe temperature index）又称湿球黑球温度，是综合评价人体接触作业环境热负荷的一个基本参量，单位为℃。

⑮ 接触时间率（exposure time rate）指劳动者在一个工作日内实际接触高温作业的累计时间与 8h 的比率。

⑯ 生产性噪声（industrial noise）指在生产过程中产生的一切声音。

稳态噪声（steady noise）指在观察时间内，采用声级计"慢挡"动态特性测量时，声级波动小于 3dB（A）的噪声。

非稳态噪声（nonsteady noise）指在观察时间内，采用声级计"慢挡"动态特性测量时，声级波动不小于 3dB（A）的噪声。

脉冲噪声（impulsive noise）指噪声突然爆发又很快消失，持续时间不大于 0.5s，间隔时间大于 1s，声压有效值变化不小于 40dB（A）的噪声。

A 计权声压级（A 声级）（A-weighted sound pressure level）指用 A 计权网络测得的声压级。

等效连续 A 计权声压级（等效声级）（equivalent continuous A-weighted sound pressure level）指在规定的时间内，某一连续稳态噪声的 A 计权声压，具有与时变的噪声相同的均方 A 计权声压，则这一连续稳态声的声级就是此时变噪声的等效声级，单位为 dB（A）。

按额定 8h 工作日规格化的等效连续 A 计权声压级（8h 等效声级）（normalization of equivalent continuous A-weighted sound pressure level to a nominal 8h working day）指将一天实际工作时间内接触的噪声强度等效为工作 8h 的等效声级。

按额定每周工作 40h 规格化的等效连续 A 计权声压级（每周 40h 等效声级）（normalization of equivalent continuous A-weighted sound pressure level to a nominal 40h working week）指非每周 5d 工作制的特殊工作场所接触的噪声声级等效为每周工作 40h 的等效声级。

⑰ 手传振动（hand-transmitted vibration）指生产中使用手持振动工具或接触受振工件时，直接作用或传递到人的手臂的机械振动或冲击。

日接振时间（daily exposure duration to vibration）指工作日中使用手持振动工具或接触受振工件的累积接振时间，单位为 h。

频率计权振动加速度（frequency-weighted acceleration to vibration）指按不同频率振动的人体生理效应规律计权后的振动加速度，单位为 m/s^2。

4h 等能量频率计权振动加速度（4hours energy equivalent frequency-weighted acceleration to vibration）指在日接振时间不足或超过 4h 时，将其换算为相当于接振 4h 的频率计权振动加速度值。

⑱ 能量代谢率（energy metabolic rate）指从事某工种的劳动者在工作日内各类活动（包括休息）的能量消耗的平均值，以单位时间（每分钟）内每平方米体表面积的能量消耗值表示，单位为 $kJ/(min \cdot m^2)$。

⑲ 劳动时间率（working time rate）指劳动者在一个工作日内实际工作时间与日工作时间（8h）的比率，以百分率表示。

⑳ 体力劳动性别系数（sex-based coefficient of physical work）指相同体力强度引起的男女不同生理反应的系数。在计算体力劳动性别系数时，男性系数为 1，女性系数为 1.3。

㉑ 体力劳动方式系数（pattern coefficient of physical work）指在相同体力强度下，不同劳动方式引起的生理反应的系数。在计算体力劳动方式系数时，"搬"的方式系数为 1，"扛"的方式系数为 0.40，"推/拉"的方式系数为 0.05。

㉒ 体力劳动强度指数（intensity index of physical work）指区分体力劳动强度等级的指数。指数大，反映体力劳动强度大；指数小，反映体力劳动强度小。

㉓ 能量消耗（energy consumption）指人体为维持生理功能和各种活动所消耗的能量，单位为 kJ。

二、主要物理危害因素检测标准

工作场所物理职业病危害检测主要标准有《工作场所中有害物质监测的采样规范》（GBZ 159—2004）、《工作场所有害因素职业接触限值物理因素职业接触限值》（GBZ 2.2—2007）等，根据标准选择检测仪器、规范采样和检测。

 能力提升训练 ＞＞

根据某实习企业情况，分析其工作场所存在哪些物理职业病危害因素，并说明企业及操作员工是如何防范其危害的。

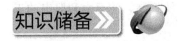

项目二　高温作业的测量与防护

一、高温作业危害与分级标准

1. 高温作业的类型

在高气温或同时存在高湿度或热辐射的不良气象条件下进行的劳动，通称为高温作业。高温作业按其气象条件的特点可分为高温强辐射作业、高温高湿作业、夏季露天作业3个基本类型。

（1）高温强辐射作业

如冶金工业的炼焦、炼铁、炼钢、轧钢间；机械制造工业的铸造、锻造、热处理等班组；陶瓷、砖瓦等工业的炉窑班组；火力发电厂和轮船上的锅炉这类生产场所具有各种不同的热源，如冶炼炉、加热炉、窑炉、锅炉、被加热的物体（铁水、钢水、钢锭）等，能通过传导、对流、辐射散热，使周围物体和空气温度升高；周围物体被加热后，又可成为二次热辐射源，且由于热辐射面扩大，使气温更高，在这类作业环境中，同时存在两种不同性质的热，即对流热（加热了的空气）和辐射热（热源及二次热源）。对流热只作用于人的体表，但通过血液循环使全身加热；辐射热除作用于人的体表外，还作用于深部组织，因而加热作用更快更强。这类作业的气象特点是气温高、热辐射强度大，而相对湿度较低，形成干热环境，人在此环境下劳动时会大量出汗，如通风不良，则汗液难以蒸发，就可能因蒸发散热困难而发生蓄热和过热。

（2）高温高湿作业

其气象特点是气温、湿度均高，而辐射强度不大。高湿度的形成，主要是生产过程中产生大量水蒸气，生产工艺上要求班组内保持较高的相对湿度所致。例如，印染、造纸等工业中液体加热或蒸煮时，环境气温可达35℃以上，相对湿度常高达90％以上；潮湿的探矿井内气温可达30℃以上，相对湿度可达95％以上，如通风不良就形成高温、高湿和低气流的不良气象条件，即湿热环境。人在此环境下作业，即使温度不很高，但由于蒸发散热极为困难，虽大量出汗也不能发挥有效散热作用，易导致体内热蓄积或水、电解质平衡失调，从而引发中暑。

（3）夏季露天作业

如建筑、搬运等作业的高温和热辐射主要来源是太阳辐射。夏季露天作业时还受地表和周围物体二次辐射源的附加热作用。露天作业中的热辐射强度虽较高温班组低，但其作用的持续时间较长，且头颅常受到阳光直接照射，加之中午前后气温升高，此时如劳动强度过大，人体极易因过度蓄热而中暑。

2. 高温对人体的危害

高温可使作业人员感到热、头晕、心慌、烦、渴、无力、疲倦等，可出现一系列生理功能的改变，主要表现如下：体温调节障碍，由于体内蓄热，体温升高；大量水盐丧失，可引起水盐代谢平衡紊乱，导致体内酸碱平衡和渗透压失调；心律脉搏加快，皮肤血管扩张及血管紧张度增加，加重心脏负担，血压下降，但重体力劳动时，血压也可能增加；消化道贫血，唾液、胃液分泌减少，胃液酸度减低，淀粉活性下降，胃肠蠕动减慢，造成消化不良和其他胃肠道疾病；高温条件下若水盐供应不足可使尿浓缩，增加肾脏负担，有时可导致肾功能不全，尿中出现蛋白、红细胞等；神经系统可出现中枢神经系统抑制，注意力和肌肉的工作能力、动作的准确性和协调性及反应速度降低等。

高温环境下发生的急性疾病是中暑，按发病机理可分为热射病、日射病、热衰竭和热痉挛。为使企业在职业病登记和报告中易于识别，在《防暑降温措施暂行办法》中将中暑分为如下 3 种：

① 先兆中暑。在高温作业过程中出现头晕、头痛、眼花、耳鸣、心悸、恶心、四肢无力、注意力不集中、动作不协调等症状，体温正常或略有升高，但尚能坚持工作。

② 轻症中暑。具有先兆中暑症状，而一度被迫停止工作，但经短时休息，症状消失，并能恢复工作。

③ 重症中暑。具有前述中暑症状，被迫停止工作，或在工作中突然晕倒，皮肤干燥无汗，体温在 40℃ 以上或发生热痉挛。

3. 高温作业分级标准

《高温作业分级》（GB/T 4200—2008）由国家质量监督检验检疫总局国家标准化管理委员会编制，于 2008 年 10 月 30 日发布，自 2009 年 6 月 1 日起实施。该标准适用于评价与划分高温作业环境热强度及其等级。

（1）高温作业分级

按照工作地点 WBGT 指数和接触高温作业的时间将高温作业分为 4 级，级别越高表示热强度越大，见表 6-1。

表 6-1　高温作业分级

接触高温作业时间/h	WBGT 指数/℃									
	25～26	27～28	29～30	31～32	33～34	35～36	37～38	39～40	41～42	≥43
≤120	Ⅰ	Ⅰ	Ⅰ	Ⅰ	Ⅱ	Ⅱ	Ⅱ	Ⅲ	Ⅲ	Ⅲ
121～240	Ⅰ	Ⅰ	Ⅱ	Ⅱ	Ⅲ	Ⅲ	Ⅳ	Ⅳ	—	—
241～360	Ⅱ	Ⅱ	Ⅲ	Ⅲ	Ⅳ	Ⅳ	—	—	—	—
≥361	Ⅲ	Ⅲ	Ⅳ	Ⅳ	—	—	—	—	—	—

WBGT 指数按照《数值修约规则与极限数值的表示和判定》（GB/T 8170—2008）数值修约规则保留到个位。

（2）卫生要求

接触时间率 100%，体力劳动强度为 Ⅳ 级，WBGT 指数限值为 25℃；劳动强度分级每下降一级，WBGT 指数限值增加 1～2℃；接触时间率每减少 25%，WBGT 限值指数增加 1～2℃，见表 6-2。本地区室外通风设计温度不小于 30℃ 的地区，表 6-2 中规定的 WBGT 指数相应增加 1℃。

表 6-2　工作场所不同体力劳动强度 WBGT 限值　　　　　℃

接触时间率	体力劳动强度			
	Ⅰ	Ⅱ	Ⅲ	Ⅳ
100%	30	28	26	25
75%	31	29	28	26
50%	32	30	29	28
25%	33	32	31	30

二、高温测量方法

高温测量的方法按《工作场所物理因素测量 第7部分：高温》规定执行，采用工作场所高温作业WBGT指数测量方法。

1. 测量仪器

① WBGT指数测定仪，WBGT指数测量范围为21～49℃，可用于直接测量。

② 干球温度计（测量范围为10～60℃）、自然湿球温度计（测量范围为5～40℃）、黑球温度计（直径150mm或50mm的黑球，测量范围为20～120℃）。上述3种温度计分别测量3种温度，通过下列公式计算得到WBGT指数。室外：WBGT＝湿球温度×0.7＋黑球温度×0.2＋干球温度（℃）×0.1。室内：WBGT＝湿球温度×0.7＋黑球温度×0.3。

③ 辅助设备，包括三脚架、线缆、校正模块。

2. 测量方法

（1）现场调查

了解每年或工期内最热月份工作环境温度变化幅度和规律；工作场所的面积、空间、作业和休息区域划分以及隔热设施、热源分布、作业方式等一般情况；工作流程，包括生产工艺、加热温度和时间、生产方式等；工作人员的数量、工作路线、在工作地点停留时间、频度及持续时间等。

（2）测量

测量前应对测量仪器使用说明书进行校正；确定湿球温度计的储水槽注入蒸馏水，确保棉芯干净并且充分浸湿，注意不能添加自来水；在开机的过程中，如果显示的电池电压低，则应更换电池或者给电池充电；测定前或者加水后，需要10min的稳定时间。

3. 测点选择

（1）测点数量

工作场所无生产性热源，选择3个测点，取平均值；存在生产性热源，选择3～5个测点，取平均值；工作场所被隔离为不同热环境或通风环境，每个区域内设置2个测点，取平均值。

（2）测点位置

测点应包括温度最高和通风最差的工作地点；劳动者工作是流动的，在流动范围内，相对固定工作地点分别进行测定，计算时间加权WBGT指数；测量高度，立姿作业为1.5m高，坐姿作业为1.1m高；作业人员实际受热不均匀时，应分别测量头部、腹部和踝部，立姿作业为1.7m、1.1m和0.1m，坐姿作业为1.1m、0.6m和0.1m。

WBGT指数的平均值按式（6-1）计算：

$$WBGT = \frac{WBGT_{头} + 2 \times WBGT_{腹} + WBGT_{踝}}{4} \quad\quad (6-1)$$

式中 $WBGT$——WBGT指数平均值；

$\quad WBGT_{头}$——测得头部的WBGT指数；

$\quad WBGT_{腹}$——测得腹部的WBGT指数；

$\quad WBGT_{踝}$——测得踝部的WBGT指数。

4. 测量时间

常年从事接触高温作业，在夏季最热月测量。不定期接触高温作业，在工期内最热月测量。从事室外作业，在最热月晴天有太阳辐射时测量。作业环境热源稳定时，每天测3次，工作开始后及结束前0.5h分别测1次，工作中测1次，取平均值，如在规定时间内停产，测定时间可提前或推后；作业环境热源不稳定，生产工艺周期性变化较大时，分别测量并计算时间加权平均 WBGT 指数。测量持续时间取决于测量仪器的反应时间。

5. 测量条件

测量应在正常生产情况下进行；测量期间避免受到人为气流影响；WBGT 指数测定仪应固定在三脚架上，同时避免物体阻挡辐射热或者人为气流，测量时不要站立在靠近设备的地方；环境温度超过 60℃，可使用遥测方式，将主机与温度传感器分离。

6. 时间加权平均 WBGT 指数计算

在热强度变化较大的工作场所，应计算时间加权平均 WBGT 指数：

$$\overline{\text{WBGT}} = \frac{\text{WBGT}_1 \times t_1 + \text{WBGT}_2 \times t_2 + \cdots + \text{WBGT}_n \times t_n}{t_1 + t_2 + \cdots + t_n} \tag{6-2}$$

式中 $\overline{\text{WBGT}}$——时间加权平均 WBGT 指数；

$t_1 + t_2 + \cdots + t_n$——劳动者在第 1、2、$\cdots$、n 个工作地点实际停留的时间；

WBGT_1、WBGT_2、$\cdots$、WBGT_n——时间 t_1、t_2、$\cdots$、t_n 时的测量值。

7. 测量记录

测量记录应该包括以下内容：测量日期、测量时间、气象条件（温度、相对湿度）、测量地点（单位、厂矿名称、车间和具体测量位置）、被测仪器设备型号和参数、测量仪器型号、测量数据、测量人员等。测量记录表格见表 6-3 和表 6-4。

8. 注意事项

在进行现场测量时，测量人员应注意个体防护。

表 6-3　高温（热源稳定）测量记录

用人单位：　　　　　　测量依据：　　　　　　检测任务编号：

仪器名称/型号/编号：　　室外温度：　℃　相对湿度：　%RH　　　第　页/共　页

测量编号	测量时间	测量位置	WBGT 指数/℃	WBGT 指数平均值/℃	接触时间 t/min	$\overline{\text{WBGT}}$/℃	备注
			WBGT腹				
			WBGT踝				
			WBGT头				
			WBGT腹				
			WBGT踝				
备注	WBGT 指数平均值：WBGT $= \dfrac{\text{WBGT}_头 + 2 \times \text{WBGT}_腹 + \text{WBGT}_踝}{4}$						

测量人：　　　复核人：　　　陪同人：　　　　　　　　　年　月　日

表 6-4　高温（热源不稳定）测量记录

用人单位：　　　　　　测量依据：　　　　　　检测任务编号：

仪器名称/型号/编号：　　　　室外温度：　℃　　　相对湿度：　%RH　　第　页/共　页

测量编号	测量时间	测量位置	WBGT 指数/℃	WBGT 指数平均值/℃	接触时间 t/min	$\overline{\text{WBGT}}$/℃	备注
			WBGT腹				
			WBGT踝				
			WBGT腹				
			WBGT踝				

续表

备注	1. WBGT 指数平均值：$WBGT = \dfrac{WBGT_{头} + 2 \times WBGT_{腹} + WBGT_{踝}}{4}$； 2. 时间加权平均 WBGT 指数：$\overline{WBGT} = \dfrac{WBGT_1 \times t_1 + WBGT_2 \times t_2 + \cdots + WBGT_n \times t_n}{t_1 + t_2 + \cdots + t_n}$。

测量人：　　　　复核人：　　　陪同人：　　　　　　　　　　年　月　日

三、高温作业的防护措施

1. 预防高温环境对劳动者的危害

预防高温环境对劳动者的危害，可从以下几个方面入手：

① 提供适当的装备及设施，应有足够清洁的饮用水；避免高温工作环境，尽量远离高热源，避开或减少热辐射；妥善设计工作场所，改善温度、湿度、辐射热、风速或气流等环境气候，加强通风及散热。

② 安排适当的工作及时间，适当地安排员工的工作时间及方式，避免员工长时间从事高温作业而发生意外。

③ 采取人体功效学原则设计工作，减少不必要的体力劳动；尽量设计在早上及近黄昏时才进行体力工作，避免在正午烈日下曝晒；利用轮换及分工制，避免高温作业过度疲劳；病愈未久的员工尽量避免进行高温工作；避免在高温的环境下单独工作；为员工提供个人保护装备如冷却衣、反射衣、通风服、水冷服、防晒及防热用品等；为员工提供阴凉的休息地方，设置隔热装置及提供空调设备。

④ 设立紧急的应变措施，与高温作业员工保持联络；留意气象预报发出的酷热天气警告；经常留意员工的健康状况，若发觉员工有身体状况欠佳的症状，应立即调离高危环境；在高温作业场所设置各种有关的急救设施，经常派员巡查及指导。

2. 中暑急救知识

将患者置于阴凉处，平卧，松开较紧衣物，用湿毛巾擦身，并用风扇等迅速降低环境温度；喝一些淡盐水；清醒者还可饮用少许人丹、绿豆汤等。昏迷者应紧急送医院。

1. 高温测量的现场调查有哪些要求？

2. 高温测点数量有哪些要求？其测点位置如何确定？

3. 高温测量时间和测量条件有什么要求？

项目三　噪声的测量与防护

一、噪声性质及危害

声音的种类从环境保护的角度可分为噪声、乐音两种。

噪声：令人厌烦的、刺耳难听的声音。

乐音：令人愉快的、优美动听的声音。

从物理学的角度可分为噪声和乐音两种。

噪声：发声体做无规则振动时发出的声音。

乐音：发声体做规则振动时发出的声音。

我们所处的环境存在各种各样的声音。声音是由物体振动在周围介质中传播，引起听觉器官或其他接受器官的反应而产生的。振源、介质和接受器是形成声音的 3 个基本要素。对声音的量度主要是音调的高低和声响的强弱。音调高低的客观量度是频率。频率越高，产生的声音的音调也越高。正常人耳可听到的声音频率范围是 20～20000Hz，高于 20000Hz 称为超声，低于 20Hz 称为次声。超声和次声人耳都听不到，一般语言频率的主要组成为 250～3000Hz。

声压是介质因声波传过而引起的压力扰动，通常以该变动部分压力的均方根值表示，单位是 Pa。正常人耳可听到的声压为 2×10^{-5} Pa，称为基准声压；震耳欲聋的声压为 20Pa，称为极限声压，二者相差百万倍。单用声压这一参数表示声音的强弱很不方便，通常以声级来表示，单位为分贝（dB），其计算公式为

$$L_P = 20 \lg p / p_0 \tag{6-3}$$

式中　L_p——声压级；

　　　p——实测声压；

　　　p_0——基准声压。

人耳对 2000～5000Hz 的声音最敏感，对低频则不敏感。在声学测量中，模拟人耳响应，测得的声压级代表噪声的大小叫 A 声级，记作 dB（A）。人对声音的感觉，有的是悦耳动听，有的则使人烦躁不安，从广义的角度出发，把凡是干扰人们休息、学习和工作的声音，即不需要的、令人厌恶的声音统称噪声。

1. 噪声性质

噪声是一种感觉公害，虽然不能长时间存留在环境之中，但其一旦发生，人们就立刻感觉到它的存在，给人身心健康带来威胁；噪声总局限在声源附近，声源也不会集中在一个地方，是一种局限性、分散性公害；噪声具有瞬时性，可随声源的消失而立即消失，其污染影响也随之消除，既不会持久，也不会积累。

2. 噪声分类

噪声按产生的机理可分为气体动力噪声、机械噪声和电磁噪声；按声强是否随时间的变化可分为稳定噪声和非稳定噪声；按频谱特性可分为低频噪声、中频噪声和高频噪声（最高声压级依次分布在 350Hz 以下、350～1000Hz 以内和 1000Hz 以上）；按噪声的来源可分为交通噪声、工厂噪声、施工噪声和社会噪声。

化工生产的某些过程，如固体的输送、压碎和研磨，气体的压缩与传送以及动力机械的运转，气体的喷射等都能造成相当强烈的噪声。下面介绍化工厂几种主要噪声源的噪声组成及其 A 声级。

（1）机泵噪声

机泵噪声主要由电机本身的电磁振动所发出的电磁性噪声及尾部风扇的空气动力性噪声及机械噪声组成，一般为 83～105dB（A）。

（2）压缩机噪声

压缩机噪声主要由主机的气体动力噪声以及主机与辅机的机械噪声组成，一般为 84～102dB（A）。

（3）加热炉噪声

加热炉噪声主要由喷嘴中燃料与气体混合后，向炉内喷射时与周围空气摩擦而产生的噪

声，以及燃料在炉膛内燃烧产生的压力波激发周围气体发出的噪声组成，一般为 $82\sim101$dB（A）。

（4）风机噪声

风机噪声主要由风扇转动产生的空气动力噪声、机械传动噪声、电机噪声组成，一般为 $82\sim101$dB（A）。

（5）排气放空噪声

排气放空噪声主要由带压气体高速冲击排气管及突然降压引起周围气体扰动所产生的噪声，以气体动力噪声为主。

3. 噪声危害

化工生产中噪声超过规定的标准［工业卫生标准中，噪声的标准是 85dB（A）以下，最高不得超过 90dB（A）］时，对生产岗位造成噪声污染，引起人体的听觉损伤，并对神经、心脏、消化系统等产生不良影响，令人烦躁不安，妨害听力和干扰语言，以及成为导致意外事故发生的隐患。为了保证休息和睡眠，噪声不得大于 50dB；为了保证工作和学习，噪声不得大于 70dB；为了保护听力，噪声不得大于 90dB。

（1）对人听力的损伤

听力损伤为听力界值的改变，一种是暂时性的，一种是永久性的，这与暴露的噪声强度和时间长短有关。暂时性听力界值改变，即听觉疲劳，可能在暴露强烈噪声内数分钟后发生。当脱离噪声后，经过一段时间休息即可恢复。长时间暴露于强烈噪声中的听力只有部分的恢复，不能恢复的听力部分就是永久性听力障碍，即噪声性耳聋。噪声性耳聋通常根据其听力界限值的损失范围，按听力损失值可分为轻度（早期）噪声性耳聋（损失值 $26\sim40$dB）、中度噪声性耳聋（损失值 $41\sim55$dB）、重度噪声性耳聋（损失值大于 56dB）。爆炸、爆破时所产生的脉冲噪声，其声压级峰值高达 $170\sim190$dB，并伴有强烈的冲击波。在无防护的条件下，强大的声压和冲击波作用于耳鼓膜，使鼓膜内外形成很大的压差，导致鼓膜破裂出血，双耳完全失听，这就是爆振性耳聋。

（2）对人体的生理影响

噪声最广泛的反应是使人烦恼，表现为头晕、恶心、失眠、心悸、记忆力减退等神经症候群，引起血管痉挛、血压改变，心跳节律不齐等；此外还会影响消化机能，造成消化不良、食欲减退等反应；噪声是心血管疾病的危险因子，会加速心脏衰老，增加心肌梗死的发病率；引起神经系统功能紊乱、精神障碍、内分泌紊乱甚至事故率升高噪声严重时会影响女性的生理功能，可能对妇女的月经与生育情况造成一定的影响。噪声也易损害儿童身心健康，因儿童发育尚未成熟，各组织器官十分娇嫩和脆弱，噪声可损伤其听觉器官。

（3）对交谈的干扰和对工作效率的影响

强烈的噪声会影响人们注意力的集中，这对于复杂作业或要求精神高度集中的工作会造成一定的干扰，并影响大脑思维、语言表达以及对必需声音的听力，也会造成生产事故的发生。

（4）对仪器设备和建筑物的危害

在特别强大的噪声影响下，仪器仪表可能会失灵或者失准。由于声频交变负荷的反复作用，会使得机械机构或者固体材料产生声疲劳现象，出现裂痕或断裂。如一块 0.6mm 的钢板，在 168dB（A）的无规则噪声作用下，只要 15min 就会断裂。巨大的轰声还能造成房屋门窗玻璃震碎、烟囱倒塌、墙震裂，给建筑物带来很大的破坏。

（5）对视力的损害

研究指出，噪声能使人眼对光亮度的敏感性降低。有人做过实验，当噪声强度在 90dB

时，视网膜中的视杆细胞区别光亮度的敏感性开始下降，识别弱光反应的时间也延长；当噪声强度在 95dB 时，有 2/5 的人瞳孔放大；当噪声强度达到 115dB 时，眼睛对光亮度的适应性降低 20％。噪声还能使视力清晰度的稳定性下降，比如噪声在 70dB 时，视力清晰度恢复到稳定状态时需要 20min；而噪声在 85dB 时，至少需要一个小时。另外，噪声可使眼睛对运动物体的对称性平衡反应失灵。科学研究发现，噪声可刺激神经系统，使之产生抑制，长期在噪声环境下工作的人，还会引起神经衰弱症候群（如头痛、头晕、耳鸣、记忆力衰退、视力降低等）。比如，在乘务员中，对运动物体的对称平衡反应敏感者少，迟钝者增多。再者，噪声还可使色觉、色视野发生异常。调查发现，在接触稳态噪声的 80 名工人中，出现红、绿、白三色视野缩小者竟高达 80％，比对照组增加 85％。

二、噪声的测量

1. 测量仪器

声级计：2 型或以上，具有 A 计权，"S（慢）"挡。积分声级计或个人噪声剂量计：2 型或以上，具有 A 计权，"S（慢）"挡和"Peak（峰值）"挡。

2. 测量方法

为正确选择测量点、测量方法和测量时间等，必须在测量前对工作场所进行现场调查。调查内容主要包括：工作场所的面积、空间、工艺区划、噪声设备布局等，绘制略图；工作流程的划分、各生产程序的噪声特征、噪声变化规律等预测量，判定噪声是否稳态、分布是否均匀；工作人员的数量、工作路线、工作方式、停留时间等。

3. 测量仪器选择

固定的工作岗位选用声级计；流动的工作岗位优先选用个体噪声剂量计，或对不同的工作地点使用声级计分别测量，并计算等效声级。测量前应根据仪器校正要求对测量仪器校正；积分声级计或个人噪声剂量计设置为 A 计权、"S（慢）"挡，取值为声级 LpA 或等效声级 LAeq；测量脉冲噪声时使用"Peak（峰值）"挡。

4. 测点选择

工作场所声场分布均匀〔测量范围内 A 声级差别小于 3dB（A）〕，选择 3 个测点，取平均值；工作场所声场分布不均匀时，应将其划分若干声级区，同一声级区内声级差小于 3dB（A）。每个区域内，选择 2 个测点，取平均值；劳动者工作是流动的，在流动范围内，对工作地点分别进行测量，计算等效声级。

5. 测量

传声器应放置在劳动者工作时耳部的高度，站姿为 1.50m，坐姿为 1.10m。传声器的指向为声源的方向。测量仪器固定在三脚架上，置于测点；若现场不适于放置三脚架，可手持声级计，但应保持测试者与传声器的间距大于 0.5m。稳态噪声的工作场所，每个测点测量 3 次，取平均值；非稳态噪声的工作场所，根据声级变化（声级波动≥3dB）确定时间段，测量各时间段的等效声级，并记录各时间段的持续时间。脉冲噪声测量时，应测量脉冲噪声的峰值和工作日内脉冲次数。测量应在正常生产情况下进行。工作场所风速超过 3m/s 时，传声器应戴风罩。应尽量避免电磁场的干扰。

6. 测量声级的计算

非稳态噪声的工作场所，按声级相近的原则把一天的工作时间分为 n 个时间段，用积分声级计测量每个时间段的等效声级 $L_{Aeq,T}$，按照公式计算全天的等效声级：

$$L_{\mathrm{Aeq},T} = 10\lg\left(\frac{1}{T}\sum_{i=1}^{n}T_i 10^{0.1 L_{\mathrm{Aeq},T_i}}\right) \tag{6-4}$$

式中 $L_{\mathrm{Aeq},T}$——全天的等效声级；

L_{Aeq,T_i}——时间段 T_i 内等效声级；

T——这些时间段的总时间；

T_i——i 时间段的时间；

n——总的时间段的个数。

8h 等效声级（$L_{\mathrm{EX},8h}$）的计算。根据等能量原理将一天实际工作时间内接触噪声强度规格化到工作 8h 的等效声级：

$$L_{\mathrm{EX},8h} = L_{\mathrm{Aeq},T_e} + 10\lg\frac{T_e}{T_0} \tag{6-5}$$

式中 $L_{\mathrm{EX},8h}$——一天实际工作时间内接触噪声强度规格化到工作 8h 的等效声级；

T_e——实际工作日的工作时间；

L_{Aeq,T_e}——实际工作日的等效声级；

T_0——标准工作日时间，8h。

每周 40h 的等效声级通过 $L_{\mathrm{EX},8h}$ 计算，规格化每周工作 5d（40h）接触的噪声强度的等效连续 A 计权声级：

$$L_{\mathrm{EX},w} = 10\lg\left(\frac{1}{5}\sum_{i=1}^{n}10^{0.1 L_{\mathrm{EX},8h}}\right) \tag{6-6}$$

式中 $L_{\mathrm{EX},w}$——每周平均接触值；

$L_{\mathrm{EX},8h}$——一天实际工作时间内接触噪声强度规格化到工作 8h 的等效声级；

n——每周实际工作天数。

脉冲噪声：使用积分声级计，"Peak（峰值）"挡，可直接读声级峰值 L_{peak}。

7. 测量记录

测量记录应该包括以下内容：测量日期、测量时间、气象条件（温度、相对湿度）、测量地点（单位、厂矿名称、车间和具体测量位置）、被测仪器设备型号和参数、测量仪器型号、测量数据、测量人员及工时记录等。测量记录表格见表 6-5～表 6-8。

表 6-5 噪声测量记录

用人单位：　　　　　测量依据：　　　　　　检测任务编号：

仪器名称/型号/编号：　　　　温度：____℃　　　　相对湿度：____%RH

声校准器型号/编号：　　　　校准值：____dB(A)　　　　第　页/共　页

测量编号	测量时间	测量位置	生产状况、个人防护用品使用情况	接触时间/(h/d)	测量结果/dB(A)			L_{Aeq,T_e}/dB(A)	$L_{\mathrm{EX},8h}$/dB(A)
					第1次	第2次	第3次		
备注	L_{Aeq,T_e} 为时间段 T_e 内等效声级；$L_{\mathrm{EX},8h}=L_{\mathrm{Aeq},T_e}+10\lg\dfrac{T_e}{T_0}$								

测量人：　　　　　复核人：　　　　　陪同人：　　　　　　　　　年　月　日

表 6-6　脉冲噪声测量记录

用人单位：　　　　　　　　　　测量依据：　　　　　　　　检测任务编号：
仪器名称/型号/编号：　　　　　　温度：＿＿＿℃　　　　　　相对湿度：＿＿＿%RH
声校准器型号/编号：　　　　　　校准值：＿＿＿dB(A)　　　　　　　　第　页/共　页

测量编号	测量时间	测量位置	生产状况、个人防护用品使用情况	测量结果				备注
				脉冲峰值/dB(A)	脉冲次数/(次/min)	接触时间/(h/d)	接触总次数/次	
备注								

测量人：　　　　　　　复核人：　　　　　陪同人：　　　　　　　　　　年　月　日

表 6-7　个体噪声测量记录

用人单位：　　　　　测量依据：　　　　温度：＿＿＿℃　　　相对湿度：＿＿＿%RH　　检测任务编号：
仪器名称/型号：　　低阈值：＿＿＿dB(A)　声校准器型号/编号：　校准值：＿＿＿dB(A)　　第　页/共　页

测量编号	测量仪器编号	车间名称及岗位(工种)	佩戴人姓名	生产状况、个人防护用品使用情况	接触时间/(h/d)	测量时段		测量时间/h	$L_{Aeq,T}$/dB(A)	$L_{EX,8h}$/dB(A)
						开始	结束			
备注										

测量人：　　　　　　　复核人：　　　　　陪同人：　　　　　　　　　　年　月　日

表 6-8　噪声倍频程测量记录

用人单位：　　　　　　　　　　测量依据：　　　　　　　　检测任务编号：
仪器名称/型号/编号：　　　　　　温度：＿＿＿℃　　　　　　相对湿度：＿＿＿%RH
声校准器型号/编号：　　　　　　校准值：＿＿＿dB(A)　　　　　　　　第　页/共　页

测量编号	测量时间	测量位置	生产状况、个人防护用品使用情况	频段	1/1(1/3)倍频程测量值/dB(A)				备注
备注									

测量人：　　　　　　　复核人：　　　　　陪同人：　　　　　　　　　　年　月　日

8. 注意事项

在进行现场测量时，测量人员应注意个体防护。

三、噪声的防护措施

噪声也是声音，它从发声处产生，通过介质作为载体来传播，最后到达声音的接收处，完成了整个传播声音的全过程。因此，噪声控制可以从以下 3 个方面入手：一是在声源处（图 6-1）；二是在传播过程中（图 6-2）；三是在人耳处（图 6-3）。

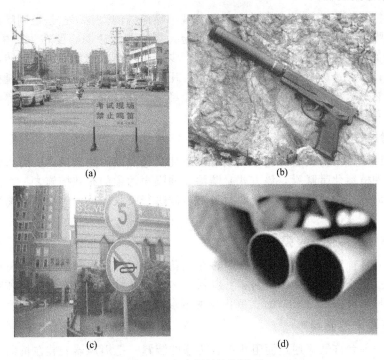

图 6-1　在声源处控制噪声

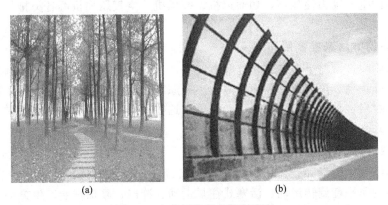

图 6-2　在传播路径上控制噪声

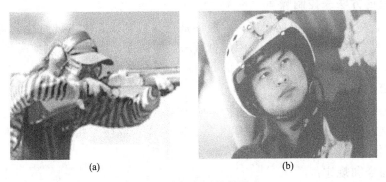

图 6-3　在人耳处控制噪声

1. 在声源处控制噪声

从声源处控制噪声，就是减小噪声源或者减小噪声源的强度，这是控制噪声最根本的办法，它比产生噪声再去治理更为有效和节省资金。要控制噪声源就要在生产中采用新工艺、新技术、新设备，使生产过程中不产生噪声或者少产生噪声，例如采用皮带传动或液压传动代替机械传动；用无声焊接代替高噪声的铆接；用无声的液压代替高噪声的锤打等。治理声源降低噪声虽然是最根本的办法，但是往往由于经济上和技术上存在的种种原因，并不能完全办到。这就需要采用一些其他办法控制噪声。

2. 在传播路径上控制噪声

可以在城市道路两旁设置绿化带或设置声障使交通噪声产生衰减，从而达到降低噪声的目的。例如，种植绿化带降噪，该方式是防治交通噪声污染的有效措施之一。另外，可以用声屏障降噪，该方式主要是通过声屏障材料对声波进行吸收、反射等一系列物理反映来降低噪声。

3. 用吸声材料降低噪声强度

就是在房间悬挂吸声体，设置吸声屏，在天花板上或房间内壁装饰吸声材料。吸声材料有玻璃棉、矿渣棉、毛毡泡沫、塑料、甘蔗板、木丝板、纤维板，微穿孔板和吸声砖等。在室内设置吸声材料可降低 5～10dB 在室内反射或混响声音。

4. 用消声器来控制噪声

消声器是一种允许气流通过而阻止声音传播的装置，把消声器安装在机器设备的排气流通道上，就可以使机器设备噪声降低，一般可降低噪声 15～30dB。消声主要用于降低空气动力机械辐射的空气动力性噪声，如通风机、鼓风机、空气压缩机等各类排气放空装置所发出的噪声。

5. 用隔声的方法来控制噪声

隔声就是将噪声源与生产工人相互隔离开来，是一种最有效和常用的控制噪声措施。隔声办法主要有隔声室、隔声罩和隔声屏障。主要原理是用透声系数小、隔声系数大、表面光滑、密度大的材料，如混凝土、钢板、砖墙等，这些材料能把噪声大部分反射和吸收，而透过部分较小，达到隔声目的。

6. 用隔振的方法来减小振动的强度

噪声除在空气中传播外，还能通过机座把振动传给地板或墙壁，而把声音辐射传播出去。机械设备的非平衡旋转运动、活塞式往复运动、冲击、摩擦都会产生振动，振动不仅产生噪声，而且直接影响工人的身体健康。

7. 用阻尼的方法来控制噪声

机器外壳，车、船、飞机的壳体，一般都是金属板制成，噪声可通过金属板辐射出去。为控制噪声，可在金属板上涂敷一层阻尼材料层，如沥青、软橡胶及其他高分子涂料，阻尼材料摩擦消耗大，可使振动能量变成热能散掉，而辐射不出噪声。

8. 个人防护噪声的危害

对接触噪声的人，采取个人噪声防护是减少噪声对人体危害的有效措施之一。当其他消声措施达不到要求时，操作工人可以戴耳塞、防声耳罩或防声帽，可降低噪声 10～20dB，防护听觉，可使头部、胸部免受噪声危害。

9. 执行法令和规定

执行法令和规定，采用经济手段加强行政管理，搞好城市规划、厂区规划，大力植树绿化，均可控制和降低噪声。

 能力提升训练

　　1. 噪声测量记录应该包含哪些内容？
　　2. 噪声测量现场应该调查哪些内容？
　　3. 如何进行噪声测量？

 知识储备

项目四　辐射的测量与防护

一、辐射的种类及危害

　　随着科学技术的进步，在工业中越来越多地接触和应用各种电磁辐射能和原子能。由电磁波和放射性物质所产生的辐射，根据其对原子或分子是否形成电离效应而分成两大类型，即电离辐射和非电离辐射。辐射对人体的危害和防护是现代工业中一个新课题。随着各类辐射源日益增多，危害相应增大。因此，必须正确了解各类辐射源的特性，加强防护，以免作业人员受到辐射的伤害。

1. 辐射线的种类与特性

　　不能引起原子或分子电离的辐射称为非电离辐射，如紫外线、红外线、射频电磁波、微波等的辐射。电离辐射是指能引起原子或分子电离的辐射，如 α 粒子、β 粒子、X 射线、γ 射线、中子射线的辐射。各种辐射线的波长（λ）和频率（f）范围见表6-9。

表 6-9　各种辐射线的波长和频率范围

射线种类	γ 射线	X 射线	紫外线	可见光	红外线	射频电磁波
λ/m	$<10^{-10}$	$10^{-10}\sim10^{-8}$	$10^{-8}\sim10^{-7}$	$10^{-7}\sim10^{-6}$	$10^{-6}\sim10^{-4}$	$10^{-4}\sim10^{3}$
f/Hz	$>3\times10^{18}$	$3\times10^{16}\sim$ 3×10^{18}	$3\times10^{15}\sim$ 3×10^{16}	$3\times10^{14}\sim$ 3×10^{15}	$3\times10^{12}\sim$ 3×10^{14}	$3\times10^{5}\sim$ 3×10^{12}

　　各种辐射线的特性取决于其基本参数（波长、波速、频率和周期等）。这些参数之间存在以下关系：

$$\lambda = \omega T = \frac{\omega}{f} \tag{6-7}$$

　　式中，λ 为波长，m；ω 为波速，m/s；T 为周期，s；f 为频率，Hz。

2. 电离辐射

　　（1）电离及辐射的产生

　　所有物质均由元素组成，元素由原子组成，而原子由含有质子的原子核和围绕原子核运转的电子组成。

　　质子：具有质量和一个正电荷。

　　电子：质量极小，具有一个负电荷。

　　中子：具有质量，但没有电荷。

如果在某个时刻，原子中的电子数目与质子数目不相等，原子具有了正电荷，就称为被离子化了。所谓电离辐射，是指当它照射到物体上，包括人体的细胞上时，会产生离子，从而也会导致身体组织的功能性变化。辐射的能量取出了细胞原子中的电子，产生了离子对、化学游离基和氧化物。由于人体组织具有不同的组分、形式及功能，它们对离子化的反应也不一样。有些细胞可以修复辐射损伤，有些则没有这种能力。细胞对辐射的敏感性与它们的再生能力直接相关。

（2）工业中的电离辐射

在工业活动中，所出现的电离辐射有 α 粒子、β 粒子、γ 射线及 X 射线。α 射线及 β 射线是从放射性材料发射的高能高速粒子流。放射性材料是不稳定的，总是在改变自己的原子排列，从而发射出稳定的缓慢衰减的能量。

① α 粒子：是具有两个正电荷（质子）的氦原子，所以它们相对较大而且容易吸引电子。它们在密度较高的材料中，行程较短，从而只能穿透皮肤。然而，当吸入或吞入可以发射 α 粒子的物质时，就会把 α 粒子源引进到靠近容易受损的组织地方，从而造成重要器官的伤害。

② β 粒子：是快速运动的电子，它比 α 粒子的质量小，但穿透的距离长，这样就会对人体造成伤害。它们具有相当大的穿透力，但电离能力要弱些。

③ γ 射线：具有很强的穿透能力，它在原子核蜕变释放能量时产生。当 γ 射线穿过一个正常的原子时，有时会使原子失去一个电子，从而使原子带上正电荷成为正离子，它与释放出来的电子统称为一个离子对。γ 射线的作用与 X 射线非常相似。

④ X 射线：通常是在受控条件下，高速电子流撞击特定目标使带电粒子突然加速或减速而产生的。用来加速电子达到产生 X 射线的电压，至少在 15000V。当设备的电压小于这个数值时，就不可能产生 X 射线。因此，当存在着高于上述数值的电压时，就有可能出现这种形式的辐射危害。X 射线及 γ 射线具有高的能量和穿透能力，能穿过相当厚的材料。在低密度物质（如空气）中，它们穿透的距离很长。工业生产中，电离辐射源最常见的是 X 射线机和用于无损测试（NDT）中同位素。实验室工作及通信中，也会存在这种辐射源。

3. 非电离辐射

一般来讲，非电离辐射不会造成物质的电离。这种类型的辐射包括了在电磁波谱段中，从紫外到无线电波段的电磁波以及激光。

（1）紫外辐射

紫外辐射来自阳光，另外诸如焊接设备等也产生紫外辐射。由于大气臭氧层的存在，大气中的大部分紫外线都被挡住了。强烈的紫外线会造成人体烧伤及眼睛失明。紫外线的热力学及光化学作用会产生烧伤、皮肤增厚乃至皮肤癌。电弧及紫外灯被眼结膜吸收后会产生一种光化学作用，从而导致"电弧眼"和白内障。

（2）红外辐射

红外辐射很容易转变成热，其暴露效应是烧伤及体内液体的损失，眼睛也会受到伤害。在受激光辐射时，视网膜也有可能会受到损坏。总而言之，当红外辐射以集中光束的形式出现时，它对人体主要产生热伤害的作用。

（3）射频辐射

射频辐射又称无线电波，是频率在 100kHz～300GHz 的电磁辐射，包括高频电磁场和微波。其能量较小、波长较长，波长范围 1mm～3000m。其中，高频电磁场是频率为 100kHz～300MHz 的电磁波；微波辐射是频率为 300MHz～300GHz 的电磁波。射频辐射是由无线电设备及微波设备发射的。人体是通过血液循环来减少其暴露部分的温度的，但这种由血液循环来降低射频辐射的温度效应的机制对有些器官不起作用，因此，这样器官暴露在诸如红外辐射的环境中就有危险。例如，眼睛在这种地方，它所吸收的辐射能量因为没有血液循环、出汗蒸发、传热等机制，积聚热量不可能被降低或传走。辐射对金属感应而产生的热，也会造成烧伤。

二、紫外、激光、射频、微波辐射及工频电场的测量方法

1. 紫外辐射的测量

紫外辐射的测量根据《工作场所物理因素测量　第6部分：紫外辐射》（GBZ/T 189.6—2007）进行。

① 测量仪器：紫外照度计。

② 测量对象：应测量操作人员面、眼、肢体及其他暴露部位的辐照度或照射量；当使用防护用品（如防护面罩）时，应测量罩内辐射度或照射量。

③ 测量方法：测量前应按照仪器使用说明书进行校准；为保护仪器不受损害，应从最大量程开始测量，测量值不应超过仪器的测量范围。

计算混合光源（如电焊弧光）的有效辐照度方法：混合光源需分别测量长波紫外线、中波紫外线、短波紫外线的辐照度，然后将测量结果加以计算。

示例：电焊弧光的主频率分别为365nm、290nm以及254nm，其相应的加权因子分别为0.00011、0.64以及0.5，计算

$$E_{eff} = 0.00011 \times E_A + 0.64 \times E_B + 0.5 \times E_C \tag{6-8}$$

式中　E_{eff}——有效辐照度，W/cm^2；

E_A——所测长波紫外线（UVA）辐照度，W/cm^2；

E_B——所测中波紫外线（UVB）辐照度，W/cm^2；

E_C——所测短波紫外线（UVC）辐照度，W/cm^2。

④ 测量记录及注意事项：测量记录应该包括以下内容：测量日期、测量时间、气象条件（温度、相对湿度）、测量地点（单位、厂矿名称、车间和具体测量位置）、被测仪器设备型号和参数、测量仪器型号、测量数据、测量人员等。测量记录表格见表6-10。

⑤ 注意事项：在进行现场测量时，测量人员应注意个体防护。

表6-10　紫外辐射测量记录

用人单位：　　　　　　测量依据：　　　　　检测任务编号：

仪器名称/型号/编号：　　温度：　　℃　　相对湿度：　　%RH　　第　页/共　页

测量编号	测量时间	测量位置/人员	波段/nm	生产状况	接触时间	辐照度/($\mu W \cdot cm^{-2}$) 眼部 测量值	修正结果	有效辐照度 E_{eff}	面部 测量值	修正结果	有效辐照度 E_{eff}	肢体 测量值	修正结果	有效辐照度 E_{eff}	其他（　　） 测量值	修正结果	有效辐照度 E_{eff}	个人防护用品使用情况
		罩（内、外）	A_{365}															
			B_{297}															
			C_{254}																
		罩（内、外）	A_{365}																
			B_{297}															
			C_{254}																

备注　修正结果＝测量值×修正系数；$E_{eff}=0.00011 \times E_A + 0.64 \times E_B + 0.5 \times E_C$。

测量人：　　　　　　复核人：　　　　　陪同人：　　　　　　　　　　　　年　月　日

2. 激光辐射的测量

激光辐射的测量根据《工作场所物理因素测量 第 4 部分：激光辐射》（GBZ/T 189.4—2007）进行。

（1）测量仪器

根据激光器的输出波长和输出功率选择适当的测量仪器。用 1mm 极限孔径测量辐射水平时，测量仪器接收头的灵敏度必须均匀，测量误差不得超过±10％。测量时，中小功率的激光器选用锤形腔热电式的功率计，小功率的激光器选用光电型的能量计，大功率的激光器选用流水量热式功率计。

（2）测量方法

测量时将激光器调至最高输出水平，并消除非测量波长杂散光的影响。测量激光器和激光器系统对眼和皮肤的最大容许照射时，应在激光工作人员工作区进行。激光辐射测量仪器的接收头应置于光束中，以光束截面中最强的辐射水平为准，测量最大容许照射量的最大圆面积直径为极限孔径。测量眼最大容许照射量时，波长为 200～400nm 与 1400～1×10⁶ nm 用 1mm 孔径，波长为 400～1400nm 用 7mm 孔径。测量皮肤最大容许照射量时，用 1mm 孔径。

（3）测量记录及注意事项

测量记录应该包括以下内容：测量日期、测量时间、气象条件（温度、相对湿度）、测量地点（单位、厂矿名称、车间和具体测量位置）、激光器型号和参数、测量仪器型号、测量数据、测量人员等。在进行现场测量时，测量人员应注意个体防护。

3. 射频辐射的测量

射频辐射的测量分为超高频辐射测量、高频电磁场测量和微波辐射测量，测量根据《工作场所物理因素测量 第 1 部分：超高频辐射》（GBZ/T 189.1—2007）、《工作场所物理因素测量 第 2 部分：高频电磁场》（GBZ/T 189.2—2007）、《工作场所物理因素测量 第 5 部分：微波辐射》（GBZ/T 189.5—2007）进行。

（1）超高频辐射测量

① 测量仪器 测量仪器选择量程和频率适合于所检测对象的仪器。

② 测量对象 相同型号、相同防护的超高频设备，选择有代表性的设备及其接触人员进行测量；不同型号或相同型号不同防护的超高频设备及其接触人员应分别测量；接触人员的各操作位应分别进行测量。

③ 测量方法 测量前应按照仪器使用说明书进行校准；测量操作者接触强度时，应分别测量头、胸、腹各部位。立姿操作，测量点高度可分别取 1.5～1.7m、1.1～1.3m、0.7～0.9m；坐姿操作，测量点高度可分别取 1.1～1.3m、0.8～1m、0.5～0.7m；测量超高频设备场强时，将仪器天线探头置于距设备 5cm 处，测量时将偶极子天线对准电场矢量，旋转探头，读出最大值。测量时手握探头下部，手臂尽量伸直，测量者身体应避开天线杆的延伸线方向，探头 1m 内不应站人或放置其他物品，探头与发射源设备及馈线应保持一定距离（至少 0.3m）。每个测点应重复测量 3 次，取平均值。

④ 测量记录 测量记录应该包括以下内容：测量日期、测量时间、气象条件（温度、相对湿度）、测量地点（单位、厂矿名称、车间和具体测量位置）、超高频设备型号和参数、测量仪器型号、测量数据、测量人员等。测量记录表格见表 6-11。

⑤ 测量结果处理 测量结果用功率密度或电场强度表示。在远区场，功率密度与电场强度 E 按下式换算：

$$P = E^2 / 3770 \tag{6-9}$$

式中 P——功率密度；

E——电场强度。

不同操作岗位的测量结果应分别计算和评价。接触时间不足 4h 的，按 4h 计；接触时间超过 4h、不足 8h 的，按 8h 计。

⑥ 注意事项　在进行现场测量时，测量人员应注意个体防护。

表 6-11　超高频辐射测量记录

用人单位：　　　　　　　　　　　　测量依据：　　　　　　检测任务编号：

仪器名称/型号/编号/探头号：　　　　温度：____℃　　　　相对湿度：____%RH　　　第　页/共　页

测量编号	测量时间	测量位置	设备名称及频率范围	接触时间	生产状况、个人防护用品使用情况	脉冲波	连续波	测量结果							
								头		胸		腹		局部	
								测量值	修正结果	测量值	修正结果	测量值	修正结果	测量值	修正结果

备注	修正结果＝测量值×修正系数

测量人：　　　　　　复核人：　　　　陪同人：　　　　　　　　　　　　　　　年　月　日

（2）高频电磁场测量

① 测量仪器　选择量程和频率适合于所测量对象的测量仪器，即量程范围能够覆盖 10～1000V/m 和 0.5～50A/m，频率能够覆盖 0.1～30MHz 的高频场强仪。

② 测量对象　相同型号、相同防护的高频设备，选择有代表性的设备及其接触人员进行测量；不同型号或相同型号不同防护的超高频设备及其接触人员应分别测量；接触人员的各操作位应分别进行测量。

③ 测量方法　测量前应按照仪器使用说明书进行校准；测量操作位场强时，一般测定头部和胸部位置，当操作中其他部位可能受更强烈照射时，应在该位置予以加测；测量高频设备场强时，由远及近，仪器天线探头距离设备不得小于 5cm，当发现场强接近最大量程或仪器报警时，应立刻停止前进，手持测量仪器，将检测探头置于所要测量的位置，并旋转探头至读数最大值方向，探头周围 1m 以内不应有人或临时性地放置其他金属物件，磁场测量不受此限制。每个测点连续测量 3 次，每次测量时间不应小于 15s，并读取稳定状态的最大值。若测量读数起伏较大时，应适当延长测量时间，取 3 次值的平均数作为该点的场强值。

④ 测量记录　测量记录应该包括以下内容：测量日期、测量时间、气象条件（温度、相对湿度）、测量地点（单位、厂矿名称、车间和具体测量位置）、高频设备型号和参数、测量仪器型号、测量数据、测量人员等。测量记录表格见表 6-12。

⑤ 测量结果处理　不同操作岗位的测量结果应分别计算和评价。

⑥ 注意事项　在进行现场测量时，测量人员应注意个体防护。

表 6-12　高频电磁场测量记录

用人单位：　　　　　　　　　　　　测量依据：　　　　　　检测任务编号：

仪器名称/型号/编号/探头号：　　　　温度：__℃　　　　相对湿度：__%RH　　　第　页/共　页

测量编号	测量时间	测量位置	设备名称及频率范围	接触时间	生产状况、个人防护用品使用情况	检测部位	测量结果					
							类型	测量值1	修正结果	测量值2	修正结果	测量值3	修正结果
							磁场强度/（A/m）						
							电场强度/（V/m）						

续表

测量编号	测量时间	测量位置	设备名称及频率范围	接触时间	生产状况、个人防护用品使用情况	检测部位	测量结果						
							类型	测量值1	修正结果	测量值2	修正结果	测量值3	修正结果
							磁场强度/(A/m)						
							电场强度/(V/m)						
备注					修正结果＝测量值×修正系数								

测量人：　　　　　复核人：　　　　　陪同人：　　　　　　　　年　月　日

（3）微波辐射测量

① 测量仪器　选择量程和频率适合于所检验对象的测量仪器。

② 测量对象　应在各操作位分别予以测量。一般测量头部和胸部位置；当操作中某些部位可能受更强辐射时，应予以加测；如需眼睛观察波导口或天线向下腹部辐射时，应分别加测眼部或下腹部；当需要查找主要辐射源、了解设备泄漏情况时，可紧靠设备测量，所测值可供防护时参考。

③ 测量方法　测量前应按照仪器使用说明书进行校准；应在微波设备处于正常工作状态时进行测量，测量中仪器探头应避免红外线及阳光的直接照射及其他干扰；在目前使用非各向同性探头的仪器测量时，将探头对着辐射方向，旋转探头至最大值。各测量点均需重复测量3次，取其平均值。测量值的取舍：全身辐射取头、胸、腹等处的最高值；肢体局部辐射取肢体某点的最高值；既有全身，又有局部的辐射，则取除肢体外所测的最高值。

④ 测量记录　测量记录应该包括以下内容：测量日期、测量时间、气象条件（温度、相对湿度）、测量地点（单位、厂矿名称、车间和具体测量位置）、微波设备型号和参数、测量仪器型号、测量数据、测量人员等。测量记录表格见表6-13。

⑤ 注意事项　在进行现场测量时，测量人员应注意个体防护。

表 6-13　微波辐射测量记录

用人单位：　　　　　　　测量依据：　　　　检测任务编号：

仪器名称/型号/编号/探头号：　　　温度：____℃　　相对湿度：____%RH　　　　第　页/共　页

测量编号	测量时间	测量位置	设备名称及频率范围	接触时间	生产状况、个人防护用品使用情况	脉冲	连续	测量结果							
								头		胸		腹		局部	
								测量值	修正结果	测量值	修正结果	测量值	修正结果	测量值	修正结果
备注	修正结果＝测量值×修正系数														

测量人：　　　　　复核人：　　　　　陪同人：　　　　　　　　年　月　日

4. 工频电场的测量

（1）测量仪器

采用高灵敏度球型（球直径为 12cm）偶极子场强仪进行测试，场强仪测量范围为 0.003～100kV/m。其他类型场强仪的最低检测限应低于 0.05kV/m。

（2）测量对象

相同型号、相同防护的工频设备选择有代表性的设备及其接触人员进行测量；不同型号或相同型号、不同防护的工频设备及其接触人员应分别测量。

（3）测量方法

场强仪在直径 3m、极间距离 1m 的平行平板电极产生的均匀电场中校准定标，测量时应包括作业场所地面场强的分布、工作方式、工作地点，进行有代表性的选点测量。地面场强是测定距地面高 1.5m 的电场强度，测量地点应比较平坦，且无多余的物体。对不能移开的物体应记录其尺寸及其与线路的相对位置，并应补充测量离物体不同距离处的场强，变电站内进行测量时应遵守高压设备附近工作的安全规程，环境条件：温度 0～40℃，相对湿度小于 60％。

（4）测量记录

测量记录应该包括以下内容：测量日期、测量时间、气象条件（温度、相对湿度）、测量地点（单位、厂矿名称、车间和具体测量位置）、设备型号和参数、测量仪器型号、测量数据、测量人员等。测量记录表格见表 6-14。

（5）注意事项

在进行现场测量时，测量人员应注意个体防护。

表 6-14 工频电场测量记录

用人单位：　　　　　　　　测量依据：　　　　　　　　检测任务编号：

仪器名称/型号/编号/探头号：　　温度：____℃　　　　相对湿度：____％RH

第 页/共 页

测量编号	测量时间	测量位置	设备名称、型号	接触时间	生产状况、个人防护用品使用情况	测量结果					
						测量值 1	修正结果	测量值 2	修正结果	测量值 3	修正结果
备注	修正结果＝测量值×修正系数										

测量人：　　　　　复核人：　　　　　陪同人：　　　　　　　　年　月　日

三、辐射的防护措施

1. 电离辐射的控制

辐射的强度取决于辐射源的强度、受辐射的物体与辐射源的距离和暴露时间以及保护屏的类型。辐射强度也取决于辐射本身的类型。辐射强度遵循反平方定律——它与从辐射源到辐射目标间距离的平方成反比。辐射目标接受辐射剂量也依赖于暴露的时间长短。

消除暴露，这应是首先要考虑的事项。对辐射源的使用和出现都要限制。在使用时要加以封闭及使用屏障，并且对于下列事项要给出书面的操作说明：

① 已知辐射源的使用、操作、处理、运输、储存和报废。

② 对潜在辐射源的识别。

③ 操作人员的训练。

④ 标识出明确的作业区域。

⑤ 监测防护屏四周的辐射水平。

⑥ 监测人员的个体暴露剂量。

⑦ 定期对工作人员体检。

⑧ 作业区域的工作卫生措施。

⑨ 在工作时间内使用一次性的防护服。

⑩ 保持作业环境清洁。

⑪ 限制工作时间。

2. 非电离辐射的控制

关于紫外辐射的防护相对而言较为简单，喜欢日光浴的人很早就知道，任何不透明的物质都会吸收紫外线。由工业过程中发出的紫外辐射可以用屏蔽及隔离的办法加以隔绝。使用发射紫外辐射设备的人（如焊工），可以用防护镜及防止烧伤的防护服来保护自己。作业人员的助手往往不易评价，但他们常暴露在有害紫外辐射环境中，所以也需要类似的防护。

眼睛本身有眼睑及虹膜两种保护的器官，眼睑可以在 $150\mu s$ 内作出反应，通常这种速度足以探测可见光。在现实生活中，存在着大量的强光，它会造成眼的伤害。基本的预防措施包括对强光源的限制和使用护目镜。

红外辐射造成的问题主要是热效应，包括烧伤、出汗及人体缺乏盐分而出现的抽筋、疲劳及热痉挛。衣服及手套可以保护皮肤，不过如果事先识别这种危害并限制其影响，可以免去使用个体防护的不便。

对于激光作业危害的控制，主要是不要让射线直接或通过反射射到人体上来。危害的作用取决于激光输出的功率，但是即使是极小能量的激光束，当其照射到人体上，特别是眼上时，也存在潜在的危害。使用激光作业的工人应该了解他们使用的设备潜在的危险性，工人应该经过培训和考核。如果射线不能完全地被封闭在管内，作业人员就必须佩戴与其所操作的激光种类相适配的眼保护装备。作业场所要有明确的标志，使得在作业期间，无关人员不能入内。激光照射的目标要求没有反射面，同时还要注意那些四周可能反射激光束的物体，采取相应的措施。激光照射目标也有可能散发有毒气体，因此，要考虑作业场所的通风问题。还要注意的是，激光束在使用时不能晃动，因此，随时都需要有人在场。

产生微波辐射的设备可以用封闭的方法来保护使用者免受伤害。如果微波设备的功能有尺寸使其不易封闭，那就要对正在工作的微波装置及其附近区域出入及工作人员加以限制。金属工具、易燃易爆材料不允许放在微波设备形成的电磁场区域内。对于微波设备，应配有预警装置部件。现在，商用的厨房设备在功率上是受到限制的，同时有相应的产品标准，门要加以密封。即使如此，为保证其在使用中不出故障及不超期使用，制造商应定期检查及保养。

3. 辐射暴露危害的基本控制策略

除上述控制措施外，下列通用的原则是必须遵守的。

① 仅当辐射确有必要时，才能在作业场所采用。

② 必须从制造商处获得有关设备所发出的或可能发生的射线类别的安全信息。

③ 要有书面的风险评估并指明控制的措施。对于雇主、雇员、公众的影响都要考虑在内，同时要对风险进行估计，并且对这些人提供有关风险及其控制的必要信息。

④ 所有的辐射源均要得到确认，并且进行标识。

⑤ 要提供并穿戴保护设备。

⑥ 安全措施要定期评审。

⑦ 所提供的安全装置要合适，并且符合规范，要定期保养及检查。

⑧ 要任命辐射防护的咨询人员，其特定的责任是对使用、预防、控制等问题进行监视及咨询。

⑨ 应急计划中要包括辐射危害的潜在危险的内容，同时要有在其他应急状态出现时，对现有的辐射防护的控制造成威胁时的处理方案。

⑩ 对于放射物质的销售、使用、储存、运输和报废，要有书面的许可认证。

⑪ 要对培训及工作期间暴露于辐射下的工人进行分组。

能力提升训练

1. 超高频辐射有哪些测量方法？超高频辐射测量结果如何处理？高频电磁场的测量仪器要求有哪些？高频电磁场的测量方法有哪些要求？

2. 什么叫平均功率密度（微波辐射）？什么叫微波辐射的日剂量？微波辐射的测量对象有哪些？微波辐射的测量方法要求有哪些？

3. 工频电场测量仪器的要求有哪些？工频电场的测量方法有哪些？

4. 什么叫辐照度？紫外辐射测量部位有什么要求？紫外辐射测量方法是什么？激光辐射测量仪器有哪些技术要求？激光辐射测量方法有哪些要求？

知识储备

项目五 手传振动的测量与防护

一、手传振动的危害

振动是指一个质点或物体在外力作用下沿直线或弧线围绕一平衡位置作来回重复的运动。长期接触生产性振动可对机体产生不良影响。

1. 振动的分类与接触机会

根据振动作用于人体的部位和传导方式，可将生产性振动分为局部振动和全身振动。这两种振动无论是对机体的危害还是防治措施方面都迥然不同。

（1）局部振动

局部振动又称手传振动或手臂振动，是指手部接触振动工具、机械或加工部件，振动通过手臂传导至全身。接触机会常见于使用风动工具（风铲、风镐、风钻、气锤、凿岩机、捣固机、铆钉机等）、电动工具（电钻、电锯、电刨等）、高速旋转工具（砂轮机、抛光机等）的作业。

（2）全身振动

全身振动是指工作地点或座椅的振动，人体足部或臀部接触振动，通过下肢躯干传导至全身。接触机会常见于在交通工具（汽车、火车、船舶、飞机、拖拉机、收割机等）上的作业或在作业台（钻井平台、振动筛操作台等）上的作业。

2. 振动对人体的影响

全身振动可以对全身各系统产生影响，甚至是晕动病（又称晕车病）。局部振动长期作用于人体，可以引起局部振动病，是我国法定职业病。

3. 局部振动病

局部振动病是长期使用振动工具而引起的以末梢循环障碍为主的疾病，也可累及肢体神经及运动功能。发病部位多在上肢末端，其典型表现为发作性白指。

局部振动病患者的主诉多为手部症状和神经衰弱综合征。手部的症状是麻、痛、胀、凉、汗、僵、颤。多汗一般在手掌，麻、痛多在夜间发作，影响睡眠。神经衰弱综合征多表现为头痛、头晕、失眠、乏力、心悸、记忆力减退及记忆力不集中等。临床检查有手部痛觉、振动觉、两点分辨觉减退。前臂感觉和运动神经传导速度减慢。局部振动病的重要且有诊断意义的是振动性白指，以寒冷为诱因的间歇性手指发白或发绀。严重者还会出现骨骼、肌肉和关节的改变。

4. 影响振动对机体作用的因素

（1）振动本身的特性

① 频率　人体能够感受到的振动频率为 1～1000Hz，20Hz 以下大振幅的振动全身作用时，主要影响前庭和内脏器官；而当局部受振时，骨关节和局部肌肉组织受损较明显。高频率（40～300Hz）振动对末梢循环和神经功能损害明显。

② 振幅　在一定的频率下，振幅越大，对机体的影响越大。大振幅、低频率的振动作用于前庭，并使内脏移位。高频率、低振幅的振动主要对组织内的神经末梢作用。加速度越大，振动性白指的发生频率越高，从接触到出现白指的时间越短。

（2）接振时间

接振时间越长，危害越大。

（3）体位和操作方式

对全身振动而言，立位时对垂直振动敏感，卧位时对水平振动敏感。强制体位如手持工具过紧、手抱振动工具紧贴胸腹部时，使机体受振过大或血循环不畅，促使局部振动病的发生。

（4）环境温度和噪声

寒冷和噪声均可促使振动病的发生。

（5）工具重量和被加工件的硬度

工具重量和被加工件的硬度均可增加作业负荷和静力紧张程度，加剧对人体的损伤。

二、手传振动的测量

手传振动的测量根据《工作场所物理因素测量　第 9 部分：手传振动》（GBZ/T 189.9—2007）进行。

1. 测量仪器

振动测量仪器采用设有计权网络的手传振动专用测量仪，直接读取计权加速度或计权加速度级。测量仪器覆盖的频率范围至少为 5～1500Hz，其频率响应特性允许误差在 10～800Hz 范围内为 ±1dB；4～10Hz 及 800～2000Hz 范围内为 ±2dB。

振动传感器选用压电式或电荷式加速度计，其横向灵敏度应小于 10%。指示器应能读取振动加速度或加速度级的均方根值。对振动信号进行 1/1 或 1/3 倍频程频谱分析时，其滤波特性应符合相关规定。测量前应按照仪器使用说明进行校准。

2. 测量方法

按照生物力学坐标系，分别测量 3 个轴向振动的频率计权加速度，取 3 个轴向中的最大值作为被测工具或工件的手传振动值，如图 6-4 所示。

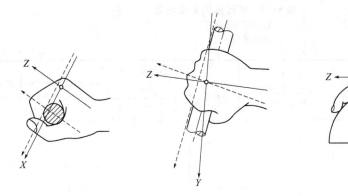

图 6-4 手传振动力学坐标系的轴向
（手以标准握法握住半径为 2cm 的圆棒）
——生物动力学坐标系；……基本中心坐标系

3. 取值方法

使用手传振动专用测量仪时，可直接读取计权加速度值；若测量仪器以计权加速度级表示振动幅值，则可通过式（6-10）换算成计权加速度。

$$L_h = 20\lg\left(\frac{a}{a_0}\right) \quad 或\ a = 10^{(L_h/20)}a_0 \tag{6-10}$$

式中 L_h——加速度级，dB；

　　a——振动加速度有效值，m/s^2；

　　a_0——振动加速度基准值，取 $10^{-6}\,m/s^2$。

如果只获得 1/1 或 1/3 倍频程各中心频带加速度均方根值时，可采用式（6-11）换算成频率计权振动加速度。当各中心频带为加速度级均方根值时，先用式（6-12）换算为频率计权加速度级，然后再利用公式换算成频率计权加速度。

$$a_{h,w} = \sqrt{\sum_{i=1}^{n}(K_i a_{h,i})^2} \tag{6-11}$$

式中 $a_{h,w}$——频率计权振动加速度，m/s^2；

　　$a_{h,i}$——1/1 或 1/3 倍频程第 i 频段实测的加速度均方根值，m/s^2；

　　K_i——1/1 或 1/3 倍频程第 i 频段相应的计权系数；

　　n——1/1 或 1/3 倍频程总频段数。

$$L_{h,w} = 20\lg\sqrt{\sum_{i=1}^{n}(K_i 10^{L_{h,i}/20})^2} \tag{6-12}$$

式中 $L_{h,w}$——频率计权加速度级；

　　$L_{h,i}$——1/1 或 1/3 倍频程第 i 频段实测的加速度级均方根值。

4. 测量记录

测量记录应该包括以下内容：测量日期、测量时间、气象条件（温度、相对湿度）、测量地点（单位、厂矿名称、车间和具体测量位置）、被测仪器设备型号和参数、测量仪器型号、测量数据、测量人员等。测量记录表格见表 6-15。

5. 注意事项

在进行现场测量时，测量人员应注意个体防护。

表 6-15　手传振动测量记录

用人单位：　　　　　　　　　　　　　　检测任务编号：
车间名称：　　　　　　　　　　　　　　测量依据：
仪器名称/型号/编号：　　　　　　　　　　　　　　　　　　　　　第　页/共　页

测量编号	姓名	工作内容	使用工具及型号	检测位置（被测仪器/振动工件）	持续时间/h	测量结果 a_i/(m/s^2)			4h 等能量频率计权振动加速度 $a_{h,w}(4)/(m/s^2)$
						X	Y	Z	

备注：$a_{h,w}(4) = \sqrt{\dfrac{\sum t_i}{4}} \times \sqrt{\dfrac{\sum(a_i^2 \times t_i)}{\sum t_i}}$

测量人：　　　　　　复核人：　　　　　　陪同人：　　　　　　　　　年　月　日

三、手传振动的防护措施

振动的预防要采取综合性措施，即消除或减弱振动工具的振动，限制接触振动的时间，改善寒冷等不良作业条件，有计划地对从业人员进行健康检查，采取个体防护等措施。具体内容包括以下几个方面：

① 消除或减少振动源的振动，是控制噪声危害的根本性措施。通过工艺改革尽量消除或减少产生振动的工艺过程，如焊接代替铆接，水力清砂代替风铲清砂，采取减振措施、减少手臂直接接触振动源。

② 在限制接触振动强度还不理想的情况下，限制作业时间是防止和减轻振动危害的重要措施，例如制定合理的作息制度和工间休息。

③ 改善作业环境，是指控制工作场所的寒冷、噪声、毒物、高湿气，特别是注意防寒保暖。

④ 使用防护用品也是防止和减轻振动危害的一项重要措施，如戴减振保暖的手套。

⑤ 定期体检，争取早期发现手振动危害的个体，及时治疗和处理。

⑥ 进行职工健康教育，对新工人进行技术培训，尽量减少作业中的静力作用成分。

⑦ 国家对局部振动作业制定了卫生标准，标准限值的保护率可达 90%。所以通过预防性卫生监督和经常性卫生监督，严格执行国家标准，也可预防振动危害。

能力提升训练

1. 什么叫手传振动？
2. 手传振动的测量方法有哪些要求？

知识储备

项目六　体力劳动强度的测定与分级

一、体力劳动强度的分级

《体力劳动强度分级》是中国制定的劳动保护工作科学管理的一项基础标准，是确定体力劳动强度大小的根据。应用这一标准，可以明确工人体力劳动强度的重点工种或工序，以便有重点、有计划地减轻工人的体力劳动强度，提高劳动生产率。

《体力劳动强度分级》中对劳动强度指数的规定：Ⅰ级小于15，Ⅱ级为15～20，Ⅲ级为20～25，Ⅳ级大于25；Ⅰ级体力劳动，8h工作日平均耗能值为3558.8kJ/人，劳动时间率为61%，即净劳动时间为293min（4.8h），相当于轻劳动。Ⅱ级体力劳动，8h工作日平均耗能值为5560.1kJ/人，劳动时间率为67%，即净劳动时间为320min（5.3h），相当于中等强度劳动。Ⅲ级体力劳动，8h工作日平均耗能值为7310.2kJ/人，劳动时间率为73%，即净劳动时间为350min（5.8h），相当于重强度劳动。Ⅳ级体力劳动，8h工作日平均耗能值为11304.4 kJ/人，劳动时间率为77%，即净劳动时间为370min（6.1h），相当于极重强度劳动。常见职业体力劳动强度分级见表6-16。

表 6-16 常见职业体力劳动强度分级表

体力劳动强度分级	职业描述
Ⅰ（轻劳动）	坐姿:手工作业或腿的轻度活动(如打字、缝纫、脚踏开关等);立姿:操作仪器,控制、查看设备,上臂用力为主的装配工作
Ⅱ（中等劳动）	手和臂持续动作(如锯木头等);臂和腿的工作(如卡车、拖拉机或建筑设备等非运输操作等);臂和躯干的工作(如锻造、风动工具操作、粉刷、间断搬运中等重物、除草、锄田、摘水果和蔬菜等)
Ⅲ（重劳动）	臂和躯干负荷工作(如搬重物、铲、锤锻、锯刨或凿硬木、割草、挖掘等)
Ⅳ（极重劳动）	大强度的挖掘、搬运,快到极限节律的极强活动

二、体力劳动强度的测量方法

1. 平均能量代谢率 M 计算方法

根据工时记录，将各种劳动与休息加以归类（近似的活动归为一类），按表6-16的内容及计算公式求出各单项劳动与休息时的能量代谢率，分别乘以相应的累计时间，最后得出一个工作日各种劳动休息时的能量消耗值，再把各项能量消耗值总计，除以工作日总时间，即得出工作日平均能量代谢率，计算方法如下：

$$M = \frac{\sum E_{si} T_{si} + \sum E_{rk} T_{rk}}{T}$$

(6-13)

式中 M——工作日平均能量代谢率，$kJ/(min \cdot m^2)$；

E_{si}——单项劳动能量代谢率，$kJ/(min \cdot m^2)$；

T_{si}——单项劳动占用时间，min；

E_{rk}——休息时的能量代谢率，$kJ/(min \cdot m^2)$；

T_{rk}——休息时占用时间，min；

T——工作日总时间，min。

单项劳动能量代谢率测定见表6-17。

表 6-17 能量代谢率测定表

工种＿＿＿＿＿＿＿＿＿ 动作项目＿＿＿＿＿＿

姓名＿＿＿ 年龄＿＿ 工龄＿＿＿

身高＿＿ 体重＿＿ 体表面积＿＿＿

采气时间＿＿＿

采气量＿＿＿＿

续表

气量计的初读数_____

气量计的终读数_____

采气量(气量计的终读数减去气量计的初读数)_____

通气时气温_____   气压_____

标准状态下干燥气体换算系数(查标准状态下干燥气体体积换算表)_____

标准状态下气体体积(采气量乘标准状态下干燥气体换算系数)_____

每分钟标准状态气体体积/采气时间=_____

换算单位体表面积气体体积×每分钟气体体积/体表面积=_____

能量代谢率_____

调查人签名: 年   月   日

每分钟肺通气量为 3.0~7.3L 时,采用式(6-14)计算:

$$\lg M = 0.0945X - 0.53794 \tag{6-14}$$

式中 M——能量代谢率,$kJ/(min \cdot m^2)$;

X——单位体表面积气体体积,$L/(min \cdot m^2)$。

每分钟肺通气量为 8.0~30.9L 时,采用式(6-15)计算:

$$\lg(13.26 - M) = 1.1648 - 0.0125X \tag{6-15}$$

式中 M——能量代谢率,$kJ/(min \cdot m^2)$;

X——单位体表面积气体体积,$L/(min \cdot m^2)$。

每分钟肺通气量为 7.3~8.0L 时,采用式(6-14)和式(6-15)的平均值。

2. 劳动时间率 R_t 计算方法

每天选择接受测定的工人 2~3 名,按表 6-18 的格式记录自上班开始至下班整个工作日从事各种劳动与休息(包括工作中间暂停)的时间。每个测定对象应连续记录 3d(如遇生产不正常或发生事故时不作正式记录,应另选正常生产日,重新测定记录),取平均值,求出劳动时间率 R_t:

$$R_t = \frac{\sum T_{si}}{T} \times 100\% \tag{6-16}$$

式中 R_t——劳动时间率;

$\sum T_{si}$——工作日内净劳动时间;

T_{si}——单项劳动占用时间;

T——工作日总时间。

表 6-18   工时记录表

动作名称	开始时间	耗费工时/min	主要内容(如物体重量、动作频率、行走距离、劳动体位)

调查人签名: 年   月   日

3. 体力劳动强度指数计算方法

体力劳动强度指数计算公式如下:

$$I = 10R_t MSW \tag{6-17}$$

式中 I——体力劳动强度指数;

R_t——劳动时间率,%;

M——8h 工作日平均能量代谢率，kJ/（min·m²）；

S——性别系数，男性取 1，女性取 1.3；

W——体力劳动方式系数，搬取 1，扛取 0.40，推/拉取 0.05。

4. 肺通气量的测量

肺通气量的测量使用肺通气量计测量，按式（6-18）换算肺通气量值：

$$Q = NA + B \tag{6-18}$$

式中　Q——肺通气量；

N——仪器显示数值；

A——仪器常数；

B——仪器常数。

三、体力劳动时心率的测量

心率是指正常人安静状态下每分钟心跳的次数，也叫安静心率，一般为 60～100 次/min，可因年龄、性别或其他生理因素产生个体差异。一般来说，年龄越小心率越快，老年人心率比年轻人慢，女性的心率比同龄男性快，这些都是正常的生理现象。安静状态下，成人正常心率为 60～100 次/min，理想心率应为 55～70 次/min（运动员的心率较普通成人偏慢，一般为 50 次/min 左右）。

在一定限度内，体力活动强度越大，心率越快，因此测量体力劳动时的心率也可以反映人体的劳动强度、人体劳动负荷情况。

（1）测量仪器　心率遥测计。

（2）测量方法　作业前先将测定心率的传感器固定在检测部位（按仪器使用要求而定），待受检者从事该项作业 10min 以上时进行测定。一次持续时间不足 5min 的作业，在作业停止前 1min 测定心率值。

能力提升训练

1. 为什么要进行体力劳动强度分级？

2. 为什么要进行心率测定？

归纳总结提高

1. 高温的测量：常年从事高温作业，_____；不定期从事高温作业，_____；从事室外作业，_____。

2. 高温作业是指_____或_____或_____相结合的异常气象条件，超过规定限值的作业。

3. WBGT 指数又称_____指数，是综合评价_____的一个基本参量。

4. WBGT 指数是评价高温作业的主要参数，它综合考虑了_____、_____、_____和_____4 个因素。

5. WBGT 指数仪的测量范围应为_____℃。

6. 脉冲噪声是指噪声突然爆发又很快消失，持续时间_____，间隔时间_____，声压有效值变化_____的噪声。

7. 噪声的测量：工作场所声场分布不均匀时，应将其划分若干声级区，同一声级区内声级差_____。每个区域内，选择_____个测点，取平均值。

8. 长期接触噪声会对人体产生危害，其危害程度取决于_____、_____、_____。

此外，危害程度与＿＿＿＿＿＿＿＿、＿＿＿＿＿＿＿＿、＿＿＿＿有关。

9. 手传振动是指手持振动工具或接触受振工件时，直接作用或传递到人的手臂的＿＿＿
＿＿＿＿＿＿或＿＿＿＿＿＿＿＿＿。

10. 手传振动的测量，按照＿＿＿＿＿＿＿＿＿＿＿＿＿坐标系，分别测量3个轴向振动的
＿＿＿＿＿＿，取＿＿＿＿＿＿＿＿＿＿作为被测工具或工件的手传振动值。

11. 一家红木木雕家具厂，工作现场噪声职业病危害情况经过检测情况如下：

检测点：＿＿＿＿＿3个＿＿＿＿＿＿＿＿

检测仪器：＿AWA5610D积分声级计＿＿＿＿＿＿　设备编号：TG-ZY-09023

检测项目：噪声

检测依据：《工作场所物理因素测量——第8部分：噪声》（GBZ/T 189.8—2007）

判定依据：《工作场所有害因素职业接触限值　第2部分：物理因素》（GBZ 2.2—2007）

表6-19　职业病危害因素检测结果

检测地点	接噪时间/h	噪声类别	噪声范围/dB(A)	平均噪声/dB(A)	等效8h噪声声级/dB(A)	职业接触限值/dB(A)	结论
绕锯岗位	4		81.5～83.1	82.4			
抛光岗位	0.5		81.5～82.0	81.7			

请将表6-19填写完整，并且简述现场检测时采样点的选择。

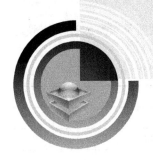

课题七
建设项目职业病危害因素评价程序与方法

项目一 🖑 **职业病危害因素评价分类**

根据评价对象、评价时机和评价目的的不同，职业病危害评价可分为职业病危害预评价、职业病危害控制效果评价和职业病危害现状评价 3 类。3 种评价类型在项目不同生命周期的位置如图 7-1 所示。

一、三类职业病危害评价定义

1. 职业病危害预评价

职业病危害预评价是可能产生职业病危害的建设项目，在其可行性论证阶段，对建设项

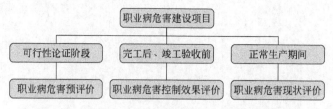

图 7-1　3 种评价类型在项目不同生命周期的位置图

目可能产生的职业病危害因素及其有害性与接触水平、职业病防护设施及应急救援设施等进行的预测性卫生学分析与评价。职业病危害预评价的基本特征见表 7-1。

表 7-1　职业病危害预评价的基本特征表

评价对象	可能产生职业病危害的建设项目
评价时机	建设项目的可行性论证阶段
评价依据	有关职业病防治的法律法规、标准以及建设项目的可行性研究报告等
评价范围	以拟建项目可行性研究报告中提出的建设内容为准
评价目的	明确建设项目在职业病防治方面的可行性，并为建设项目的职业病危害分类管理以及职业病防护设施的初步设计提供科学依据

2. 职业病危害控制效果评价

职业病危害控制效果评价是建设项目完工后、竣工验收前，对工作场所职业病危害因素及其接触水平、职业病防护设施与措施及其效果等做出的综合评价。职业病危害控制效果评价的基本特征见表 7-2。

表 7-2　职业病危害控制效果评价的基本特征表

评价对象	可能产生职业病危害的建设项目
评价时机	建设项目完工后、竣工验收前
评价依据	有关职业病防治的法律法规、标准，职业病防护设施设计以及建设项目试运行阶段的职业卫生实际状况等
评价范围	以建设项目实施的工程内容为准
评价目的	明确建设项目的职业病危害程度以及职业病防护设施的效果等，并为政府监管部门对建设项目职业病防护设施竣工验收以及建设单位职业病防治的日常管理提供科学依据

3. 职业病危害现状评价

职业病危害现状评价是对用人单位工作场所职业病危害因素及其接触水平、职业病防护设施及其他职业病防护措施与效果、职业病危害因素对劳动者的健康影响情况等进行的综合评价。职业病危害现状评价的基本特征见表 7-3。

表 7-3　职业病危害现状评价的基本特征表

评价对象	可能存在职业病危害的用人单位
评价时机	用人单位正常生产期间
评价依据	有关职业病防治的法律法规、标准以及用人单位从事生产经营活动过程中的职业卫生实际现状等
评价范围	以用人单位生产经营活动所涉及的内容、场所以及过程等为准
评价目的	明确用人单位生产经营活动过程中的职业病危害程度以及职业病防护设施和职业卫生管理措施的效果等，并为政府监管部门职业卫生行政许可以及用人单位职业病防治的日常管理提供科学依据

二、职业病危害评价的基本原则

① 贯彻落实预防为主、防治结合的方针。

② 遵循科学、公正、客观、真实的原则。

③ 遵循国家法律法规的有关规定。

 能力提升训练

有一家铅蓄电池生产企业，该厂址东侧是河塘，北面临近居民住房，间距约 4m，南面是水田，西面靠近居民住房，间距约 6m，这家企业是否要实施建设项目职业病危害评价？

 知识储备

项目二　职业病危害因素评价程序

评价程序是建设项目职业病危害评价工作质量的重要保证，遵循建设项目职业病危害评价程序对于提升评价工作的完整性、科学性有重要意义。

一、评价程序控制总述

建设项目职业病危害评价工作一般可分为准备阶段、实施阶段和报告编制阶段 3 个阶段，每个阶段的主要工作如下。

1. 准备阶段

① 接受建设单位或用人单位委托、签订评价工作合同。

② 收集职业病危害评价所需的相关资料并查阅相关文献资料。

③ 开展初步现场调查。

④ 根据需要编制职业病危害评价方案并对方案进行技术审核。

⑤ 确定职业病危害评价的质量控制措施及要点。

2. 实施阶段

① 职业卫生调查与分析（或工程分析、辐射源项分析）。

② 现场（或类比现场）职业卫生检测与分析以及辐射防护检测与分析，或收集与分析现场（类比现场）职业卫生检测数据。

③ 现场（或类比现场）职业病防护设施、职业健康监护等职业病防护措施调查与分析。

④ 对评价内容进行分析、评价并得出结论，提出对策和建议。

3. 报告编制阶段

① 汇总实施阶段获取的各种资料、数据。

② 完成职业病危害评价报告书的编制。

二、评价的内容

① 总体布局、生产工艺和设备布局。

② 建筑卫生学、辅助用室。

③ 职业病危害因素及其危害程度。

④ 职业病防护设施。

⑤ 辐射防护措施与评价，辐射防护监测计划与实施等。

⑥ 个人使用的职业病防护用品。

⑦ 职业健康监护及其处置措施。

⑧ 应急救援措施。

⑨ 职业卫生管理措施。

⑩ 其他应评价的内容。

三、职业病危害预评价程序与内容

建设项目职业病危害预评价工作程序主要包括准备阶段（包括资料的收集、选择类比企业、编制预评价方案）、实施阶段（包括工程分析、类比现场调查、职业病危害评价等）和报告编制阶段（汇总资料、编制预评价报告等）。建设项目职业病危害预评价程序如图 7-2 所示。

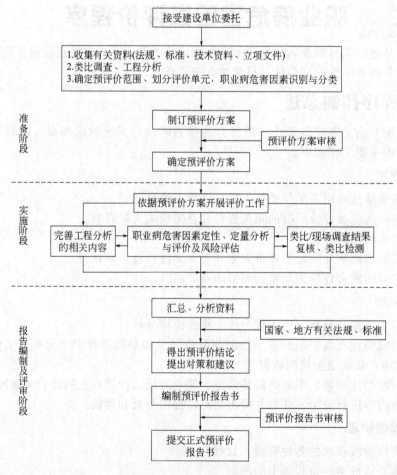

图 7-2　职业病危害预评价程序

1. 准备阶段

（1）收集资料

建设项目职业病危害预评价应收集以下主要资料。

① 项目建议书、可行性研究报告。

② 建设项目的技术资料，主要包括：

a. 建设项目概况。

b. 生产工艺、生产设备。

c. 辐射源项资料。

d. 生产过程拟使用的原料、辅料及其用量，中间品、产品及其产量等。

e. 劳动组织与工种、岗位设置及其作业内容、作业方法等。

f. 各种设备、化学品的有关职业病危害的中文说明书。

g. 拟采取的职业病危害防护措施。

h. 有关设计图纸（建设项目区域位置图、总平面布置图等）。

i. 有关职业卫生现场检测资料（类比工程）。

j. 有关劳动者职业健康检查资料（类比工程）。

k. 其他有关评价所需的技术资料。

③ 国家、地方、行业有关职业卫生方面的法律、法规、标准、规范。

（2）选择类比企业

依据自然环境状况、生产规模、生产工艺、生产设备、生产过程中的物料与产品、职业病防护措施、管理水平等方面的相似性，选择与拟评价建设项目具有良好可比性的类比企业（对于改、扩建项目，应该优先选择原工程作为类比工程），并进行初步调查。

（3）编制预评价方案

按照《建设项目职业病危害风险分类管理目录（2012年版）》的分类，职业病危害严重和较重的建设项目应当编制预评价方案，其他建设项目可根据预评价的需要决定是否编制评价方案。

在对收集的技术资料进行研读与初步调查分析的基础上，编制预评价方案并对其进行技术审核。评价方案应包括以下主要内容：

① 概述　简述评价任务由来以及建设项目性质、规模、地点等基本情况。

② 编制依据　列出适用于评价的法律法规、标准和技术规范等。

③ 评价方法、范围及内容　根据建设项目的特点，确定评价范围和评价内容，选定适用的评价方法。

④ 项目分析　初步的工程分析、辐射源项分析、职业病危害因素识别分析，并确定评价单元以及职业病危害防护措施分析的内容与要求等。

⑤ 类比企业调查、检测方案　确定类比企业职业卫生调查以及收集职业病危害因素检测资料的内容与要求等；如果类比企业没有可收集的检测资料时，应确定类比企业职业病危害因素检测的项目、方法、检测点、检测对象和样品数等检测方案内容。

⑥ 组织计划　主要包括评价程序、质量控制措施、工作进度、人员分工、经费概算等。

2. 实施阶段

（1）工程分析

通过工程分析明确拟建项目工程概况、生产工艺与设备布局、辐射源项概况、生产过程中的物料与产品等的名称和用（产）量、总平面布置及竖向布置、生产工艺流程和设备布局、建筑卫生学、建设施工工艺等内容的基本情况，并初步识别各评价单元可能存在的主要职业病危害因素及其来源、理化性质与分布。对于改、扩建建设项目和技术引进、技术改造项目还应明确工程的利用情况。

（2）类比调查

本条款适用于采用类比法进行职业病危害预评价工作的建设项目。

① 类比企业职业卫生调查　主要内容包括：类比企业存在的职业病危害因素及其分布；类比企业各种职业病危害作业的工种（岗位）及其相关的工作地点（工序）、作业方法以及作业的频度与时间；类比企业职业病危害防护设施设置；类比企业个人使用职业病危害防护用品的配备与使用；类比企业应急救援设施设置及职业健康监护等。

② 类比企业职业病危害因素检测　尽可能收集类比企业近年来主要职业病危害因素的检测资料，明确存在职业病危害因素的分布及其浓度（强度）等。没有可收集的检测资料时，应按照确定的检测方案对类比企业存在的主要职业病危害因素进行现场检测。

（3）职业病危害评价

① 职业病危害因素识别与评价　按照划分的评价单元，在工程分析和类比调查的基础上，识别拟建项目生产工艺过程、生产环境、劳动过程以及建设施工过程可能存在的主要职业病危害因素及其来源、理化性质与分布，并分析其职业病危害作业的工种（岗位）、工作地点及其作业方法、接触时间与频度，以及可能引起的职业病及其他健康影响等。

按照划分的评价单元，根据类比检测结果并对照《工作场所有害因素职业接触限值　第1部分：化学有害因素》（GBZ 2.1—2007）或《工作场所有害因素职业接触限值　第2部分：物理因素》（GBZ 2.2—2007）等，评价各个职业病危害作业工种（岗位）及其相关工作地点的职业病危害因素的预期接触水平。对于没有类比检测数据的职业病危害因素，可根据各种定性定量分析方法，来推测其工作地点的职业病危害因素的接触水平。

当类比检测工作场所职业病危害因素的接触水平超过《工作场所有害因素职业接触限值　第1部分：化学有害因素》（GBZ 2.1—2007）或《工作场所有害因素职业接触限值　第2部分：物理因素》（GBZ 2.2—2007）限值时，应分析超标原因，并提出针对性的控制措施建议。

② 职业病防护设施分析与评价　按照划分的评价单元，分析建设项目的运行与建设施工过程可能存在的职业病危害因素发生（散）源或生产过程以及可行性研究报告中提出的相应职业病防护设施的设置状况，根据该发生（散）源或生产过程的职业病危害因素的理化性质、类比检测的接触水平以及《排风罩的分类及技术条件》（GB/T 16758—2008）等相关标准要求，评价拟设置职业病防护设施的合理性与符合性，并提出针对性的防护设施设置建议。

③ 个人使用的职业病防护用品分析与评价　按照划分的评价单元，分析建设项目的运行与建设施工过程可能存在的职业病危害作业工种（岗位）以及可行性研究报告中提出的相应防护用品的配备状况，根据该工种（岗位）及其相关工作地点的作业环境状况、职业病危害因素的理化性质、类比检测的接触水平以及《个体防护装备选用规范》（GB/T 11651—2008）或《呼吸防护用品的选择、使用与维护》（GB/T 18664—2002）等相关标准要求，评价拟配备个人使用职业病防护用品的合理性与符合性，并提出针对性的防护用品配备建议。

④ 应急救援设施分析与评价　按照划分的评价单元，分析建设项目的运行与建设施工过程中可能存在的发生急性职业损伤的工作场所以及可行性研究报告中提出的相应应急救援设施的设置状况。根据该工作场所导致急性职业损伤职业病危害因素的理化性质和危害特点、可能发生泄漏（逸出）或聚积的状况以及相关职业卫生法规标准要求等，评价拟设置应急救援设施的合理性与符合性。

⑤ 总体布局分析与评价　依据工程分析以及职业病危害因素识别与评价的结果，分析可行性研究报告中提出的总体布局情况，并对照《工业企业总平面设计规范》（GB 50187—2012）、《生产过程安全卫生要求总则》（GB/T 12801—2008）及《工业企业设计卫生标准》

（GBZ 1—2010）等相关职业卫生法规标准要求，评价总体布局的符合性。

⑥ 生产工艺及设备布局分析与评价　依据工程分析以及职业病危害因素识别与评价的结果，分析可行性研究报告中提出的生产工艺及设备布局情况，并对照《生产设备安全卫生设计总则》（GB 5083—1999）及《生产过程安全卫生要求总则》（GB/T 12801—2008）等相关职业卫生法规标准要求，评价生产工艺及设备布局的符合性。

⑦ 建筑卫生学要求评价　依据工程分析以及职业病危害因素识别与评价的结果，分析可行性研究报告中提出的建筑卫生学状况，并对照《生产过程安全卫生要求总则》（GB/T 12801—2008）及《工业企业设计卫生标准》（GBZ 1—2010）等相关职业卫生法规标准要求，评价建筑卫生学要求的符合性。

⑧ 辅助用室分析与评价　根据职业病危害因素的识别与评价确定不同车间的卫生特征等级，分析可行性研究报告中提出的辅助用室建设状况，并对照《工业企业设计卫生标准》（GBZ 1—2010）等相关职业卫生法规标准要求，评价工作场所办公室、卫生用室（浴室、存衣室、盥洗室、洗衣房）、生活用室（休息室、食堂、厕所）、妇女卫生室、应急救援站等辅助用室设置的符合性。

⑨ 职业卫生管理分析与评价　分析拟建项目的职业卫生管理机构与人员的配置、职业卫生管理制度和操作规程、职业卫生培训、职业病危害因素检测、健康监护、警示标识设置等，根据相关职业卫生法规标准要求，评价拟采取职业卫生管理措施的符合性。

⑩ 职业卫生专项投资分析与评价　分析拟建项目可行性研究报告提出的职业卫生专项投资概算，评价其满足职业卫生"三同时"、职业病防护设施设计与建设等预算需求的符合性。

（4）控制职业病危害的补充措施建议

在对拟建项目全面分析、评价的基础上，针对可行性研究报告中存在的不足，综合提出控制职业病危害的具体补充措施，应尽可能明确提出各类职业病防护设施的设置地点、设施种类、技术要求等具体措施建议，以便供设计单位在编写职业病防护设施设计专篇时使用。

针对建设项目施工过程的职业卫生管理，应根据职业病危害因素、防护措施等内容的分析与评价结果，从建设工程的发包、施工组织设计、防护设施与主体工程的施工过程以及施工监理等方面，提出原则性的措施建议。

（5）给出评价结论

确定拟建项目的职业病危害类别；明确拟建项目在采取了可行性研究报告和评价报告所提防护措施的前提下，是否能满足国家和地方对职业病防治方面法律、法规、标准的要求。

3. 报告编制阶段

① 汇总实施阶段获取的各种资料、数据，完成建设项目职业病危害预评价报告书与资料性附件的编制。

② 建设项目职业病危害预评价报告书应全面、概括地反映对拟建项目预评价工作的结论性内容与结果，用语规范、表述简洁，并单独成册。

③ 资料性附件应包括评价依据、评价方法、工程分析、辐射源项分析、类比调查分析与职业病危害评价的分析、检测、检查、计算等技术性过程内容，以及地理（区域）位置图、总平面布置图等原始资料和其他应该列入的有关资料。

四、职业病危害控制效果评价程序与内容

建设项目职业病危害控制效果评价程序主要包括准备阶段（包括资料的收集、初步现场调查、编制控制效果评价方案等）、实施阶段（包括职业卫生调查、职业卫生检测、职业病

危害评价等）和报告编制阶段（包括汇总资料、编制控制效果评价报告等）。建设项目职业病危害控制效果评价程序如图 7-3 所示。

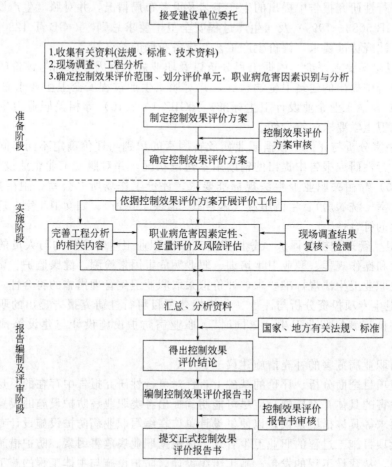

图 7-3　职业病危害控制效果评价程序图

1. 准备阶段

（1）收集资料与初步现场调查

建设项目职业病危害控制效果评价应对项目的试运行情况进行初步现场调查，并收集以下主要资料。

① 职业病危害预评价报告书、政府监管部门对项目在可行性研究阶段及设计阶段的审查意见。

② 建设项目的技术资料，主要包括：

a. 建设项目概况。

b. 生产过程的物料、产品及其有关职业病危害的中文说明书。

c. 生产工艺。

d. 辐射源项。

e. 生产设备及其有关职业病危害的中文说明书。

f. 采取的职业病危害防护措施。

g. 有关设计图纸。

h. 有关职业卫生现场检测资料。

i. 有关劳动者职业健康检查资料。

j. 职业卫生管理的各类资料。

③ 项目试运行情况。

④ 国家、地方、行业有关职业卫生方面的法律、法规、标准、规范。

⑤ 项目建设施工期建设施工单位有关工作场所职业卫生检测与职业健康监护等相关资料。

（2）编制职业病危害控制效果评价方案

按照《建设项目职业病危害风险分类管理目录》的分类，职业病危害较重和严重的建设项目应当编制控制效果评价方案，其他建设项目可根据控制效果评价的需要决定是否编制评价方案。

在对收集的有关资料进行研读与初步现场调查的基础上，编制控制效果评价方案并对其进行技术审核。评价方案应包括以下主要内容。

① 概述　简述评价任务由来、评价目的等。

② 编制依据　列出适用于评价的法律、法规、标准、技术规范、职业病危害预评价报告书、安全生产监督管理部门对项目在可行性研究阶段及设计阶段的审查意见等。

③ 评价方法、范围及内容　根据建设项目的特点，选定适用的评价方法，确定评价范围、评价单元和评价内容。

④ 建设项目概况及试运行情况　简述建设项目性质、规模、地点等基本情况以及建设情况、试运行情况等。

⑤ 职业卫生调查内容　在分析预评价报告和建设项目有关资料的基础上，确定职业病危害因素及其分布、职业病防护设施与应急救援设施的设置与运行维护、个人使用的职业病防护用品的配备与使用管理、健康监护的实施与结果处置以及职业卫生管理措施的建立与实施等调查内容。

⑥ 职业卫生检测方案　确定职业病危害因素检测的项目、方法、检测点、检测对象和样品数等；确定所需检测的职业病防护设施及其检测的项目、方法等；确定建筑卫生学检测的方法、仪器、条件、频次、检测点设置等内容。

⑦ 组织计划　主要包括质量控制措施、工作进度、人员分工、经费概算等。

2. 实施阶段

（1）职业卫生调查

① 项目概况与试运行情况调查　主要调查工程性质、规模、地点、建设施工阶段工作场所职业病危害因素检测、职业健康监护等职业卫生管理情况、"三同时"执行情况及工程试运行情况等。

② 总体布局和设备布局调查　调查项目的总体布局和设备布局情况。

③ 职业病危害因素调查　调查生产工艺过程中存在的职业病危害因素及其来源、理化性质与分布以及生产环境和劳动过程中的职业病危害因素，开展工作日写实并调查劳动定员以及职业病危害作业的相关情况。

④ 职业病防护设施与应急救援设施调查　调查生产工艺过程、生产环境和劳动过程中存在的职业病危害因素发生（散）源或生产过程中产生职业病危害因素的理化性质和发生（散）特点等，以及所设置各类职业病防护设施的种类、地点及运行维护状况等；调查生产工艺过程、生产环境和劳动过程中存在的可导致急性职业损伤的职业病危害因素及其理化性质和危害特点、可能发生泄漏（逸出）或聚积的工作场所等，以及所设置各类应急救援设施的种类、地点及运行维护状况等。

⑤ 个人使用的职业病防护用品调查　调查各类职业病危害作业工种（岗位）及其相关工作地点的环境状况、所接触职业病危害因素的理化性质、作业人员实际接触职业病危害因素状况等，以及各类职业病危害作业工种（岗位）所配备防护用品的种类、数量、性能参数、适用条件以及防护用品使用管理制度等。

⑥ 建筑卫生学调查　调查建筑结构、采暖、通风、空气调节、采光照明、微小气候等建筑卫生学情况。

⑦ 辅助用室调查　调查工作场所办公室、生产卫生室（浴室、存衣室、盥洗室、洗衣房）、生活室（休息室、食堂、厕所）、妇女卫生室、医务室等辅助用室情况。

⑧ 职业卫生管理情况调查　调查职业卫生管理组织机构及人员设置情况、职业病防治计划与实施方案及其执行情况、职业卫生管理制度与操作规程及执行情况、职业病危害因素定期检测制度、职业病危害的告知情况、职业卫生培训情况、职业健康监护制度、职业病危害事故应急救援预案及其演练情况、职业病危害警示标识及中文警示说明的设置状况、职业病危害申报情况、职业卫生档案管理、职业病危害防治经费等。

⑨ 职业健康监护情况调查　调查职业健康检查的实施范围与种类、健康监护档案管理以及职业禁忌证和职业病病人的处置情况。

（2）职业卫生检测

① 职业病危害因素检测　依据评价方案实施现场职业病危害因素检测，并按照划分的评价单元，整理和分析所存在的职业病危害作业工种（岗位）及其相关工作地点的作业方法、接触时间与频度以及接触水平检测结果等，并分析各个职业病危害因素可能引起的职业病以及其他健康影响等。

② 职业病防护设施检测　依据评价方案实施现场职业病防护设施检测，并按照划分的评价单元，整理和分析其所设置的职业病防护设施及其位置、性能参数的检测结果以及该工作场所职业病危害因素的检测结果等。

③ 建筑卫生学检测　依据评价方案实施现场建筑卫生学检测，并按照检测内容整理和分析检测结果。

（3）职业病危害评价

① 职业病危害因素评价　按照划分的评价单元，针对其存在的各类职业病危害作业工种（岗位）及其相关工作地点，根据职业病危害因素的检测结果并对照《工作场所有害因素职业接触限值　第1部分：化学有害因素》（GBZ 2.1—2007）或《工作场所有害因素职业接触限值　第2部分：物理有害因素》（GBZ 2.2—2007）等，评价职业病危害因素接触水平的符合性。

作业人员接触职业病危害因素的浓度或强度超过标准限值时，应分析超标原因，并提出针对性的控制措施建议。

② 职业病防护设施评价　按照划分的评价单元，针对其设置的各类职业病防护设施，根据其职业病防护设施调查结果、作业现场职业病危害因素检测结果、职业病危害防护设施检测结果以及职业健康监护调查结果等，并对照《排风罩的分类及技术条件》（GB/T 16758—2008）等相关标准要求，评价职业病防护设施设置的合理性与有效性。

工作场所职业病危害因素的浓度或强度超过《工作场所有害因素职业接触限值　第1部分：化学有害因素》（GBZ 2.1—2007）或《工作场所有害因素职业接触限值　第2部分：物理有害因素》（GBZ 2.2—2007）标准限值时，应分析其所设置职业病防护设施存在的问题，并提出针对性的防护设施改善建议。

③ 个人使用的职业病防护用品评价　按照划分的评价单元，针对其存在的各类职业病危害作业工种（岗位），根据其个人使用的职业病防护用品调查结果、职业病危害因素调查

与检测结果以及职业健康监护调查结果，并对照《个体防护装备选用规范》（GB/T 11651—2008）或《呼吸防护用品的选择、使用与维护》（GB/T 18664—2002）等相关标准要求，评价所配备个人使用职业病防护用品的符合性与有效性。

对防护用品配备存在问题的，应提出针对性的改善措施建议。

④ 总体布局与设备布局评价　根据总体布局和设备布局的调查结果，对照《工业企业总平面设计规范》（GB 50187—2012）、《生产过程安全卫生要求总则》（GB/T 12801—2008）及《工业企业设计卫生标准》（GBZ 1—2010）等相关职业卫生法规标准要求，评价总体布局及设备布局的符合性。

⑤ 建筑卫生学评价　根据建筑卫生学的调查与检测结果并对照《生产过程安全卫生要求总则》（GB/T 12801—2008）及《工业企业设计卫生标准》（GBZ 1—2010）等相关标准要求，评价建设项目的建筑结构、采暖、通风、空气调节、采光照明、微小气候等建筑卫生学的符合性。

⑥ 辅助用室评价　根据职业卫生调查确定不同车间的卫生特征等级，结合辅助用室调查结果并对照《工业企业设计卫生标准》（GBZ 1—2010）等相关职业卫生法规标准要求，评价建设项目的工作场所办公室、生产卫生室（浴室、存衣室、盥洗室、洗衣房）、生活室（休息室、食堂、厕所）、妇女卫生室、医务室等辅助用室的符合性。

⑦ 职业卫生管理评价　根据职业卫生管理情况的调查结果，对照相关职业卫生法规标准要求，评价建设项目及其建设施工阶段各项职业卫生管理内容的符合性。

⑧ 职业健康监护评价　根据职业健康监护调查结果和职业病危害因素调查结果等，对照相关职业卫生法规标准要求，评价职业健康检查的实施、职业健康监护档案的管理以及检查结果的处置等的符合性。

（4）提出措施建议

在对建设项目全面分析、评价的基础上，针对试运行阶段存在的职业病防护措施的不足，从职业卫生管理、职业病防护设施、个体防护、职业健康监护、应急救援等方面，综合提出控制职业病危害的具体补充措施与建议，以便建设单位在整改过程中予以改进。

（5）给出评价结论

在全面总结评价工作的基础上，归纳建设项目的职业病危害因素及其接触水平、职业病防护设施、个人使用的职业病防护用品、建筑卫生学及辅助用室、职业卫生管理等的评价结果，指出存在的主要问题，对该建设项目职业病危害控制效果做出总体评价，并阐明是否达到建设项目职业病防护设施竣工验收的条件。

3. 报告编制阶段

① 汇总实施阶段获取的各种资料、数据，完成建设项目职业病危害控制效果评价报告书与资料性附件的编制。

② 建设项目职业病危害控制效果评价报告书应全面、概括地反映建设项目控制效果评价工作的结论性内容与结果，用语规范、表述简洁，并单独成册。

③ 资料性附件应包括评价依据、职业卫生调查分析、辐射源项分析、职业病危害因素的有害性分析、职业病危害因素与建筑卫生学等检测过程、数据计算过程以及其他评价内容的调查、分析过程等技术性过程内容，以及建设项目立项文件、地理（区域）位置图、总平面布置图等原始资料和其他应该列入的有关资料。

 能力提升训练 ▶▶

1. 结合行业实例，列举某企业建设项目职业病危害评价包括哪些内容？

2. 结合实际了解的企业职业病危害现状，编制一份制药或机械行业建设项目职业病危害因素预评价内容。

知识储备 >>

项目三 职业病危害因素评价方法

根据建设项目或用人单位职业病危害特点以及职业病危害评价目的需要等，可采用检查表法、类比法、职业卫生调查法、工程分析法、检测检验法、辐射防护屏蔽计算、职业病危害作业分级等方法进行定性和定量评价，必要时可采用其他评价方法。

一、检查表法

依据国家有关职业卫生的法律、法规和技术规范、标准，以及操作规程、职业病危害事故案例等，通过对拟评价项目的详细分析和研究，列出检查单元、部位、项目、内容、要求等，编制成表，逐项检查符合情况，确定拟评价项目存在的问题、缺陷和潜在危害。

1. 适用范围

该方法适用于建设项目职业病危害预评价和职业病危害控制效果评价，一般用于定性评价。

2. 优缺点

（1）优点

① 能够事先编制，可有充分的时间组织有经验的人员编制，保证评价工作的全面性、完整性，避免草率、疏忽和遗漏。

② 应用检查表法，按照法律、法规、标准、规范的要求列出检查要求，使评价工作标准化、规范化。

③ 对不同的检查目的、检查对象设置不同的检查表，针对性强。

④ 检查表简明易懂、易于掌握。

⑤ 评价人员依据检查表进行检查、分析，结果即是评价人员履行职责的凭证，可有效落实责任制。

（2）缺点

针对不同的需要，须事先编制大量的检查表，工作量大，且检查表编制的质量受编制人员知识水平和经验的影响较大。

3. 检查表编制的依据

① 国家职业卫生方面的法律、法规、标准、技术规范是编制检查表的主要依据。

② 搜集国内外同行业及同类产品行业的事故案例，从中分析危害因素，这些经验和教训可作为职业病危害评价检查的内容。

③ 通过系统分析，确定的职业病危害部位及防护对策，也是检查表的重要编制依据。

④ 研究成果。在现代信息社会和知识经济时代，知识的更新很快，编制检查表的依据必须是最新的知识和研究成果，包括新技术、新方法、新颁布的法规和标准。

4. 检查表的编制步骤

（1）组成编制组

根据项目的特点，确定评价组成员。要求组成人员熟悉项目的生产工艺、设备设施等。

（2）评价内容分析

评价内容包括建设项目概况、选址、建筑物、工艺条件、管理状况、运行环境；总平面布置；生产过程使用的原辅材料、中间产品、产品化学名称、用量或产量；主要生产工艺、生产设备及其布局及拟采取的职业病危害防护措施及可能发生的职业病危害事故等。特别是对已经发生的职业病危害事故，要剖析事故的原因、影响及其后果。

（3）确定编制依据

搜集有关的职业卫生法律、法规、标准、制度及本系统过去发生过事故的资料，根据拟评价项目的具体情况，确定编制依据。

（4）确定检查项目

按功能或结构将系统划分成子系统或单元，逐个分析潜在的危害因素，列出各单元职业病危害因素清单，确定检查项目。

（5）编制检查表格

针对职业病危害因素，依据有关法律、法规、标准，参考过去事故的教训和本单位的经验确定检查表的检查要点、内容和应在设计中采取的措施，按照一定的要求编制检查表。

检查表的形式很多，根据检查对象的不同，检查表的形式也不同。检查表的内容一般包括检查内容、检查依据、检查结果、评价结论、建议措施等，检查表示例见表7-4。

表7-4　检查表示例

序号	检查内容	检查依据	检查结果	评价结论	建议措施

5. 检查表注意事项

① 编制检查表应力求系统完整，检查表内容要重点突出、简繁适当，凡是法律、法规、标准要求的内容，应当一一列出进行检查，以确保各种职业病危害能够及时发现，避免遗漏任何可能引发职业病危害的关键因素。

② 各类检查表的项目、内容，应针对不同被检查对象有所侧重，具有针对性，避免重复。

③ 对检查结果的描述应当具体、详细、明确，有定量指标的应给出具体的数值，避免没有分析过程的检查结果出现。

④ 对检查中发现的问题，应当明确指出，不能掩盖事实或含糊其辞。

⑤ 针对发现的问题，应提出针对性的整改措施和建议。

6. 实例

检查表法在某拟建项目总体布局评价中的应用。依据《工业企业设计卫生标准》（GBZ 1—2010）中有关总体布局的规定，编制检查表，对拟建项目的总体布局情况进行评价，检查结果详见表7-5。

表7-5　检查表法应用示例

序号	检查内容	检查依据	检查结果	评价结论	建议措施
1	工业企业厂区总平面布置应明确功能分区，可分为生产区、非生产区、辅助生产区。其工程用地应根据卫生要求，结合工业企业性质、规模、生产流程、交通运输、场地自然条件、技术经济条件等合理布局	《工业企业设计卫生标准》（GBZ 1—2010）5.2.1.1	本项目根据生产纲领、城市规划、环保、消防、安全卫生等有关规范要求及生产工艺流程、物流并结合场地的实际情况进行总体布局，分区明确，布局合理	符合	—

序号	检查内容	检查依据	检查结果	评价结论	建议措施
2	工业企业总平面布置,包括建(构)筑物现状、拟建建筑物位置、道路、卫生防护、绿化等应符合 GB 50187—2012 等国家相关标准要求	《工业企业设计卫生标准》(GBZ 1—2010)5.2.1.2	建设项目总平面布置按照《工业企业总平面设计规范》(GB 50187—2012)等国家相关标准进行设计	符合	—
3	工业企业厂区总平面功能分区的分区原则应遵循:分期建设项目宜一次整体规划,使各单体建筑均在其功能区内有序合理,避免分期建设时破坏原功能分区;行政办公用房应设置在非生产区;生产车间及与生产有关的辅助用室应布置在生产区内;产生有害物质的建筑(部位)与环境质量较高要求的有较高洁净要求的建筑(部位)应有适当的间距或分隔	《工业企业设计卫生标准》(GBZ 1—2010)5.2.1.3	整个厂区由厂前区、生产区、动力区、汽车检验、仓库区构成。厂前区位于厂区北部;生产区位于厂区中部,自西向东一次布置冲压车间、涂装车间、车身车间、总装车间、发动机车间;动力区位于生产区的西北侧;西部为仓库区。各建筑间留有适当的间隔	符合	—
4	生产区宜选在大气污染物扩散条件好的地段,布置在当地全年最小频率风向的上风侧;产生并散发化学和生物等有害物质的车间,宜位于相邻车间当地全年最小频率风向的上风侧;非生产区布置在当地全年最小频率风向的下风侧;辅助生产区布置在两者之间	《工业企业设计卫生标准》(GBZ 1—2010)5.2.1.4	生产区位于厂区北侧,办公楼位于涂装车间西北侧,位于涂装车间全年最小频率风向(WSW)的下风侧	符合	—
5	工业企业的总平面布置,在满足主体工程需要的前提下,宜将可能产生严重职业性有害因素的设施远离产生一般职业性有害因素的其他设施,应将车间按有无危害、危害的类型及其危害浓度(强度)分开;在产生职业性有害因素的车间与其他车间及生活区之间宜设一定的卫生防护绿化带	《工业企业设计卫生标准》(GBZ 1—2010)5.2.1.5	建设项目分区明确,按照生产工艺布置建筑物,各生产车间独立厂房布置。新建建筑物周围规划有绿化带	符合	—
6	可能发生急性职业病危害的有毒、有害的生产车间的布置应设置与相应事故防范和应急救援相配套的设施及设备,并留有应急通道	《工业企业设计卫生标准》(GBZ 1—2010)5.2.1.7	涂装车间、调漆间、污水处理站等场所可能存在急性职业病危害。本项目可行性研究报告中没有进行设计	不符合	涂装车间、调漆间、污水处理站等车间内应当设置应急通道,并设置相应的应急救援设施
7	高温车间的纵轴宜与当地夏季主导风向相垂直。当受条件限制时,其夹角不得小于45°	《工业企业设计卫生标准》(GBZ 1—2010)5.2.1.8	主要生产厂房、锅炉房等建筑的纵轴为东西向,与当地夏季主导风向(SSE)的角度为67.5°,大于45°	符合	—
8	高温热源应尽可能地布置在车间外当地夏季主导风向的下风侧;不能布置在车间外的高温热源应布置在天窗下方或靠近车间下风侧的外墙侧窗附近	《工业企业设计卫生标准》(GBZ 1—2010)5.2.1.9	涂装车间的热源为烘干室,烘干室为密闭室体,设隔热层,向周围环境散发热量较少。涂装车间内设空调和机械通风系统,满足防暑降温要求。可行性研究报告中未对锅炉房锅炉布置进行详细设计	基本符合	锅炉应布置在天窗下方或靠近车间下风侧的外墙侧窗附近

续表

序号	检查内容	检查依据	检查结果	评价结论	建议措施
9	放散大量热量或有害气体的厂房宜采用单层建筑。当厂房是多层建筑物时，放散热和有害气体的生产过程宜布置在建筑物的高层。如必须布置在下层时，应采取有效措施防止污染上层工作环境	《工业企业设计卫生标准》（GBZ 1—2010）5.2.2.1	本项目的生产厂房均为单层建筑	符合	—
10	噪声与振动较大的生产设备宜安装在单层厂房内。当设计需要将这些生产设备安置在多层厂房内时，宜将其安装在底层，并采取有效的隔声和减振措施	《工业企业设计卫生标准》（GBZ 1—2010）5.2.2.2	本项目的生产厂房均为单层建筑	符合	—
11	含有挥发性气体、蒸气的各类管道不宜从仪表控制室和劳动者经常停留的地点通过	《工业企业设计卫生标准》（GBZ 1—2010）5.2.2.3	本项目设有汽油、压缩空气、天然气、蒸气等管道。汽油管道埋地敷设，压缩空气、天然气、蒸气管道架空敷设。可行性研究报告中未说明各类管道的具体布置和走向	基本符合	汽油、压缩空气、天然气、蒸气等管道的布置和走向应当按照《工业企业设计卫生标准》相关要求进行布置，防止有害物质泄漏

　　根据上述评价结果，拟建项目有关总体布局的设计基本符合职业卫生标准要求，对可行性研究报告中设计不完善的内容建议按照本报告书的建议在初步设计中补充完善。

二、类比法

　　类比法是通过对与拟评价项目相同或相似工程（项目）的职业卫生调查、工作场所职业病危害因素浓度（强度）检测以及对拟评价项目有关的文件、技术资料的分析，类推拟评价项目的职业病危害因素的种类和危害程度，对职业病危害进行风险评估，预测拟采取的职业病危害防护措施的防护效果。

　　与其他思维方法相比，类比法属平行式思维的方法。与其他推理相比，类比推理属平行式的推理。无论哪种类比都应该是在同层次之间进行。亚里士多德在《前分析篇》中指出："类推所表示的不是部分对整体的关系，也不是整体对部分的关系。"类比推理是一种或然性推理，前提真结论未必就真。要提高类比结论的可靠程度，就要尽可能地确认对象间的相同点。相同点越多，结论的可靠性程度就越大，因为对象间的相同点越多，二者的关联度就会越大，结论就可能越可靠；反之，结论的可靠性程度就会越小。此外，要注意的是类比前提中所根据的相同情况与推出的情况要带有本质性。如果把某个对象的特有情况或偶有情况硬类推到另一对象上，就会出现"类比不当"或"机械类比"的错误。

　　类比法的特点是"先比后推"。"比"是类比的基础，"比"既要"比"共同点也要"比"不同点。对象之间的共同点是类比法是否能够施行的前提条件，没有共同点的对象之间是无法进行类比推理的。

1. 适用范围

　　类比法属于定性评价方法，只适用于建设项目职业病危害预评价，不适用于建设项目职业病危害控制效果评价。

　　类比法常用于职业病危害因素的识别与分析，以及职业病防护设施、应急救援设施等内容的评价。

2. 优缺点

（1）优点

直观，可以定量（通过对类比现场的调查、监测）。

（2）缺点

相似可比性的差异带来偏差，如工程特征（工艺路线、生产方法、原辅材料、产品结构）的相似性，职业卫生防护设施的差异性，环境特征的相似性。

3. 选择类比工程的原则

选择类比工程应遵循以下基本原则：

① 基本相同或相似的原辅材料。

② 基本相同或相似的生产设备。

③ 基本相同或相似的生产工艺。

④ 基本相同或相似的生产规模。

4. 注意事项

① 使用类比法进行评价时，应尽可能收集类比对象的工程技术资料，对类比对象之间的相似性进行分析，可能性越大，得出的结论也越可靠。

② 类比对象可比性应以阐述职业病危害直接相关的因素为重点，如生产原辅材料、生产工艺、生产设备、职业病危害防护设施、作业评价。

③ 对于规模较大、工艺复杂的建设项目，难以找到合适的类比对象时，也可以考虑分评价单元、分工艺，分别选取合适的类比工程进行评价。

④ 应用类比法进行评价时，应认真开展类比现场调查和资料收集，真实地反映实际情况，不能掩盖和掩饰类比调查的结果。

⑤ 应当从正反两面进行类比分析，使评价项目所蕴藏的职业病危害风险得到全面、客观的揭示，不能避重就轻。

5. 示例

类比法在职业卫生评价中应用较为普遍，且简单可行，以下是类比法在某扩建项目职业病危害因素识别中的应用。

（1）建设项目概况

某化工企业为满足市场对 SBS 弹性体需求，拟在目前年产 50000t 的基础上再建一套设备工艺完全相同的年产 50000t 的生产装置，使产能扩大 1 倍。拟扩建下列生产装置：

① 聚合工号，增加 80m³ 聚合釜的聚合生产线一条。

② 凝聚工号，增加一条凝聚生产线，并且对现有凝聚工艺生产线进行优化改造。

③ 后处理工号，新增一条年产 50000t 的后处理生产线。

④ 其他丁基锂工号、溶剂回收工号、原料精制工号、循环水站、制冷站、空压站等辅助设施，本次不进行改扩建。

（2）确定类比对象

根据类比对象相似性原则，该企业已建 SBS 生产装置是最好的类比对象。类比对象的地理位置、生产工艺、生产设备、产品产量均相同，因此类比对象的可比性极好。

在实际工作中，有时很难找到完全相同的类比对象。因此，应对两者的异同点作系统的比较，特别是要对不同点的可比性作详尽的论证。如可论证拟建项目设备更先进、防护设施效果更好，工作环境中有害物浓度可能比类比对象更低，则确定此项目资料作类比对象仍有较好的可比性。

（3）职业病危害因素类比识别

① 类比对象工艺流程。SBS干胶及SBS充油胶是以丁二烯及苯乙烯为原料，环己烷为溶剂，四氢呋喃为活化剂，正丁基锂为引发剂，四氯化硅为偶合剂，经三步法反应后加入终止剂和防老剂而制得；经凝聚、挤压脱水、膨胀干燥、闪蒸脱水、切粒、包装等后处理可制得SBS成品干胶产品。

② 类比对象职业病危害因素识别。

a. 聚合工段。聚合反应在聚合釜中进行。物料均由管道和工业泵密封输送。但在某些地点有物料泄压与排空（表7-6），因此存在环己烷、苯乙烯、丁二烯及其他烃类危害因素。此外，聚合出胶双螺杆泵和聚合离心泵产生高强度的噪声。

表 7-6 聚合工段主要毒物种类及存在环节

排放部位	排放物种类	主要毒物种类
聚合釜	聚合釜泄压尾气	环己烷、苯乙烯、丁二烯、其他烃类
聚合缓冲罐	缓冲罐泄压尾气	环己烷、其他烃类
防老剂、引发剂配制罐	防老剂、引发剂配制泄压尾气	环己烷、其他烃类

b. 凝聚工段。聚合后的胶液进胶液罐搅拌混匀，再经胶液泵送入凝聚釜，通入热水并进行汽提，溶剂环己烷被蒸出，脱除溶剂的高聚物在此形成胶粒，和热水一起用胶粒水泵送至后处理工序。此过程产生的主要职业病危害因素为噪声、环己烷、丁二烯、苯乙烯及其他烃类等。

c. 后处理工段。从凝聚送来的胶粒进入挤压脱水机进行挤压脱水，然后进入膨胀干燥机、膨胀闪蒸、切粒、包装等。该工段产生的主要职业病危害因素为噪声、高温、SBS粉尘及振动等，其中产生粉尘的岗位有搅拌式干燥器、包装机、干燥箱出料口。

综上所述，通过类比分析确定该项目存在的职业病危害因素有环己烷、丁二烯、苯乙烯、四氢呋喃、四氯化硅、烃类、SBS粉尘、高温、噪声及振动等。在定性识别后，再以现场监测手段进行定量识别，最后以此数据来类比预测拟建项目的职业病危害情况。

三、职业卫生调查法

职业卫生调查法是指运用现场观察、文件资料收集与分析、人员沟通等方法，了解调查对象相关卫生信息的过程。

1. 适用范围

职业卫生调查法主要用于建设项目职业病危害评价的现场调查和类比调查，可单独使用，更多是作为其他评价方法的前期步骤和辅助手段。

2. 职业卫生调查的主要内容

（1）职业卫生调查的主要内容

① 项目概况及试运行情况 主要调查工程性质、规模、地点、建设施工阶段工作场所职业病危害因素检测、职业健康监护等职业卫生管理情况、"三同时"执行情况及工程试运行情况等。

② 总体布局和设备布局 调查项目的总体布局和设备布局情况。

③ 职业病危害因素 调查生产工艺过程中存在的职业病危害因素及其来源、理化性质与分布以及生产环境和劳动过程中的职业病危害因素，开展工作日写实并调查劳动定员以及职业病危害作业的相关情况。

④ 职业病防护设施及应急救援设施 调查生产工艺过程、生产环境和劳动过程中存在的职业病危害因素发生（散）源或生产过程及其产生职业病危害因素的理化性质和发生（散）特点等，以及所设置的各类职业病防护设施的种类、地点及运行维护状况等；调查生产工艺过程、生产环境和劳动过程中存在的可导致急性职业损伤的职业病危害因素及其理化性质和危害特点、可能发生泄漏（逸出）或聚积的工作场所等，以及所设置各类应急救援设施的种类、地点及运行维护状况等。

⑤ 个人使用的职业病防护用品 调查各类职业病危害作业工种（岗位）及其相关工作地点的环境状况、所接触职业病危害因素的理化性质、作业人员实际接触职业病危害因素状况等，以及各类职业病危害作业工种（岗位）所配备防护用品的种类、数量、性能参数、适用条件以及防护用品适用管理制度等。

⑥ 建筑卫生学 调查建筑结构、采暖、通风、空气调节、采光照明、微小气候等建筑卫生学情况。

⑦ 辅助用室 调查工作场所办公室、生产卫生室（浴室、存衣室、盥洗室、洗衣房）、生活室（休息室、食堂、厕所）、妇女卫生室、医务室等辅助用室情况。

⑧ 职业卫生管理情况 调查职业卫生管理机构及人员设置情况、职业病防治计划与实施方案及其执行情况、职业卫生管理制度与操作规程及执行情况、职业病危害因素定期检测制度、职业病危害的告知情况、职业卫生培训情况、职业健康监护制度、职业病危害事故应急救援预案及其演练情况、职业病危害警示标识及中文警示说明的设置情况、职业病危害申报情况、职业卫生档案管理、职业病危害防治经费等。

⑨ 职业健康监护情况 调查职业健康检查的实施范围与种类、健康监护档案管理以及职业禁忌证和职业病病人的处置情况。

（2）类比企业的职业卫生调查内容

① 类比企业存在的职业病危害因素及其分布。

② 类比企业各种职业病危害作业的工种（岗位）及其相关的工作地点（工序）、作业方法以及作业的时间。

③ 类比企业职业病危害防护设施设置。

④ 类比企业个人使用职业病危害防护用品的配备与使用。

⑤ 类比企业应急救援设施设置及职业健康监护等。

3. 职业卫生调查的程序与步骤

职业卫生调查通常采用"听、看、问、查"的方法进行。"听"即听取介绍；"看"即现场观察；"问"即口头询问；"查"即查阅资料。

职业卫生调查的程序与步骤如下。

（1）准备阶段

① 制订计划 计划内容包括：调查目的、试图寻求的答案和可能遇到的困难；调查对象、对照的选择，样本大小和抽样原则；调查方法；调查项目、观察指标和检查测定方法，所需器材、经费和人力；人员培训，调查队伍组织领导及协作关系；现场联系及时间安排；预期结果；数据处理，资料整理、分析和总结。

② 查阅文献 围绕调查内容和目的，认真查阅国内外有关文献，充分掌握现有资料，借鉴别人经验，使调查工作有的放矢，效率更高。有条件者可考虑运用现代文献检索手段，如联机检索、光盘检索、国际互联网等，以便更准确、及时地了解全世界有关职业卫生与职业病方面的资料，查找到最新文献。亦可随时与世界各地的职业卫生与职业病专家讨论专题的有关内容。

③ 拟订表格 应根据调查目的、内容及统计方法，周密设计调查表格的项目及形式。每一调查项目都必须用意明确，而非可有可无。调查表格的完善与否在很大程度上反映了调查计划的完善与否。因此，拟好的表格最好先进行试点调查，并根据试调查效果作必要修改，使其更趋完善。为便于计算机处理，调查项目尽可能量化，可在表格偏旁位置预留空格，以便填入各项目的"量值"。

调查表一般包括以下内容。

a. 调查表的名称。

b. 一般项目：姓名、性别、出生年月、出生地、民族、文化程度、工作单位名称、职业、车间、工种及家庭住址。

c. 调查项目：根据调查目的而定，一般包括职业史及接触史、疾病史、目前健康状况、不良生活方式、生产环境监测结果、针对该项调查的体检和化验项目及结果；调查者对调查结果的可信度估计。

d. 结束部分：包括调查人签字和调查日期。

④ 对象选择 根据调查目的，选择不同对象。一般原则如下：

a. 根据研究目的，确定样本大小和抽样方法。

b. 以密切接触有害因素的人群为观察对象，并选择同等条件非接触人群为对照组。

c. 在评价检测指标对反映生产环境浓度或机体反应的灵敏性和可靠性时，应尽可能分别选择接触高、中、低浓度（或强度）的接触者为对象。

d. 凡同时接触可干扰效应的其他因素者，不应列为调查对象。

e. 慢性职业病调查应特别注意潜伏期。现有接触人群或曾经接触者，均应列为调查对象。

f. 对照的选择应注意可比性，即性别、年龄、工龄等应合乎统计学要求。

⑤ 试点调查 在正式调查全面开展前，最好先进行一次完全按照计划进行的小型试点调查。其目的如下：

a. 检查所预定计划是否完善，切实可行。

b. 及时发现问题，如调查表格项目是否合适，测定仪器功能是否完好，以及调查对象是否合作等。

c. 锻炼和考核整个调查队伍，积累经验，估计不同检查者之间的差异，进一步统一方法，缩小误差，提高工作效率和质量。

（2）实施阶段

在试点调查的基础上，总结经验教训，按照计划，全面展开工作。这一阶段应特别注意现场调查的质量控制，最好制订调查工作手册，内容包括调查员工作须知、调查项目的各项标准及操作规程等。调查员必须严格遵守调查工作手册中所定的各项规章。专题调查组要建立各级分工负责的组织网络，如由项目负责人，现场调查督导人，调查员、摘抄员、检验员组成的三级工作网。调查中随时抽查原始记录，及时复核补漏，汇总和整理调查资料。此外，尚需掌握工作进度，注意工作中的密切配合与协调，确保按质按量如期完成调查任务。

（3）总结阶段

① 资料检查 检查调查表格中的原始资料，内容包括：资料的完整性，即全部项目必须符合调查设计的要求并逐项填齐；资料的可靠性，即调查方法正确，疾病诊断明确，测定数据准确等；资料筛选的原则性，即资料剔除不能带有主观性，取舍要有一定的原则。有下列情况之一者应予剔除：项目不全、记录欠正确、对照人群曾接触被调查的有害因素、接触人群曾接触足以影响调查结果的其他因素。

② 资料整理　在同质基础上，按调查设计分组。按分组要求拟定整理表，对资料进行归并、组合。按统计学原则，根据资料特征及分析目的，选用合适的统计方法和参数，探讨各自变量与因变量之间的联系及其强度，并阐明混杂效应及其程度。

③ 调查汇总　据调查结果写出全面总结，向所调查企业和有关上级部门汇报。报告应针对所发现的问题作出卫生学评价，提出切实可行的干预措施与建议，力争把通过调查所得到的科学结论反馈到企业职业卫生工作中去。

4. 优缺点

① 优点：以现场调查为手段，能够比较真实、客观地获取建设项目的有关信息，准确性较高。

② 缺点：现场调查工作量比较大。

5. 注意事项

① 职业卫生调查的内容应全面，以满足评价工作的需要。调查表的设计应简单明了，方便记录和书写。

② 所有调查内容应翔实，尽可能量化，做好现场记录，并经被调查单位相关人员确认、签字。现场记录应详细、清晰，按要求进行修改和存档。

③ 职业卫生调查的内容和结论应当准确，真实反映建设项目的实际情况，不能进行修饰和掩盖。

6. 示例

项目概况调查表示例见表 7-7。

表 7-7　项目概况调查表示例

调查内容	调查结果	备　注
项目名称		
项目性质		
厂址所在地		
总投资及规模		
职工总人数/人		
生产工人数（男/女）/人		
管理人数（男/女）/人		
临时工人数（男/女）/人		
主要产品及年产量		
主要副产品及年产量		
年产值/万元		
建设时间		
试运行时间		
试运行中防护设施使用情况		提供书面材料并盖章
联系人/电话		
备注		

建设项目单位签字：　　　　　　调查人：　　　　　　　　　　年　　月　　日

职业卫生管理调查表示例见表 7-8。

表 7-8 职业卫生管理调查表示例

调查内容		调查结果	备 注
职业卫生管理机构名称			
专(兼)职人员数/人			
分管领导职务及姓名、分管部门			
职业卫生专项经费/(万元/a)			
职业卫生归属管理部门			
职工健康档案与职业卫生档案			
职业卫生管理制度			提供复印件
应急救援预案及救援措施			提供复印件
应急救援设施			提供书面材料
应急救援演练情况			
作业现场职业病危害警示标识			
职工职业卫生知识培训及培训形式			
职业健康体检	体检机构名称		体检机构名称(注明有无资质)
	上岗前体检(人数)/人		
	离岗前体检(人数)/人		
	在岗期间定期体检/(次/a)		
运行期间是否进行过职业卫生检测			
备注			

建设项目单位签字： 调查人： 年 月 日

建筑卫生学调查表示例见表 7-9。

表 7-9 建筑卫生学调查表示例

建筑物名称	面积/m²	高度/m	通风方式	照明方式	气温/℃	气湿/%	通风量/(L/h)	备注

建设项目单位签字： 调查人： 年 月 日

噪声/毒物/粉尘防护设施调查表示例见表 7-10。

表 7-10 噪声/毒物/粉尘防护设施调查表示例

部门(车间)名称	工序	设施名称	型号	主要技术参数	数量	安装位置	运行情况

建设项目单位签字： 调查人： 年 月 日

四、工程分析法

工程分析法是在采用工程分析的思路和方法全面、系统地分析建设项目概况、建设地点、建设项目所在地的自然环境、总体布局、生产工艺、生产设备及布局、生产过程中使用的原辅材料、产品与副产品、车间建筑设计卫生学、职业病危害工程防护技术措施等基础上，识别和分析建设项目存在或可能存在的职业病危害因素的种类，及其存在环节、岗位分布、潜在接触水平的一种方法。

1. 适用范围

工程分析的目的在于掌握建设项目基本情况、工艺技术水平、可能存在的职业病危害因素及其分布、防护状况与劳动者可能的职业病危害因素接触水平，是进一步的职业病危害因素定量分析与评价、建设项目职业病危害风险程度评价等的前提和基础。

该方法适用于建设项目职业病危害预评价、控制效果评价，主要用于职业病危害因素的识别与分析、职业病防护设施设置等内容的分析。

2. 工程分析的内容

对建设项目进行系统工程分析，应当首先全面收集建设项目基础信息和相关资料，在对相关资料全面、细致分析的基础上，识别、分析和评价建设项目存在或可能存在的各类职业病危害因素及其分布与防护水平等。

工程分析主要包括以下内容。

（1）工程概况

工程概况包括项目名称、性质、自然环境概况、建设地点、生产规模、生产制度、岗位设置、项目组成及主要工程内容、主要技术经济指标等。

① 项目名称：应与委托单位提供的建设项目可行性论证文件所用名称一致。

② 项目性质：一般分为新建、改建、扩建、技术引进和技术改造等。

③ 自然环境概况：包括拟建项目所在地区的气象条件（风向、风速、气温、相对湿度），以及是否位于自然疫源地、地方病区等与职业病危害相关的情况。

④ 建设地点：项目建设地点应按行政区划说明地理位置（经纬度）并附项目所在区域位置图。

⑤ 生产规模：根据项目性质分别列出产品方案和生产规模。

⑥ 生产制度：轮班制，全年生产作业时间以 h/a 为单位，同时说明作业天数。

⑦ 岗位设置：包括生产作业岗位名称及生产作业人数、辅助岗位及人数、管理人员等。

⑧ 项目组成及主要工程内容：包括整个建设项目范围内各个子项目名称和主要工艺装置、设备设施等内容。其中：

生产装置：包括装置名称、生产规模及主要工程内容。

辅助装置：包括为生产配套的各辅助装置名称、生产规模及主要工程内容。

公用工程：包括给水、排水、供热、供电、供燃气工程等。

总图运输：包括原料及辅料形态、燃料仓库、储罐、堆场以及码头工程、运输工程等。

⑨ 主要技术经济指标：建设项目总的技术经济指标，包括工程总投资额、工程用地面积、建筑面积、职业病防护设施投资概算等。

（2）生产过程拟使用原料、辅料的名称及用量

产品、联产品、副产品、中间品的名称和产量，健康危害说明书（中文）。

（3）总平面布置及竖向布置

从建筑卫生学和相关勘察规划设计等方面概述布置原则，并附总平面布置图和竖向布置图。

（4）生产工艺流程和设备及布局

① 生产工艺流程包括工艺技术及其来源、生产装置的生产过程概述、辅助装置的工艺过程概述、生产装置的化学原理及主要化学反应，生产工艺及设备的先进性（机械化、密闭化、自动化及智能化程度）等。

② 生产设备及布局包括主要生产设备以及产生职业病危害设备的健康危害说明书（中文）以及设备布局情况。

（5）建筑卫生学

建筑卫生学主要包括建筑物的间距、朝向、采光与照明、采暖与通风及主要建筑物（单元）的内部布局等。

3. 优缺点

（1）优点

建设项目系统工程分析涉及建设项目的多个方面的内容，可以较为系统地分析建设项目的特点，明确建设项目存在或可能产生的主要职业病危害因素及其分布，同时了解其基本的工程防护技术措施。

（2）缺点

评价人员的专业知识水平及其对建设项目生产工艺的了解程度，对系统工程分析结果有较大影响。在经验缺乏、工艺不熟识情况下，难以准确辨识建设项目可能存在的职业病危害因素及其危害程度。

用系统工程分析法进行职业病危害因素识别与分析，必须从系统工程分析的角度全面剖析建设项目可能产生或产生的职业病危害因素，无论是收集资料，还是现场调研必须认真、仔细、全面、到位，否则会因为某些粗心或疏漏影响职业病危害因素识别与分析的准确性。

4. 注意事项

用工程分析法进行职业病危害因素识别与分析，必须从系统工程分析的角度全面剖析建设项目可能产生或产生的职业病危害因素，无论是收集资料，还是现场调研必须认真、仔细、全面、到位。

5. 示例

工程分析法是职业病危害因素识别中较常见的方法之一，以下是工程分析法在新建焚烧炉职业卫生评价中的应用。

（1）建设项目概况

某城市为集中处理医用垃圾，拟新建一座一体化医疗废弃物无害化处理站。技术方案是选定一台一体化双台式 ECO 热氧化器和配套的废弃物转运、烟气净化等设备。其工作原理是，固体废物装满第一燃室后，以燃料点燃废物，7～8min 后第一燃室温度可达 500～600℃，自动停止供燃料。废物在缺氧条件下自燃裂解，产生的气体经烟道进入第二燃室，有毒气体和碳粒在高温下全部分解燃烧。由计算机控制热氧过程，整个过程需要持续8～10h。

（2）工程分析与职业病危害因素识别

① 有毒气体的产生　医疗废弃物成分较为复杂，其中含有各类生物性有机物、塑料、玻璃、金属等。燃料采用柴油或汽油，在热氧化燃烧时，废弃物中的硫、氮、氯等元素生成二氧化硫、氯化氢、氮氧化物、二氧化碳等酸性气体。在一级燃烧时，温度控制在 500℃左右。由于缺氧燃烧，因此将有大量的一氧化碳和少量的硫化氢产生。由于采用汽油和柴油作燃料，因此会存在汽油和柴油的职业病危害。废弃物中含有金属类物质，在高温条件下熔化，产生金属烟雾污染环境，因此可能存在汞、镉、铅等重金属职业病危害。

此外，含氯有机物在燃烧时生成二噁英类物质。二噁英类物质是多氯代二苯并对二噁英和多氯代二苯并呋喃的总称，属强致癌物。

② 粉尘的产生　在一级燃烧时，由于燃烧不充分，烟气中含有大量的烟尘。此外，如果炉体密封不好，粉尘将污染车间空气。

③ 噪声的产生　机械设备在工作时均产生不同程度的噪声，其中引风机、水泵和运输车辆将产生高强度的噪声。

④ 高温的产生　废弃物氧化燃烧产生高温，炉体及管道产生强辐射热，如果热量得不到及时的散发，可形成高温作业环境。

⑤ 病原微生物的污染　来自医院医疗废弃物的病原体（细菌、真菌及病毒等）在收集、运输、储藏过程中都有可能污染工作环境，给工作人员带来职业病危害。通过上述工程分析，该项目存在的职业病危害因素有二氧化硫、氯化氢、氮氧化物、二氧化碳、一氧化碳、硫化氢、二噁英，汞、镉、铅等重金属，焚烧物粉尘，高温、噪声和病原微生物等。

五、检测检验法

检测检验法是依据国家相关技术规范和标准的要求，通过现场检测和实验室分析，对建设项目工作场所中职业病危害因素的浓度或强度、通风条件参数等进行检测分析，并依据职业卫生标准、规范等，评价作业场所职业病危害防护设施的效果及职业病危害因素的浓度（强度）是否符合职业接触限值的要求。

1. 适用范围

检测检验法是一种定性、定量评价方法，适用于建设项目职业病危害预评价和职业病危害控制效果评价，职业病危害因素识别、分析与评价，职业病防护设施效果评估。

2. 职业卫生检测的内容

（1）职业病危害因素检测

根据检测规范和方法，对化学因素、粉尘、物理因素、生物因素、不良气象条件等进行检测。

（2）职业病防护设施及建筑卫生学检测

根据检测规范和方法，对职业病防护设施的技术参数以及采暖、通风、空气调节、采光照明、微小气候等建筑卫生学内容进行检测。

3. 优缺点

（1）优点

能够真实、客观、准确地定量反映评价对象或类比工程存在的职业病危害及其防护效果，是客观评价建设项目职业病危害程度、防护水平等的基础手段。

（2）缺点

需要有良好的组织以及细致的前期准备工作，需要评价人员协同检测检验技术人员投入大量人力、物力。类比现场调查是检测检验法的重要前期工作，也是检测检验法能否客观反映评价对象职业病危害因素及其防护情况的重要因素；检测检验人员的技术水平，检测检验过程中是否实施了良好的质量控制等，也影响检测检验结果的真实可靠；同时，评价对象或类比工程是否为正常或满负荷的生产状态，也影响检测检验结果能否准确反映真实情况。

4. 注意事项

在选用检测检验法进行职业病危害因素的评价分析时，应合理选择检测方法。在评价工作场所的污染或个人接触状况时，应按照国家颁布的标准测定方法和有关采样规范进行检测。在无上述规定时，也可采用国内外工人的测定方法，使其全面反映工作场所职业病危害因素的污染状况，并争取运用时间加权平均允许浓度、最高容许浓度、短时间接触容许浓度做出恰当的评价。

5. 示例

某工作场所空气中氨气的时间加权平均浓度测定。

（1）检测方法

采用定点采样和短时间采样方式，对某工作场所空气中的氨浓度进行检测，每次采样15min，共采样 6 次，每次采样检测的氨气浓度见表 7-11。

表 7-11　氨气采样时段和浓度

浓度	接触时间	采样时间/min	空气浓度/(mg/m³)
C_1	8:00～10:00	15	25
C_2	10:00～11:00	15	10
C_3	11:00～12:00	15	20
C_4	12:00～13:00	15	29
C_5	13:00～14:00	15	25
C_6	14:00～16:00	15	15

（2）CTWA 浓度计算

CTWA 浓度计算公式：

$$CTWA = (C_1 T_1 + C_2 T_2 + \cdots + C_n T_n)/8$$

由表 7-11 可知：$C_1 = 25\text{mg/m}^3$，$T_1 = 2\text{h}$；$C_2 = 10\text{mg/m}^3$，$T_2 = 1\text{h}$；$C_3 = 20\text{mg/m}^3$，$T_3 = 1\text{h}$；$C_4 = 29\text{mg/m}^3$，$T_4 = 1\text{h}$；$C_5 = 25\text{mg/m}^3$，$T_5 = 1\text{h}$；$C_6 = 15\text{mg/m}^3$，$T_6 = 2\text{h}$。

将上述各参数代入上式得 $CTWA = 20.5\text{mg/m}^3$。

实际应用中，应区别采样时间和接触时间的不同。虽然可用采样时段的浓度代表接触时段的浓度，但不能用采样时间代替接触时间。

能力提升训练

1. 有一家铅蓄电池生产企业，位于长兴县小蒲镇中山村，该厂址东侧是河塘，北面临近居民住房，间距约 4m，南面是水田，西面靠近居民住房，间距约 6m。

该公司设有一个出入口，在厂区的东面。整个厂区的总平面布置分成三大块，最北面的是办公楼（旁边设有灌酸车间）；办公楼往南是生产区，从北往南分别是生产车间一（主要功能是蓄电池的充电）与生产车间二（主要功能是蓄电池的组装）；厂区的西面为硫酸库与配电房。

铅蓄电池的生产工艺流程如图 7-4 所示。

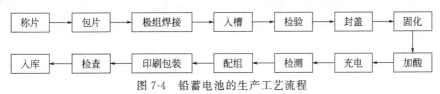

图 7-4　铅蓄电池的生产工艺流程

铅蓄电池的生产工艺流程主要分为称片、包片、焊接、装配、充电、包装 6 个主要步骤，具体各步的生产过程简述如下。

第一步：对极板进行称重。

第二步：将检验合格的极板按照总量配比进行包片。

第三步：将包好的极群进行汇流排和极柱的焊接，然后入电池槽，进行过桥焊接。

第四步：将焊接好的电池先进行试盖，然后吸去残留的铅渣，放入滤网，调胶封盖；再焊正负接线片，上极柱胶。

第五步：配酸，加酸，充放电操作，清洗干净。

第六步：将电池擦净，插盖板，印字、打码，包装入库。

请参考《铅作业安全卫生规范》（GB 13746—2008），结合工程分析法、检查表法对铅蓄电池生产企业进行职业病危害评价。

从工艺设备、储存和运输、通风设施和净化设备、管理等方面逐条进行检查，检查表的格式见表 7-12。

表 7-12　检查表格式

序号	检查内容	检查依据	检查结果	评价结论	建议措施

2. 某工作场所空气中甲苯的时间加权平均浓度测定。

采用定点采样和短时间采样方式，对某工作场所空气中的甲苯浓度进行检测，基本信息如下：实际工况，工人停留时间 9h/d，6d/w；一个采样点，以标准的流量 0.05L/min 接力采样，共采 2h；9：00～10：00 采 1h，采气体积 $V=0.05 \times 60 = 3L$；10：00～11：00 采 1h，采气体积 $V=0.05 \times 60 = 3L$；①号管测得甲苯 $15\mu g$，②号管测得甲苯 $24\mu g$。请计算甲苯的 CTWA 浓度。

归纳总结提高

1. 职业病危害因素的评价分为（　　　）。

A. 职业病危害因素预评价　　　　B. 职业病危害因素控制效果评价

C. 职业病危害因素现状评价　　　D. 职业病危害因素专项评价

2. 职业病危害预评价的评价时机是（　　　）。

A. 可行性论证阶段　　　　　　　B. 完工后、竣工验收前

C. 正常生产期间　　　　　　　　D. 停产前

3. 属于系统职业病危害评价的方法是（　　　）。

A. 检查表法　　　　　　　　　　B. 类比法

C. 工程分析法　　　　　　　　　D. 检测检验法

4. 某铅蓄电池生产企业要进行职业病危害控制效果评价，作为评价人员，接到业主的委托后如何确定该项目的评价程序与内容。并请编制职业病危害控制效果评价方案。

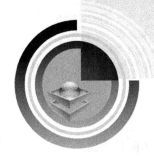

课题八

职业病危害因素控制措施及报告编制

知识目标

主要掌握建设项目职业病危害评价相关的评价依据、职业病危害因素控制、职业病防护设施评价、应急救援设施评价、个体防护用品选用、总体布局、工艺设备布局评价和职业卫生管理等内容。

能力目标

能够为建设项目提供职业病危害预评价、职业病危害控制效果评价，为用人单位提供职业病危害因素检测、职业病危害现状评价、职业病防护设备设施与防护用品的效果评价等技术服务。

素质目标

培养学生正确评价行业企业岗位职业病危害因素，养成主动控制职业病危害的意识。

知识储备

项目一 职业病危害因素控制技术

一、通风除尘技术

通风除尘技术是控制尘源的一种方法。它是目前应用较广、效果较好的一项防尘技术措施。通风除尘通常是在尘源处或其近旁设置吸尘罩，利用风机动力，将生产过程中产生的粉尘连同运载粉尘的气体吸入罩内，经风管送至除尘器进行净化，达到排放标准后再经风管排入大气。这样，既可防止粉尘逸入室内，污染车间的空气，又可防止其散发到室外，污染厂区和大气环境。

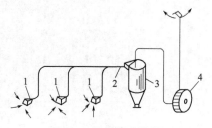

图 8-1　通风除尘系统
1—吸尘罩；2—风管；
3—除尘器；4—风机

通风除尘系统由吸尘罩、除尘器、风管和风机组成，如图 8-1 所示。但是，由于尘源情况和所选用的除尘设备不同，并不是每个系统都必须包括这些设备。例如，直接从工业窑炉内抽出烟气，可以没有吸尘罩；当在尘源处就地设置除尘机组时，净化后气体直接排入室内，可以不要风管；当利用热压排出热烟气和利用工艺设备的余压排气时，可以不设风机。但当排出气体的粉尘浓度超过排放标准时，都应设有除尘器。

二、防毒技术措施

防毒技术措施大体上可分为预防措施、治理措施、净化措施、个体防护措施。

1. 生产工艺中控制有毒物质

（1）用无毒或低毒物质代替有毒或高毒物质

在生产中用无毒物料代替有毒物料，用低毒物料代替高毒物料或剧毒物料，是消除毒性物质物料危害的有效措施。如在涂料工业和防腐工程中，用锌白或氧化钛代替铅白；用云母氧化铁防锈底漆代替含大量铅的红丹底漆，从而消除了铅的危害。

（2）改进生产工艺

选择安全危害性小的工艺代替危害性大的工艺，是防止毒物危害根本性的措施。如硝基苯还原制苯胺的生产过程，过去国内多采用铁粉作还原剂，过程间歇操作，能耗大，而且在铁泥废渣和废水中含有对人体危害极大的硝基苯和苯胺。

（3）以密闭、隔离操作代替敞开式操作

在化工生产中，为了控制有毒物质，使其不在生产过程中散发出来造成危害，关键在于生产设备本身密闭化和生产过程各个环节的密闭化。

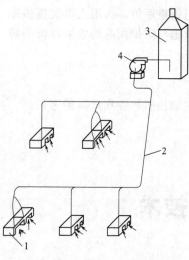

图 8-2　通风排毒系统
1—吸尘罩；2—风管；
3—处理器；4—风机

（4）以连续化操作代替间歇操作

采用连续化操作才能使设备完全密闭，消除各种弊端。如采用板框式压滤机进行物料过滤就是间歇操作，每压滤一次物料就得拆一次滤板、滤框，并清理安放滤布等，操作人员直接接触大量物料，并消耗大量体力。若采用连续操作的真空吸滤机，操作人员只需观察吸滤机运转情况，调节真空度即可。所以，过程的连续化既简化了操作程序，又为防止有害物料泄漏、减少厂房空气中有害物质的浓度创造了条件。

（5）以机械化、自动化代替手工操作

用机械化、自动化代替手工操作，不仅可以减轻工人的劳动强度，而且可以减少工人与毒物的直接接触，从而减少了毒物对人体的危害。

2. 有害气体产生源的控制和隔离

排除有害、有毒气体和蒸气可采用全面通风及局部排风方式进行，如图 8-2 所示。全面通风是在工作场所内全面进行通风换气，以维持整个工作场所范围内空气环境的卫生条件。局部排风是将工业生产中产生的有害、有毒气体或蒸气在其发生源处控制、收集起来，不使其扩散到工作场所，并把有害气体经净化处理后排至工作场所以外，这也是工矿企业中常采用的一种排毒方式。

（1）全面通风

全面通风用于有害物的扩散不能控制在工作场所内一定范围的场所，或是有害发源地的位置不能固定的场所。这种通风方式的实质就是用新鲜空气来冲淡工作场所内的污浊空气，以使工作场所工作地点空气中有害物质的含量不超过卫生标准所规定的短时间接触容许含量或最高容许含量。全面通风可以利用自然通风实现，也可以借助机械通风来实现。自然通风与机械通风的对比情况见表8-1。

表8-1　自然通风与机械通风的对比

对比项目	自然通风	机械通风
经济性	无需动力，经济性好	风机
适用性	有热压、风压、浓度差场所	均适用
外界影响	易受环境影响	性能稳定
典型场所	平炉车间和轧钢车间，余热量较大的热车间	大部分作业场所

（2）局部通风

为改善室内局部空间的空气环境，向该空间送入或从该空间排出空气的通风方式称为局部通风。局部送风就是将具有一定速度的空气直接送到指定地点，使局部地区形成良好的空气环境。对于面积很大、作业人员很少的生产车间，采用局部送风（如空气淋浴）来改善局部地区的空气环境是经济的。局部排风则是在散发有害物质的局部地点设置排风罩捕集有害物质并将其排至室外，使有害物质不致在室内扩散，污染车间空气。局部排风需要的风量小，效果好，设计时应优先考虑。局部排风常采用排毒柜和伞形排气罩等设备。

①排毒柜　排毒柜（图8-3）是用于控制有害气体的一种局部排气装置。柜上设有开闭自如的操作孔和观察孔，把有害气体发生源完全隔于柜内。为防止在操作过程中从柜内逸出有害气体，需自柜内抽风，造成负压。排毒柜密闭程度好，一般用较小的抽风量即可控制有害气体的泄漏。在化学实验室、电子仪表生产厂、温度计厂、医用仪表厂的某些工序以及小件喷漆作业等常使用这种柜形吸气罩。

②伞形排气罩　伞形排气罩（图8-4）也是应用十分广泛的一种局部排气罩，通常安装在有害物发生源的上方，罩面与发生源之间的距离视有害物的特性和工艺操作条件而定。当发生源只产生有害物而发热量不大时（一般指有害气体不高于周围空气的温度）为冷过程，此时伞形排气罩在发生源最不利的有害物散发点处，造成一定的上升风速，将有害气体吸入罩内；当发生源散发有害物且散热量较大时，为热过程，此时伞形排气罩将致热诱导气流量"接受"并全部排走。

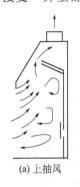
(a) 上抽风

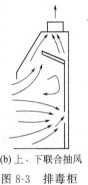
(b) 上、下联合抽风

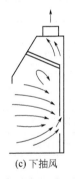
(c) 下抽风

图8-3　排毒柜

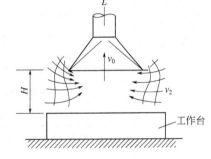

图8-4　伞形排气罩

生产岗位根据排风罩的设计原则，合理确定排风方式。能否有效控制生产岗位的粉尘及有害气体，排风方式是关键，一般来说就是"密"（尽可能密封）、"近"（靠近有害气体及粉尘的发生源）、"通"（要保证足够的排风量）、"顺"（排风罩与尘毒散发相适应）和"便"（方便操作）。根据现场情况合理地确定控制风速和控制点的位置，并以此作为设计、计算通风量的依据。随着生产工艺和过程、排风方式和排出的有害气体及粉尘的种类不同，为了有效地控制粉尘及有害气体，就需要针对各种情况，确定合理的控制风速。一般情况下，粉尘的控制点为粉尘飞溅的最远点（或最不利点），有害气体的控制点即工作面边缘点。经实测判断排风量是否达到了应有的设计要求。

工业上常见的含挥发性有机物的废气大多数来源于石油、化工、有机溶剂行业的生产过程中。该类有机物大多具有毒性，易燃易爆，部分是致癌物，有的对臭氧层有破坏作用；有的会在大气中和氮氧化物形成光化学烟雾，造成二次污染。有机废气净化和回收方法有两类：一类是破坏性方法，如燃烧法，将有机废气转化成 CO_2 和 H_2O；另一类是非破坏性方法，即将有机废气净化并回收，这类方法有吸附法、冷凝法、吸收法等，也可采用上述方法的组合，如冷凝-吸附，吸收-冷凝等。

① 有毒气体的吸附净化　吸附法广泛应用于治理含挥发性有机物废气。吸附法具有如下特点：可以较彻底地净化废气，即可进行深度净化，特别是对于低浓度废气的净化，比其他方法显现出更大的优势；在不使用深冷、高压等手段下，可以有效地回收有价值的有机物组分。

② 有毒蒸气的冷凝净化　冷凝净化是将有毒蒸气从空气中冷却凝结成液体而达到分离的净化方法。冷凝法是脱除和回收挥发性有机物最简单的方法，在气体中挥发性有机物浓度大于 $5000mg/m^3$（标）的条件下，最高的脱除率约 95%，故冷凝法常用作挥发性有机物的第一级净化。

③ 有毒气体的吸收净化　在对含挥发性有机物废气进行治理的方法中，吸收法的应用不如燃烧（催化燃烧）法、吸附法等广泛，影响应用的主要原因是有机废气的吸收剂均为物理吸收，其吸收容量有限。

全面通风与局部通风的对比情况见表 8-2。

表 8-2　全面通风与局部通风的对比

对比项目	全面通风	局部通风
原理	稀释	排除有害物或送入新鲜空气
污染物	扩散整个空间	污染物排走
控制因素	分量	风速
设备费	较低	较高
运行费	较高	较低
尾气处理	不能	可以
整体比较	易受干扰,经济性能不是很好	稳定性好,经济性好
适用场所	污染物毒性小、浓度低(量少)	污染物毒性大、浓度高(量多)
	污染物分布广泛	污染源分布面积小
	污染物进入空气速度慢且均匀	污染源进入空气快且无规律
	作业人员呼吸带离污染物较远	作业人员呼吸道离污染源较近
		拟回收废弃物中有害物质

三、噪声控制技术

噪声污染是一种物理性污染，它的特点是局部性和没有后效性。噪声在环境中只是造成空气物理性质的暂时变化，噪声源的声输出停止之后，污染立即消失，不留下任何残余物质。噪声的防治主要是控制声源和声的传播途径，以及对接收者进行保护。对于噪声、振动等有害能量的控制技术，应遵循以下优先顺序实施综合治理：采用不产生有害能量或产生较少能量的机械设备；变更工艺、材料以及作业方法，降低有害能量水平；利用吸收材料遮蔽有害能量发生源；将劳动者与有害能量发生源隔离；使用个体防护用品、缩短作业时间等。

运转的机械设备和运输工具等是主要的噪声源，控制它们的噪声有两条途径：一是改进结构，提高其中部件的加工精度和装配质量，采用合理的操作方法等，以降低声源的噪声发射功率；二是利用声的吸收、反射、干涉等特性，采用吸声、隔声、减振、隔振等技术，以及安装消声器等，以控制声源的噪声辐射。

1. 传声途径的控制

控制传声途径的主要措施如下：声在传播中的能量是随着距离的增加而衰减的，因此使噪声源远离需要安静的地方，可以达到降噪的目的；声的辐射一般有指向性，处在与声源距离相同而方向不同的地方，接收到的声强度也会不同。不过多数声源为低频辐射噪声时，指向性很差，随着频率的增加，指向性就增强。因此，控制噪声的传播方向（包括改变声源的发射方向）是降低噪声尤其是高频噪声的有效措施；建立隔声屏障或利用天然屏障（土坡、山丘），以及利用其他隔声材料和隔声结构来阻挡噪声的传播；应用吸声材料和吸声结构，将传播中的噪声声能转变为热能等；在城市建设中，采用合理的城市防噪声规划。此外，对于固体振动产生的噪声采取隔振措施，以减弱噪声的传播。

2. 接收者的防护

为了防止噪声对人的危害，可采取下述防护措施：佩戴护耳器，如耳塞、耳罩、防声盔等；减少在噪声环境中的暴露时间；根据听力检测结果，适当调整在噪声环境中的工作人员。人的听觉灵敏度是有差别的，如在85dB的噪声环境中工作，有人会耳聋，有人则不会。

3. 控制措施的选择

合理的控制噪声措施是根据噪声控制费用、噪声容许标准、劳动生产效率等有关因素进行综合分析确定的。在一个车间，如果噪声源是一台或少数几台机器，而车间里工人较多，一般可采用隔声罩，降噪效果为10～30dB；如果车间里工人少，经济有效的方法是用护耳器，降噪效果为20～40dB；如果车间里噪声源多而分散，工人又多，一般可采取吸声降噪措施，降噪效果为15～20dB；如果工人不多，可用护耳器，或者设置供工人操作用的隔声间。机器振动产生噪声辐射，一般采取减振或隔振措施，降噪效果为5～25dB。如机械运转使厂房的地面或墙壁振动而产生噪声辐射，可采用隔振机座或阻尼措施。

四、防暑降温技术

高温环境是由于太阳的热辐射和气温的升高以及各种热源散发热量而形成的。改进生产设备和操作方法是改善高温作业劳动条件的根本措施，可使从业人员远离热源，同时减轻劳动强度。隔热是防止热辐射的重要措施，可以利用水或导热系数小的材料进行隔热，其中尤以水的隔热效果最好，能最大限度地吸收热辐射，并且可以同时进行通风降温。

能力提升训练

1. 怎样避免生产岗位有毒物质（如一氧化碳）中毒？
2. 佩戴防噪声护具应注意哪些问题？
3. 为防止有毒物质对人体的危害，应采取哪些措施？

知识储备

项目二　职业病危害因素技术控制措施评价

一、总体布局及工艺设备布局评价

建设项目的总体布局主要包括建设项目的平面布置、竖向布置以及厂房设计等方面。建设项目的总体布局，除考虑厂区分区满足项目生产流程、交通运输、场地自然条件、技术经济条件等要求外，在职业卫生方面应重点考虑总平面布置，如生产区、辅助生产区和非生产区之间的相互影响；同时考虑竖向布置之间的相互影响。对建设项目总体布局进行评价时，重点描述厂区各功能分区的合理性，生产区、非生产区和辅助生产区的相对位置能否符合国家标准要求，以及竖向布置的相互影响等。对于改建、扩建、技术改造、技术引进类的建设项目进行总体布局评价时，需要注意评价其所依托的总体布局是否符合标准要求，如图 8-5 所示。

对生产工艺和设备布局进行评价时需要重点关注产生粉尘、化学物质和噪声、高温等职业病危害因素的工艺设备的布置情况，尽可能做到互相隔离。

评价内容与生产工艺和设备布局内容相对应，生产工艺和设备布局的评价主要是针对建设项目的存在或产生粉尘、化学物质和噪声、高温等职业病危害因素的生产工艺和设备布置情况进行评价。针对建设项目职业病危害预评价而言，需要依据工程分析以及职业病危害因素识别与评价的结果，分析可行性研究报告中提出的生产工艺及设备布局情况，对照《生产过程安全卫生要求总则》（GB/T 12801—2008）及《生产设备安全卫生设计总则》（GB 5083—1999）等相关职业卫生法规标准要求，评价生产工艺及设备布局的符合性。针对建设项目职业病危害控制效果评价而言，需要根据设备布局的调查结果，对照《工业企业总平面设计规范》（GB 50187—2012）、《工业企业设计卫生标准》（GBZ 1—2010）、《生产设备安全卫生设计总则》（GB 5083—1999）及《生产过程安全卫生要求总则》（GB/T 12801—2008）等相关职业卫生法规标准要求、评价设备布局的符合性。建设项目生产工艺和设备布局的主要内容包括以下几个方面。

1. 尘毒设备的布局

工作场所粉尘、毒物的发生源应布置在工作地点自然通风的进风口下风侧；放散不同有毒物质的生产过程所涉及的设施布置在同一建筑物内时，使用或产生高毒物质的工作场所应与其他工作场所隔离；含有剧毒、高毒物质或难闻气味物质的局部排风系统，或含有较高浓度的爆炸危险性物质的局部排风系统所排出的气体，应排至建筑物外空气动力阴影区和正压区之外。尘毒设备的布局如图 8-6 所示。

2. 噪声与振动工艺设备的布局

噪声与振动较大的生产设备宜安装在单层厂房内。因设计需要将这些生产设备安置在多层厂房内时，宜将其安装在底层，并采取有效的隔声和减振措施。在满足工艺流程要求的前提下，宜将高噪声设备相对集中，并采取相应的隔声、吸声、消声、减振等控制措施。

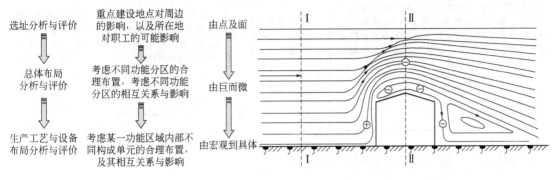

图 8-5　总体布局评价　　　　　　　　图 8-6　尘毒设备的布局

3. 高温工艺设备的布局

　　高温热源应尽可能地布置在车间外当地夏季主导风向的下风侧；不能布置在车间外的高温热源应布置在天窗下方或靠近车间下风侧的外墙侧窗附近；热源应尽量布置在车间外面；采用热压为主的自然通风时，热源应尽量布置在天窗的下方；采用穿堂风为主的自然通风时，热源应尽量布置在夏季主导风向的下风侧；

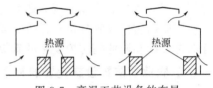

图 8-7　高温工艺设备的布局

热源布置应便于采用各种有效的隔热及降温措施；车间内发热设备设置应按车间气流具体情况确定，一般宜在操作岗位夏季主导风向的下风侧、车间天窗下方的部位。高温工艺设备的布局如图 8-7 所示。

4. 非电离辐射设备的布局

　　对于在生产过程中有可能产生非电离辐射的设备，应制定非电离辐射防护规范，采取有效的屏蔽、接地、吸收等工程技术措施及自动化或半自动化远距离操作。

5. 评价方法

　　对于建设项目生产工艺和设备布局的评价，主要采用检查表法，并结合职业卫生现场调查。检查表法即依据国家有关法规标准的要求编制检查表，根据建设项目生产工艺和设备布局的情况，评价建设项目的生产工艺情况和设备布局情况是否符合要求。对于不符合标准或规范要求的部分，应给出具体的建议措施。生产工艺及设备布局检查表的内容与格式不固定，具体内容见表 8-3。

表 8-3　生产工艺及设备布局检查表示例

检查内容	评价依据	分析及检查情况	评价结论
噪声与振动较大的生产设备宜安装在单层厂房内。当设计需要将这些生产设备安装在多层厂房内时，宜将其安装在底层，并采取有效的隔声和减振措施	《工业企业设计卫生标准》（GBZ 1—2010）第 5.2.2.2 条	噪声与振动较大的设备安置在单层厂房，或安装于厂房底层	符合要求
产生噪声、振动的厂房设计和设备布局应采取降噪和减振措施	《工业企业设计卫生标准》（GBZ 1—2010）第 5.3.4 条	噪声与振动较大设备设置有减振基础	符合要求

检查内容	评价依据	分析及检查情况	评价结论
工作场所粉尘、毒物的发生源应布置在工作地点的自然通风或进风口的下风侧；放散不同化学毒物的生产过程所涉及的设施布置在同一建筑物内时，使用或产生高毒物质的工作场所应与其他工作场所隔离	《工业企业设计卫生标准》（GBZ 1—2010）第 6.1.4 条	生产车间为半封闭结构，使用或产生高毒物质的工作场所未见有相应隔离或专门的存储区	不符合要求，使用或产生高毒物质的工作场所应单独设立存储区
在满足工艺流程要求的前提下，宜将高噪声设备相对集中，并采取相应的隔声、吸声、消声、减振等控制措施	《工业企业设计卫生标准》（GBZ 1—2010）第 6.3.1.4 条	高噪声设备集中设置，并采取了防噪、减振措施	符合要求

二、职业病危害因素防护设施评价

职业病防护设施是指清除或者降低工作场所的职业病危害因素的浓度或者强度，预防和减少职业病危害因素对劳动者健康的损害或者影响，保护劳动者健康的设备、设施、装置、构（建）筑物等的总称。落实预防为主方针和保护劳动者健康的根本方法是利用职业病防护设施来消除或降低作业场所职业病危害因素的浓度或强度。

职业病防护设施分析与评价是职业病危害评价的重要内容，主要包括职业病防护设施设置的符合性和职业病防护设施的有效性分析与评价。

1. 职业病防护设施设置的符合性

职业病防护设施设置的符合性是指针对职业病危险因素发生（散）源、职业病危害因素理化性质、职业病危害因素的产生量等确定适宜的职业病防护设施的种类或类型以及位置等。职业病危害评价中主要对职业病防护设施的种类或类型、设置位置等进行分析和评价。

2. 职业病防护设施的有效性分析与评价

职业病防护设施的有效性是指为了有效地预防、控制和消除职业病危害所应满足的基本要求。职业病防护设施有效性分析与评价主要是采用检测检验法分析和评价作业场所职业病防护设施的防护效果。目前，职业病防护设施有效性评价指标主要是职业接触限值；通风防护设施还可采用全面通风量和通风换气次数、气流组织、控制风速等评价指标进行评价。

（1）职业接触限值

利用现有的职业病危害因素监测方法将检测结果与职业接触限值比较即可得到相应的结果。职业接触限值评价指标可有效确保作业场所职业病危害因素浓度符合职业接触限值标准要求，但并不意味着只要达到了国家卫生标准，职业病防护设施就是有效的。作业场所职业病危害因素符合职业接触限值要求，只能反映作业场所职业病危害因素的浓度情况，并不能反映职业病设施的防护效果。

（2）全面通风量和通风换气次数

实际工作中通风换气次数（换气率）采用《公共场所卫生检验方法　第1部分：物理因素》（GB/T 18204.1—2013）规定的利用示踪气体（六氟化硫或二氧化碳）方法进行测定，然后可通过计算得到全面通风量，将测定结果与标准限值比较即可得到结果。全面通风量和通风换气次数适用于全面通风防护设施的评价。

（3）气流组织

气流组织可通过调查分析送、排风口位置，分配风量，以及选用风口形式等与标准条款进行比较，判定是否符合相关要求；也可通过发烟管或烟雾发生器等动态观察气流组织形式，判断有害物质是否可以有效捕集。

（4）控制风速

控制风速可有效评估通风防护设施的有效性，而且是通风防护设施设计的基础之一。一般先确定控制点，再用烟雾发生器确定气流组织。根据气流组织形式，利用风速计测量控制点的控制风速，也可以在控制点处通过旋转风速计寻找最大风速即为控制风速。

所谓控制点是指有害物放散直到耗尽最初能量、放散速度降低到环境中无规则气流速度大小时的位置。在实际工作中外置式排风罩的控制点很难确定，且气流具有方向性，导致很难准确测量控制点的实际控制风速。虽然控制风速在理论上可行，但由于控制点的位置和气流方向均很难确定，导致控制风速在实际评价过程中很难实施。

三、职业病危害因素应急救援设施评价

应急救援设施是指在工作场所设置的报警装置、现场急救用品、洗眼器、喷淋装置等冲洗设备和强制通风装置，以及应急救援中使用的通信、运输设备等。

1. 应急救援设施分类

依据用途和配备目的的不同，应急救援设施可分为监测报警装置、强制通风设施、现场紧急处置设施、急救或损伤紧急处置用品及其他设备设施。

（1）监测报警装置

就职业卫生工作领域的应急救援工作来说，应急救援用监测报警装置通常是指用于检测和（或）报警工作场所空气中含有毒物的装置。该装置由探测器和报警控制器组成，具有有毒气体自动检测和报警功能，常用有固定式、移动式和便携式检测报警仪。

（2）强制通风设施

强制通风设施也称事故通风设施，是用于有毒气体、易挥发性溶剂等发生逸散、泄露等的工作场所，为避免有害气体等的积聚而造成进一步人员伤害，所设置的与有害物质逸散或泄露等相关联的事故通风设备设施。

（3）现场紧急处置设施

现场紧急处置设施主要是指用于处置喷溅于劳动者皮肤黏膜上的有毒、有害物质，避免急性职业损伤进一步加剧的设备设施。常见有喷淋装置和洗眼器等冲洗用设备设施。

（4）急救或损伤紧急处置用品

急救用品或损伤紧急处置用品是指劳动者发生急性职业损伤后，用于急救的药品或紧急处置劳动者伤口、损伤的皮肤黏膜等的用品以及急救用药品等。包括针对某一类型特定化学物中毒的急救药品，剪刀、镊子、胶带、纱布、棉签、创可贴、生理盐水、医用酒精等紧急处置用品，用于中和酸碱的常用弱酸碱性药液等。

（5）其他设备设施

其他应急救援设备设施主要包括个体防护用品、通信设备设施、运输设备设施等。应急救援用个体防护用品是用于可能发生急性中毒等急性职业损伤时，从事现场救助的人员必须要佩戴的个体防护用具，主要是过滤式呼吸器、隔离式呼吸器等，常存放于有毒有害工作场所专用的气体防护柜内；通信设备设施用于发生急性职业损伤事故时指挥人员、救援人员等之间的紧急联络等；用于进行人员输运的设备设施，如担架等。

2. 常见应急救援设施配置与管理要求

《工业企业设计卫生标准》（GBZ 1—2010）、《工作场所有毒气体检测报警装置设置规范》（GBZ/T 223—2009）、《化工企业气体防护站工作和装备标准》（HG/T 23004—1992）等标准对常见应急救援设施的配置提出了具体要求，分述如下。

（1）监测报警装置

对于监测报警装置的设置要求，《工业企业设计卫生标准》（GBZ 1—2010）规定如下：

① 在生产中可能突然逸出大量有害物质或易造成急性中毒或易燃易爆化学物质的室内作业场所，应设置与事故排风系统相联锁的泄露报警装置。

② 应结合生产工艺和毒物特性，在有可能发生急性职业中毒的工作场所，根据自动报警装置技术发展水平设计自动报警或检测装置。

③ 检测报警点应根据《工作场所有毒气体检测报警装置设置规范》（GBZ/T 223—2009）的要求，设在存在、生产或使用有毒气体的工作地点，包括可能释放高毒、剧毒气体的作业场所，可能大量释放或容易聚集的其他有毒气体的工作地点也应设置检测报警点。

④ 应设置有毒气体检测报警仪的工作地点，宜采用固定式；当不具备设置固定式的条件时，应配置便携式检测报警仪。

⑤ 毒物报警值应根据有毒气体毒性和现场实际情况设置报警值和高报值。高报值应综合考虑有毒气体毒性、作业人员情况、事故后果、工艺设备等各种因素后设定。

有毒气体监测报警装置选用、管理与维护，以及监测报警值的设定原则与方法等要求详见《工作场所有毒气体检测报警装置设置规范》（GBZ/T 223—2009）。

（2）强制通风设施

《工业企业设计卫生标准》（GBZ 1—2010）规定：在生产中可能突然逸出大量有害物质或易造成急性中毒或易燃易爆化学物质的室内作业场所，应设置事故通风装置。

① 事故通风宜由经常使用的通风系统和事故通风系统共同保证，但在发生事故时，必须保证能提供足够的通风量。事故通风的风量宜根据工艺设计要求通过计算确定，但换气次数不宜小于 12 次/h。

② 事故通风机的控制开关应分别设置在室内、室外便于操作的地点。

③ 事故排风的进风口，应设在有毒气体或有爆炸危险的物质放散量可能最大或聚集最多的地点。对事故排风的死角处，应采取导流措施。

④ 事故排风装置排风口的设置应尽可能避免对人员的影响：事故排风装置的排风口应设在安全处，远离门、窗及进风口和人员经常停留或经常通行的地点；排风口不得朝向室外空气动力阴影区和正压区；此外，对于放散有爆炸危险的可燃气体、粉尘或气溶胶等物质的工作场所，按照《工业企业设计卫生标准》（GBZ 1—2010）的规定，也应设置防爆通风系统或事故排风系统。

3. 现场紧急处置设施

对于冲淋等现场紧急处置设施，《工业企业设施卫生标准》（GBZ 1—2010）规定：冲淋、洗眼设施应靠近可能发生相应事故的工作地点；喷淋、冲眼设施应保证连续供水；应有清晰的标识，并按照相关规定定期保养维护以确保其正常运行；此外，《化工企业安全卫生设计规定》（HG 20571—1995）要求：在其毒性危害的作业环境中，应设计必要的淋洗器、洗眼器等卫生防护设施，其服务半径应小于 15m。

4. 急救或损伤紧急处置用品

对于急救用品或损伤紧急处置用品，通常集中放置于急救箱，不同类型的用人单位因其可能发生的急性职业损伤的类型不同，急救箱放置的药品等可能会有所差异。对于急救箱的配备，《工业企业设计卫生标准》（GBZ 1—2010）规定如下：急救箱应当设置在便于劳动者取用的地点；应有清晰的标识，由专人负责定期检查和更新；配备内容可根据工业企业规模、职业病危害性质、接触人数等实际需要确定。

5. 其他设备设施用品

对于除现场紧急处置设施、急救或损伤紧急处置用品外的其他设备设施，例如个体防护用品、应急救援通信设备等，用人单位应当根据可能产生或存在的职业病危害因素及其特点，在工作地点就近设置。对于容易发生急性职业中毒、化学性灼伤等急性职业损伤的场所，应根据车间（岗位）毒害情况配备防毒器具等个体防护用品，并设置防毒器具等个体防护用品的存放柜（防毒器具须在专用存放柜内铅封存放），设置明显标识，并定期维护与检查，确保应急使用需要。

6. 应急救援设施评价依据

应急救援设施评价依据主要有《工业企业设计卫生标准》（GBZ 1—2010）《工业场所有毒气体检测报警装置设置规范》（GBZ/T 223—2009）《化工企业气体防护站工作和装备标准》（HG/T 23004—1992）等相关标准。

7. 应急救援设施评价方法

对应急救援设施的评价，主要是对照应急救援设施配备相关的法规标准的要求，对建设项目应急救援设施配备情况的符合性、全面性和有效性进行评价，通常采用检查表法与检测检验法两种方法。

8. 评价内容

① 确定可能导致急性职业损伤的危险因素、损伤类型及工作场所。对于不同类型的急性职业性损伤，应当配置的应急救援设备设施有所不同。因此，对建设项目应急救援设施配备情况的评价，首先确定建设项目可能会导致急性职业损伤的有害因素；其次是明确这些因素可能导致的急性职业损伤的类型，以及可能导致的急性职业损伤的场所。这与职业病危害因素的辨识与分析、建设项目工艺过程等的分析有密切联系。在职业病危害因素的识别、分析过程中，评价人员应当对可能导致急性职业损伤的有害因素、存在场所、可能导致的急性职业损伤的类型等进行归类。

常见可导致急性损伤的职业性有害因素如下。窒息性气体：如硫化氢、一氧化碳等化学窒息性气体和二氧化碳等单纯窒息性气体，在发生逸散、泄漏或在有限空间等作业环境，容易造成劳动者的窒息伤害。刺激性气体：如氨气、氯气、光气、二氧化硫、氮氧化物等，容易造成劳动者皮肤黏膜及呼吸系统的刺激性伤害。酸碱：如氢氧化钠、硫酸、硝酸等，喷溅至劳动者皮肤时，易发生烧灼损伤。易挥发性化学物质：常见有机溶剂等，浓度过高易导致劳动者发生急性职业中毒。物理性危害因素：常见有高温、激光、放射性等，易导致劳动者发生中暑、烧灼伤和急性放射性损伤。

② 评价应急救援设施配置的全面性、合理性和有效性。在确定了可能导致急性职业损伤的有害因素、可能发生的急性职业损伤的类型及其工作场所之后，对应急救援配备情况进行评价，设计配备的全面性、合理性及有效性等内容。

a. 全面性。对应急救援设施配备全面性的评价包括两个方面：一是应急救援设施的配备应当覆盖所有可能发生急性职业损伤的场所，且应当考虑到各种类型急性职业损伤发生的情况；二是拟配置或所配置的应急救援设施应当无所遗漏，既应当包括检测预警用的器材或设备，还应当包括事故发生后的应急器材、设备和药品，以及通信、输送用器材和设备等。

b. 合理性。主要是对照国家应急救援有关法规、标准的要求，以及建设项目应急救援设施的拟配备或配备情况，对其合理性进行分析评价，主要是一种符合性的评价，以确保拟配备或所配备应急救援设施的针对性。

c. 有效性。对于应急救援设施有效性的评价，主要是对照国家相关法规标准的要求，对拟配备或所配备的应急救援设施的性能参数等进行评价，以确保相关设施、器材和用品在应急状态下的有效可用。

③ 评价应急救援设施管理措施。在前述应急救援设施配备全面性、合理性和有效性等

评价的基础上，还应当对应急救援设施管理措施的符合性、有效性等进行评价，包括应急救援设施具体设置地点的符合性，相应警示标识设置的合理性以及应急救援设施维护、运行管理的有效性等内容。

④ 提出针对性建议措施。对照国家应急救援设施配备与管理有关法规、标准的要求，在前述有关内容分析、评价的基础上，即可对建设项目应急救援设施的配备、管理等提出有针对性的具体改进建议和措施。

四、个体防护用品分析评价

由于企业作业场所情况复杂、工艺条件多样，有些作业场所难以采取通风等工程控制技术措施；有些虽然采取了工业通风等措施进行危害控制，但作业场所职业病危害因素的浓度或强度依然不符合国家职业卫生标准的要求。此时，为预防从业人员免遭职业病危害因素侵害，保护从业人员的身体健康，必须为从业人员提供有效的个体防护用品，并指导其合理佩戴与使用。个体防护用品只是劳动防护的最后一道防线。个体防护用品的配备和使用，不能替代作业环境和劳动条件的根本性改善措施，不能成为逃避采取根本性措施或降低根本性措施实施力度的借口或依靠。

1. 个体防护用品的选用

个体防护用品选择得适当与否，直接关系到其防护效果和劳动者生产作业的效率。一般来说，个体防护用品的选用可参考以下 5 个方面。

（1）按作业类别和工种选用

原国家经贸委 2000 年发布的《劳动防护用品配备标准（试行）》，是在参照《中华人民共和国工种分类目录》的基础上，对 116 个典型工种的劳动防护用品的配备给出了明确建议，并要求各省市根据自身经济条件和特点制定相应的地方配备标准。

（2）根据工作场所有害因素进行选用

根据作业场所和作业活动中存在的职业病危害因素，选择具有相应防护特性的个体防护用品，是个体防护用品选用的常用原则。

① 粉尘有害因素 在《工作场所有害因素职业接触限值 第 1 部分：化学有害因素》（GBZ 2.1—2007）中规定有 47 种粉尘，这些粉尘都是对人体健康有损害的，工作场所环境空气中粉尘超过限值，应采用防颗粒物的呼吸器，其中自吸过滤式防颗粒物呼吸器产品应符合《呼吸防护用品——自吸过滤式防颗粒物呼吸器》（GB 2626—2006）标准要求，送风过滤式产品应符合《电动送风过滤式防尘呼吸器通用技术条件》（LD 6—1991）等标准。

② 化学性有害因素 在《工作场所有害因素职业接触限值 第 1 部分：化学有害因素》（GBZ 2.1—2007）中规定有毒物质有 329 种，凡是作业场所超过限值，除采取防毒工程技术措施外，还应提供个人防护用品。这些防毒呼吸用品，应符合《呼吸防护 自吸过滤式防毒面具》（GB 2890—2009）、《矿用一氧化碳自救器》（GB 8159—2011）等要求；供气式防毒用品应符合《自给开路式压缩空气呼吸器》（GB/T 16556—2007）要求。

③ 物理有害因素 工作场所物理有害因素包括电离辐射暴露限值、高温作业分级、激光、局部振动、煤矿井下采掘作业地点气象条件。体力劳动强度分级标准、体力作业时心率和能量消耗的生理限值及紫外辐射、红外辐射、噪声级限值等在《工业企业设计卫生标准》（GBZ 1—2010）和《工作场所有害因素职业接触限值 第 2 部分：物理因素》（GBZ 2.2—2007）中都有规定。针对不同的有害因素，可选用相应的防护用品，如防紫外红外辐射伤害的护目镜和面具；焊接护目镜［应符合《职业眼面部防护 焊接防护 第 1 部分：焊接防护具》（GB/T 3609.1—2008）的要求］；高温辐射场所选用阻燃防护服［应符合《防护服装

阻燃防护　第 1 部分：阻燃服》（GB 8965.1—2009）的要求]；有静电和电危害的作业场所应选用防静电工作服和防静电鞋[应符合《防静电服》（GB 12014—2009）的要求]；防止电危害应选用带电作用屏蔽服或高压静电防护服以及电绝缘鞋（靴）、电绝缘手套等防护用品[应符合《带电作业用屏蔽服装》（GB/T 6568—2008）、《足部防护　电绝缘鞋》（GB 12011—2009）等标准要求]；有机械、打击、切割伤害的作业场所，应选用安全帽、安全鞋和防护手套、护目镜等防护用品。

④ 生物性有害因素　如接触皮毛、动物引起的炭疽杆菌感染、布氏杆菌感染，森林采伐引起的脑炎病菌感染，医护人员接触患者引起细菌、病毒性感染。在这些场所选用呼吸防护品时，产品应符合《医用防护口罩技术要求》（GB 19083—2010）；选用防护服产品应符合《医用一次性防护服技术要求》（GB 19082—2009）。

（3）根据作业类别选用

在《个体防护装备选用规范》（GB/T 11651—2008）中对 38 种作业规定了如何选用防护用品，例如高处作业（如建筑安装架线、高崖作业旁悬吊、涂装货物堆垒）应选用安全帽、安全带和防滑工作鞋，存在物体坠落、撞击的作业（如建筑安装、冶金、采矿、钻探、造船、起重、森林采伐）应选用安全帽和安全鞋。

（4）根据工作场所有害因素的测定值选用

如果工作场所粉尘浓度较低，选用随弃或防颗粒物呼吸器级别 KN95 即可；如粉尘属石棉纤维，则应选用 KN100 级别的呼吸器（可更换式半面罩或全面罩）；如工作场所的有害因素是缺氧（空气中氧含量低于 18%）或剧毒品（当浓度很高危及生命时），则应选用隔离式空气呼吸器或氧气呼吸器等防护用品。

（5）根据有害物对人体作用部位进行选用

如果有害物会伤害头部、耳、眼、面、手臂、皮肤、足等部位，应根据不同部位进行相对应防护用品的选用。个人使用的防护用品只有与个人尺寸相匹配才能发挥最好的防护功能，因此，在选用个人防护用品时应有不同型号供使用者选用。

2. 个体防护用品的使用年限和报废

（1）使用期限

腐蚀程度：根据不同作业对个体防护用品的磨损可划分为重腐蚀作业、中腐蚀作业和轻腐蚀作业。腐蚀程度反映作业环境和工种使用情况。

损耗情况：根据防护功能降低的程度可分为易受损耗、中等受损耗和强制性报废。受损耗情况反映防护用品防护性能情况。

耐用性能：根据使用周期可分为耐用、中等耐用和不耐用。耐用性能反映个体防护用品材质状况，如用耐高温阻燃纤维织物制成的阻燃防护服，要比用阻燃剂处理的阻燃织物制成的阻燃防护服耐用。

（2）报废

《个体防护装备选用规范》（GB/T 11651—2008）规定，出现下列情况之一时，即予报废：所选用的个体防护用品技术指标不符合国家相关标准或行业标准；所选用的个体防护用品与所从事的作业类型不匹配；个体防护用品标识不符合产品要求或国家法律法规的要求；个体防护用品在使用或保管储存期内遭到破损或超过有效使用期；所选用的个体防护用品经定期检验和抽查不合格；当发生使用说明中规定的其他报废条件时。

3. 评价内容

针对职业病危害预评价，个体防护用品的评价主要是按照划分的评价单元，分析建设项目的运行与建设施工过程可能存在的职业病危害作业工种（岗位）以及可行性研究报告中提出的相应防护用品的配备状况，根据该工种（岗位）及其相关工作地点的作业环境状况、职业病危害因素的理化性质、类比检测的接触水平以及《个体防护装备选用规范》（GB/T 11651—2008）或《呼吸防护用品的选择、使用与维护》（GB/T 18664—2002）等相关标准要求，评价拟配备个体防护用品的合理性与符合性，并提出针对性的防护用品配备建议。

针对职业病危害控制效果评价，个体防护用品的评价主要是按照划分的评价单位，针对其存在的各类职业病危害作业工种（岗位），根据其个人使用的职业病防护用品调查结果、职业病危害因素调查与检测结果，并对照《个体防护装备选用规范》（GB/T 11651—2008）或《呼吸防护用品的选择、使用与维护》（GB/T 18664—2002）等相关标准要求，评价所配备个人使用职业病防护用品的符合性与有效性。个体防护用品的评价内容主要包括配备人群的确定、配备防护用品的符合性、配备防护用品的有效性 3 个层次。

4. 评价方法

对于建设项目个体防护用品的评价，主要采用职业卫生现场调查，结合工程分析、职业病危害因素分析与评价等基础上得出的建设项目作业人员接触职业病危害因素情况，采用检查表法对配备人群的确定、配备防护用品的符合性和有效性等进行评价。对于不符合的情况，应给出具体的建议措施。个体防护用品检查表具体内容见表 8-4。

表 8-4　个体防护用品评价检查表实例

评价单位	工种 （作业岗位）	接触的职业病 危害因素	职业病危害因素 的接触水平	配备的防护用品	评价结论

结合实习企业，分析某实习岗位存在的职业病危害因素并对其采取的控制措施及其效果进行评价。

项目三　职业病危害因素管理评价

一、职业病危害因素管理评价内容及方法

职业病危害因素评价内容为在职业活动中产生或存在的、可能对职业人群健康、安全和作业能力造成不良影响的因素或条件，包括化学、物理、生物等因素。

1. 职业病危害因素识别的方法

职业病危害因素识别的方法很多，常用的有类比法、资料复用法、经验法、工程分析法和检测检验法等。事实上不同的方法有不同的优缺点，不同的项目也有各自的特点，应根据实际情况综合运用、扬长避短，方可取得较好的效果。

2. 职业病危害因素有害性分析

职业病危害因素有害性是指职业病危害因素造成从事其职业病危害作业的劳动者导致职

业病或其他健康影响的能力。有害性分析就是对职业病危害因素可能产生的健康影响进行定性分析。工作场所的化学因素、生物因素及物理因素可能产生的健康影响应根据流行病学、毒理学、临床观察和环境调查的结果进行评价。

3. 职业病危害因素评价方法

职业病危害因素接触水平可采用工作场所职业病危害因素检测和生物监测两种方法进行测定计算。

二、职业健康检查及档案管理

职业健康检查根据其实施检查的时期、对象以及目的等，一般分为上岗前健康检查、在岗期间定期健康检查、离岗时健康检查和应急健康检查。职业健康检查的工作内容包括制定职业健康检查年度计划、选择并委托职业健康检查机构、实施职业健康检查、检查报告的获取与告知、健康检查结果的后续处置以及健康监护档案管理等。

1. 制定职业健康检查年度计划

用人单位应当结合职业病危害的实际情况，根据相关职业卫生法规要求制定本单位接触职业病危害因素劳动者的职业健康检查年度计划。计划的内容应包括本单位接触职业病危害因素种类与接触人群、应进行健康检查的人数、进行健康检查的目标及检查项目、拟定检查时间等。

2. 实施职业健康检查

（1）上岗前健康检查

上岗前健康检查的主要目的是发现有无职业禁忌证，建立接触职业病危害因素人员的基础健康档案。上岗前健康检查均为强制性职业健康检查，应在开始从事有害作业前完成。下列人员应进行上岗前健康检查：拟从事接触职业病危害因素作业的新录用人员，包括转岗到该种作业岗位的人员；拟从事有特殊健康要求作业的人员，如高处作业、电工作业、职业机动车驾驶作业等。

（2）在岗期间定期健康检查

长期从事规定的需要开展健康监护的职业病危害因素作业的劳动者，应进行在岗期间的定期健康检查。定期健康检查的目的主要是早期发现职业病患者或疑似职业病患者或劳动者的其他健康异常改变；及时发现有职业禁忌证的劳动者。

（3）离岗时健康检查

劳动者在准备调离或脱离所从事的职业病危害的作业或岗位前，应进行离岗时健康检查。主要目的是确定其在停止接触职业病危害因素时的健康状况。如最后一次在岗期间的健康检查是在离岗前的 90 日内，可视为离岗时检查。

（4）离岗后医学随访检查

如接触的职业病危害因素具有慢性健康影响，或发病有较长的潜伏期，在脱离接触后仍有可能发生职业病，需进行医学随访检查。尘肺病患者在离岗后需进行医学随访检查，随访时间的长短应根据有害因素致病的流行病学及临床特点、劳动者从事该作业的时间长短、工作场所有害因素的浓度等因素综合考虑确定。

（5）应急检查

当发生急性职业病危害事故时，对遭受或者可能遭受急性职业病危害的劳动者，应及时组织健康检查。依据检查结果和现场劳动卫生学调查，确定危害因素，为急救和治疗提供依据，控制职业病危害的继续蔓延和发展。应急健康检查应在事故发生后立即开始。从事可能产生职业性传染病作业的劳动者，在疫情流行期或近期密切接触传染源者，应及时开展应急健康检查，随时监测疫情动态。

3. 职业健康检查结果报告

职业健康检查机构对职业健康检查结果进行汇总，并按照委托协议要求，在规定的时间内向用人单位提交健康检查结果报告。

职业健康检查结果报告包括总结报告和体检结果报告。总结报告包括受检单位、应检人数、受检人数、检查时间和地点，发现的疑似职业病、职业禁忌证和其他疾病的人数与汇总名单、处理建议等。体检结果报告包括对每个受检对象的体检表（应由主检医生审阅后填写体检结论并签名）。体检发现有疑似职业病、职业禁忌证、需要复查者和有其他疾病的劳动者要出具体检结果报告，包括受检者姓名、性别、接触有害因素名称、检查异常所见、结论、建议等。

根据职业健康检查结果，对劳动者健康状况的个体体检结论可分为 5 种。

① 目前未见异常：本次职业健康检查各项检查指标均在正常范围内。

② 复查：检查时发现单项或多项异常，需要复查确定者，应明确复查的内容和时间。

③ 疑似职业病：检查发现疑似职业病或可能患有职业病，需要提交职业病诊断机构进一步明确诊断。

④ 职业禁忌证：检查发现有职业禁忌证的患者，需写明具体疾病名称。

⑤ 其他疾病或异常：除目标疾病之外的其他疾病或某些检查指标的异常。

用人单位在收到职业健康体检报告之后，应汇总本单位的职业健康检查结果，结合本单位工作场所的职业病危害分布、浓强度特征、防护状况及劳动者职业病危害接触、职业病危害检测、职业健康体检的历史资料等，作进一步的统计分析，必要时委托职业健康检查机构根据职业健康检查结果和工作场所监测资料，对本单位职业病危害因素的危害程度、防护措施效果等进行综合的健康监护评价，并提出改进建议。

4. 健康检查结果的后续处理

用人单位应当及时将职业健康检查结果及职业健康检查机构的建议以书面形式如实告知劳动者。用人单位应当根据职业健康检查报告，采取下列措施：对有职业禁忌证的劳动者，调离或者暂时脱离原工作岗位；对健康损害可能与所从事的职业相关的劳动者，进行妥善安置；对需要复查的劳动者，按照职业健康检查机构要求的时间安排复查和医学观察；对疑似职业病病人，按照职业健康检查机构的建议安排其进行医学观察或者职业病诊断；对存在职业病危害的岗位，立即改善劳动条件，完善职业病防护措施，为劳动者配备符合国家标准的职业病危害防护用品。

用人单位和医疗卫生机构发现职业病病人或者疑似职业病病人时，应当及时向所在地卫生行政部门和安全生产监督管理部门报告。确诊为职业病的，用人单位还应当向所在地劳动保障行政部门报告。

5. 职业健康监护档案的管理

用人单位应当为劳动者个人建立职业健康监护档案，并按照有关规定妥善保存。职业健康监护档案包括下列内容：劳动者姓名、性别、年龄、籍贯、婚姻、文化程度、嗜好等情况；劳动者职业史、既往病史和职业病危害接触史；历次职业健康检查结果及处理情况；职业病诊疗资料；需要存入职业健康监护档案的其他有关资料。

安全生产行政执法人员、劳动者或者其近亲属、劳动者委托的代理人有权查阅、复印劳动者的职业健康监护档案。劳动者离开用人单位时，有权索取本人职业健康监护档案复印件，用人单位应当如实、无偿提供，并在所提供的复印件上签章。用人单位发生分立、合并、解散、破产等情形时，其职业健康监护档案应当依然国家有关规定实施移交保管。

6. 用人单位职业卫生档案管理规范

　　根据《中华人民共和国职业病防治法》《工作场所职业卫生监督管理规定》（国家安全监管总局令第 47 号）的要求，制定了《用人单位职业卫生档案管理规范》。

　　《用人单位职业卫生档案管理规范》指出，职业卫生档案是用人单位职业病防治过程的真实记录和反映，也是职业卫生监管部门行政执法的重要证据材料。用人单位应当建立健全职业卫生档案。职业卫生档案应当包括以下主要内容：建设项目职业卫生档案，职业病危害项目申报档案，职业卫生管理制度档案，职业卫生管理实施档案，职业卫生宣传培训档案，职业病危害因素监测与检测评价档案，劳动者职业健康监护档案，法律法规要求建立的其他职业卫生档案。

　　用人单位应当设立专门的档案室或指定专门的区域存放职业卫生档案，并指定专门机构和专（兼）职人员负责职业卫生档案的管理工作。用人单位要做好职业卫生档案归档工作，职业卫生档案要按年度进行案卷归档，及时编号登记，入库保管。

能力提升训练

　　1. 结合实习企业，分析某实习岗位存在的职业病危害档案管理情况并指出其存在的问题，通过评价提出改进措施。

　　2. 根据用人单位职业卫生档案管理规范要求，了解用人单位如何建立职业病危害因素监测及检测评价档案。

知识储备

项目四　职业病危害因素评价报告编制

一、评价结论与建议内容

　　建设项目职业病危害预评价和建设项目职业病危害控制效果评价的结论与建议所包含的内容应按标准规范论述。

　　建设项目职业病危害预评价：应确定拟建项目的职业病危害类别；明确拟建项目在采取了可行性研究报告和评价报告所提防护措施的前提下，是否能满足国家和地方对职业病防治方面法律、法规、标准的要求。

　　建设项目职业病危害控制效果评价：在全面总结评价工作的基础上，归纳建设项目的职业病危害因素及其接触水平、职业病防护设施、个人使用的职业病防护用品、建筑卫生学及其辅助用室、职业卫生管理等的评价结果，指出存在的主要问题，对该建设项目职业病危害控制效果做出总体评价，并阐明是否达到建设项目职业病防护设施竣工验收的条件。

　　根据上述要求，评价结论的内容（包括建设项目职业病危害预评价和控制效果评价）一般包括以下几个方面：

　　① 建设项目职业病危害因素的汇总结果，包括职业病危害因素、存在场所或岗位。

　　② 建设项目粉尘、化学物质、物理因素的检测结果分析、评价与风险评估总结。

　　③ 建设项目总体布局、生产工艺和设备布局、建筑设计卫生要求、辅助用室的评价结果总结。

　　④ 建设项目工程防护措施、个体防护措施、应急救援措施、职业健康监护措施的评价

结果总结。

⑤ 建设单位职业卫生管理措施的评价结果总结。

⑥ 建设项目职业病危害分类结果（明确建设项目是职业病危害一般、较重还是严重的建设项目）。一般分类依据是《建设项目职业卫生"三同时"监督管理暂行办法》和《建设项目职业病危害风险分类管理目录（2012 年版）》。

建设项目职业病危害评价的建议应从总体布局、生产工艺和设备布局、建筑设计卫生要求、辅助用室、工程防护措施、个体防护措施、应急救援措施、职业健康监护措施和职业卫生管理措施几个方面分别提出相应的建议，要求建议合理、可行。

二、建设项目职业病危害评价报告的内容格式

1. 职业病危害预评价报告编制

① 汇总获取的各种资料、数据，完成建设项目职业病危害预评价报告与资料性附件的编制。

② 建设项目职业病危害预评价主报告应全面、概括地反映拟建项目预评价工作的结论性内容与结果，应用语规范、表述简洁，并单独成册。

③ 资料性附件应包括评价依据、评价方法、工程分析、类比调查分析与职业病危害评价的分析、检测、检查、计算等技术性过程内容，以及地理（区域）位置图、总平面布置图、主要职业病危害因素分布图等和其他与拟建项目有关的资料。

建设项目职业病危害预评价主报告的章节和内容组成以及报告书格式参见附录。

2. 职业病危害控制效果评价报告编制

① 汇总获取的各种资料、数据，完成建设项目职业病危害控制效果评价报告与资料性附件的编制。

② 建设项目职业病危害控制效果评价主报告应全面、概括地反映建设项目控制效果评价工作的结论性内容，应用语规范、表述简洁，并单独成册。

③ 资料性附件应包括评价依据、现场调查、职业病危害因素识别与分析、建筑卫生学、职业病防护设施性能参数的检测过程、数据计算过程以及其他评价内容的调查与分析过程，除此之外，还应包括建设项目立项文件、地理（区域）位置图、总平面布置图等原始资料和其他与建设项目有关的资料。

建设项目职业病危害控制效果评价主报告的章节和内容组成以及报告格式参见附录。

3. 职业病危害现状评价报告编制

① 职业病危害现状评价报告对实施阶段调查所得的资料和检测数据进行综合分析、整理，给出评价结论，并提出相应的对策措施和可行性建议，完成用人单位职业病危害现状评价报告书与资料性附件的编制。资料性附件应包括以下内容：用人单位地理（区域）位置图，总平面布局示意图，设备布局示意图，职业病危害因素分布示意图，职业病危害因素现场检测点布置示意图，职业病危害因素检测报告，其他应该列入的有关资料。

② 用人单位职业病危害现状评价报告书应全面、概括地反映用人单位职业病防治工作的现状，着重指出用人单位自最近一次职业卫生评价以来（首次评价系自正式投产以来）在职业病防治方面的变化趋势，应具有阶段性和持续性的特点。

③ 用人单位职业病危害现状评价报告书应用语规范、内容针对性强、重点突出、条理清楚、结论明确、建议可行。

④ 用人单位职业病危害现状评价报告书的章节和内容组成以及报告书格式参见附录。

三、职业病危害因素评价报告编制

　　建设项目职业病危害评价方案应包括以下主要内容：概述、编制依据、评价方法、范围及内容、建设项目概况及试运行情况、职业卫生调查内容、职业卫生检测方案、组织计划。

　　建设项目职业病危害评价报告的编制依据是《职业病危害评价通则》《建设项目职业病危害预评价导则》《建设项目职业病危害控制效果评价导则》《建设项目职业病危害现状评价导则》，评价按计划完成后根据这些编制依据，给出职业病危害评价报告书。

　　某新建铅酸蓄电池生产企业需要进行职业病危害控制效果评价，请列出需要收集的主要资料并制定评价方案。

　　该企业的生产工艺流程如下：

　　合金铅→熔铅→铸板→切模→硫酸、充电→电解铅→铅粉制造→和膏→涂板→固化干燥→修板→装配焊接→化成→封盖→硫酸、炭黑→包装入库。

　　1. 建设项目职业病危害预评价报告应当包括哪些主要内容？

　　2. 进行建设项目职业病危害控制效果评价时，职业卫生管理情况调查与评价应包括哪些内容？

　　3. 请叙述高毒物品作业场所警示标识的设置原则。

　　4. 工业毒物在生产过程中存在的环节和形式是什么？

　　5. 存在职业病危害的用人单位，在什么情况下应当及时委托具有相应资质的职业卫生技术服务机构进行职业病危害现状评价？

　　6. 简答排风罩的评价原则。

　　7. 防毒技术措施大体上可分为哪几类？

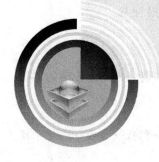

课题九
职业病危害因素检测评价机构管理

▷▷▷ ▷ ▷

学习目标

知识目标

了解职业病危害因素检测评价机构分类、业务范围、机构成立的条件、实验室要求、人员的组成与要求；机构的组成、评价过程的质量控制、内审与管理评审的内容与程序。

能力目标

能够按照职业病危害因素检测评价机构的管理要求落实或配合其他人员落实合同评审、资料收集及审核、评价方案的制定与审核、职业卫生调查、评价报告的质量控制、评价报告编制过程的质量控制、评价报告档案管理等事项。

素质目标

培养学生遵纪守法、服从组织统一安排、团结互助的品德。

知识储备

项目一 职业病危害因素检测评价机构

职业病危害因素检测评价机构又称职业卫生技术服务机构，是指为建设项目提供职业病危害预评价、职业病危害控制效果评价，为用人单位提供职业病危害因素检测、职业病危害现状评价、职业病防护设备设施与防护用品的效果评价等技术服务的机构。

一、职业病危害因素检测评价机构的分类及业务范围

职业卫生技术服务机构的资质从高到低分为甲级、乙级、丙级 3 个等级。

1. 甲级资质

甲级资质由国家安全生产监督管理总局认可及颁发证书。

取得甲级资质的职业卫生技术服务机构，可以根据认可的业务范围在全国从事职业卫生技术服务活动。下列建设项目的职业卫生技术服务，必须由取得甲级资质的职业卫生技术服务机构承担：

① 国务院及其投资主管部门审批（核准、备案）的建设项目。

② 核设施、绝密工程等特殊性质的建设项目。

③ 跨省、自治区、直辖市的建设项目。

④ 国家安全生产监督管理总局规定的其他项目。

2. 乙级资质

乙级资质由省、自治区、直辖市人民政府安全生产监督管理部门（以下简称省级安全生产监督管理部门）认可及颁发证书，并报国家安全生产监督管理总局备案。

取得乙级资质的职业卫生技术服务机构，可以根据认可的业务范围在其所在的省、自治区、直辖市从事职业卫生技术服务活动。下列建设项目的职业卫生技术服务，必须由取得乙级以上资质的职业卫生技术服务机构承担：

① 省级人民政府及其投资主管部门审批（核准、备案）的建设项目。

② 跨设区的市的建设项目。

③ 省级安全生产监督管理部门规定的其他项目。

3. 丙级资质

丙级资质由设区的市级人民政府安全生产监督管理部门（以下简称市级安全生产监督管理部门）认可及颁发证书，并报省级安全生产监督管理部门备案，由省级安全生产监督管理部门报国家安全生产监督管理总局进行登记。

取得丙级资质的职业卫生技术服务机构，可以根据认可的业务范围在其所在的设区的市或者省级安全生产监督管理部门指定的范围从事除甲级、乙级职业卫生技术服务机构规定承担的建设项目以外的职业卫生技术服务活动。

职业卫生技术服务机构应独立开展职业卫生技术服务工作，因计量认证范围限制或样品保存时限有特殊要求的原因无法自行检测的，可以委托当地具有相应检测能力的职业卫生技术服务机构进行检测。委托检测应征得被服务单位书面同意，委托双方应签订委托检测协议书，明确双方承担的法律责任。甲级机构委托检测样品数量不得超过样品总数的30%，乙级、丙级机构委托检测数量不得超过总数的20%。

职业卫生技术服务机构业务范围划分详见表9-1，检测项目要求详见表9-2。

表 9-1　职业卫生技术服务机构业务范围划分表

序号	业务范围	具体业务领域	工程技术人员专业要求	备注
（一）第一类业务				
1	煤炭采选业	烟煤和无烟煤的开采洗选 褐煤的开采洗选 其他煤炭采选	地矿类专业	丙级不可选
2	石油和天然气开采业	天然原油和天然气开采 其他石油和天然气开采	石油工程类专业	丙级不可选

续表

序号	业务范围	具体业务领域	工程技术人员专业要求	备注
3	金属、非金属矿采选业	铁矿、锰矿、铬矿及其他黑色金属矿采选业 常用有色金属、贵金属、稀有稀土金属矿采选业 土砂石、化学矿、采盐、石棉及其他非金属矿采选业 石英砂开采及加工业 其他采矿业	地矿类专业	—
4	工程建筑业	房屋工程建筑业 土木工程建筑业	土建类专业	—
5	冶金、建材业	黑色金属冶炼及压延加工业 有色金属冶炼及压延加工业 金属制品业 非金属矿物制品业,包括水泥、石灰和石膏的制造,水泥及石膏制品制造,砖瓦、石材及其他建筑材料制造,玻璃及玻璃制品制造,陶瓷制品制造,耐火材料制品制造,石墨及其他非金属矿物制品制造 其他冶金、建材相关业务	材料类专业	—
6	化工、石化及医药业	石油加工、炼焦 化学原料及化学制品制造业,包括基础化学原料、肥料、农药、涂料、油墨、颜料及类似产品,合成材料、专用化学产品(含烟花爆竹、民用爆破器材)、日用化学产品等生产加工与制造 医药制造业 化学纤维制造业 橡胶制品业 塑料制品业 废弃资源和废旧材料回收加工业 其他化工、石化及医药相关业务	化工与制药类专业	—
7	轻工、纺织、烟草加工制造业	农副食品加工业、食品制造业、饮料制造业 烟草制品业 纺织业,纺织服装、鞋、帽制造业,皮革、毛皮、羽毛(绒)及其制品业 木材加工及木、竹、藤、棕、草制品业 家具制造业 造纸及纸制品业 印刷业 文教体育用品制造业、玩具制造 工艺美术品制造、日用杂品制造、煤制品制造 其他相关业务	轻工纺织食品类专业	—
8	机械、设备、电器制造业	通用设备制造业,包括锅炉及原动机制造,金属加工机械制造,起重运输设备制造,泵、阀门、压缩机及类似机械制造,轴承、齿轮、传动和驱动部件的制造,烘炉、熔炉及电炉制造,风机、衡器、包装设备等通用设备制造,通用零部件制造及机械修理,金属铸、锻加工 专用设备制造业,包括矿山、冶金、建筑专用设备制造,化工、木材、非金属加工专用设备制造,食品、饮料、烟草及饲料生产专用设备制造,印刷、制药、日化生产专用设备制造,纺织、服装和皮革工业专用设备制造,电子和电工机械专用设备制造,农、林、牧、渔专用机械制造,医疗仪器设备及器械制造,环保、社会公共安全及其他专用设备制造 交通运输设备制造业,包括铁路运输设备制造,汽车制造,摩托车制造,自行车制造,船舶及浮动装置制造,航空航天器制造,交通器材及其他交通运输设备制造 电气机械及器材制造业,包括电机制造,输配电及控制设备制造,电线、电缆、光缆及电工器材制造,电池制造,家用电力器具制造,非电力家用器具制造,照明器具制造,其他电气机械及器材制造 通信设备、计算机及其他电子设备制造业,包括通信设备制造,雷达及配套设备制造,广播电视设备制造,电子计算机制造,电子器件制造,电子元件制造,家用视听设备制造及其他电子设备制造 仪器仪表及文化、办公用机械制造业,包括通用仪器仪表制造,专用仪器仪表制造,钟表与计时仪器制造,光学仪器及眼镜制造,文化、办公用机械制造,其他仪器仪表的制造及修理 其他相关业务	机械类专业 电气信息类专业	—

续表

序号	业务范围	具体业务领域	工程技术人员专业要求	备注
9	电力、燃气及水的生产和供应业	电力、热力的生产和供应业 燃气生产和供应业 水的生产和供应业(含污水处理及其再生利用) 其他相关业务	能源动力类专业	—
10	运输、仓储、科研、农林、公共服务业	农、林、牧、渔业 建筑安装业 交通运输、仓储和邮政业(含管道运输、港口码头) 信息传输、计算机服务和软件业 科学研究、技术服务业 水利、环境和公共设施管理业(含垃圾处理) 居民服务、修理和其他服务业	土建类、水利类、环境与安全类、交通运输类、航空航天类、武器类、农业工程类或林业工程类专业	—

（二）第二类业务

序号	业务范围	具体业务领域	工程技术人员专业要求	备注
1	核电站	核电站	核工程与核技术 核物理 放射医学	乙级、丙级不可选
2	大型辐照装置	大型辐照装置	核工程与核技术 核物理 放射医学	乙级、丙级不可选
3	中、高能加速器	中、高能加速器(大于等于50MeV)	核工程与核技术 核物理 放射医学	乙级、丙级不可选
4	核燃料循环	铀矿开采 铀矿水冶 铀的浓缩和转化 燃料制造 反应堆运行 燃料后处理 核燃料循环研究 其他	核工程与核技术 核物理 放射医学	乙级、丙级不可选
5	核技术工业应用	工业辐照(大型辐照装置除外) 工业探伤 发光涂料工业 放射性同位素生产 测井 加速器运行(大于等于50MeV的中、高能加速器除外) 人体、行李包、车辆、集装箱等射线安全检查系统 其他	核物理 放射医学	丙级不可选

说明：

① 申请第一类业务范围的，甲级机构不得少于3项，乙级机构不得多于6项，丙级机构不得多于4项。

② 单独申请第二类业务范围的，甲级机构不得少于5项，乙级机构仅可选择核技术工业应用范围。

③ 具备第一类业务范围的机构扩展申请第二类业务范围的，不得少于1项。

④ 本表所列专业参考教育部1998—2004年公布的全国普通高等学校工科类本科专业目

录一级学科名称进行编制。工程技术人员的专业能力可通过普通高等学校学历证书、中级以上专业技术职称或学术专著、科研论文、科技发明、科技进步奖等从业经历证明材料认定。

表 9-2 职业卫生技术服务机构职业病危害因素检测项目要求表

序号	检测项目	条件要求
	第一类业务范围	
一	化学有害因素	
（一）	金属类	
1	锑及其化合物	☆
2	钡及其化合物	★
3	铍及其化合物	☆
4	铋及其化合物	☆
5	镉及其化合物	★
6	钙及其化合物	☆
7	铬及其化合物	★
8	钴及其化合物	☆
9	铜及其化合物	★
10	铅及其化合物	★
11	锂及其化合物	☆
12	镁及其化合物	☆
13	锰及其化合物	★
14	汞及其化合物	★
15	钼及其化合物	★
16	镍及其化合物	★
17	钾及其化合物	★
18	钠及其化合物	★
19	锶及其化合物	☆
20	钽及其化合物	☆
21	铊及其化合物	★
22	锡及其化合物	★
23	钨及其化合物	☆
24	钒及其化合物	☆
25	锌及其化合物	★
26	锆及其化合物	☆
27	铟及其化合物	☆
28	钇及其化合物	☆
（二）	非金属类	
29	硼及其化合物	☆
30	无机含碳化合物	★

续表

序号	检测项目	条件要求
31	无机含氮化合物	★
32	无机含磷化合物	★
33	砷及其化合物	★
34	氧化物	★
35	硫化物	★
36	硒及其化合物	☆
37	碲及其化合物	☆
38	氟及其化合物	★
39	氯及其化合物	★
40	碘及其化合物	☆
(三)	有机类	
41	烷烃类化合物	★
42	烯烃类化合物	☆
43	混合烃类化合物	★
44	脂环烃类化合物	★
45	芳香烃类化合物	★
46	多苯类化合物	☆
47	多环芳烃类化合物	★
48	卤代烷烃类化合物	★
49	卤代不饱和烃类化合物	★
50	卤代芳香烃类化合物	★
51	醇类化合物	★
52	硫醇类化合物	★
53	烷氧基乙醇类化合物	★
54	酚类化合物	★
55	脂肪族醚类化合物	☆
56	苯基醚类化合物	☆
57	醇醚类化合物	☆
58	脂肪族醛类化合物	★
59	脂肪族酮类化合物	★
60	脂环酮和芳香族酮类化合物	☆
61	醌类化合物	☆
62	环氧化合物	★
63	羧酸类化合物	★
64	酸酐类化合物	☆
65	酰基卤类化合物	★

序号	检测项目	条件要求
66	酰胺类化合物	★
67	饱和脂肪族酯类化合物	★
68	不饱和脂肪族酯类化合物	☆
69	卤代脂肪族酯类化合物	★
70	芳香族酯类化合物	★
71	异氰酸酯类化合物	★
72	腈类化合物	★
73	脂肪族胺类化合物	☆
74	乙醇胺类化合物	☆
75	肼类化合物	★
76	芳香族胺类化合物	★
77	硝基烷烃类化合物	☆
78	芳香族硝基化合物	★
79	杂环化合物	☆
80	有机物定性	☆
(四)	农药类	
81	有机磷农药	★
82	有机氯农药	★
83	有机氮农药	★
(五)	其他化合物	
84	药物类化合物	☆
85	炸药类化合物	☆
86	生物类化合物	☆
(六)	粉尘类	
87	总粉尘	★
88	呼吸性粉尘	★
89	粉尘中游离二氧化硅	★
90	粉尘分散度	★
91	石棉纤维	★
二	物理有害因素	
92	高温	★
93	高气压	★
94	低气压	★
95	手传振动	★
96	噪声	★
97	照度	★

续表

序号	检测项目	条件要求
98	紫外辐射	★
99	高频电磁场	★
100	超高频辐射	★
101	微波辐射	★
102	工频电场	★
103	激光辐射	★
104	通风（风速、风量、风压）	★
第二类业务范围		
1	非医用辐射设备及场所检测	工业射线探伤放射防护检测（X、γ和中子等射线探伤）	★
2		人体、行李包、车辆、集装箱等射线安全检查系统放射防护检测	★
3		非医用加速器放射防护检测（不包括中、高能加速器）	★
4		含密封源仪表放射防护检测	★
5		密封放射源及密封γ放射源容器放射防护检测	★
6		非密封放射性物质放射防护检测	★
7		中子工作场所放射防护检测	★
8		X射线衍射仪和荧光分析仪工作场所放射防护检测	★
9		其他放射工作场所放射防护检测	★
10	核设施与辐照装置等大型设施工作场所辐射防护	核电站放射防护检测	★
11		核燃料循环工作场所放射防护检测（包括铀矿开采、铀矿水冶、铀的浓缩、燃料制造、反应堆、燃料后处理、核燃料循环研究等工作场所）	★
12		大型辐照装置放射防护检测（大于 30×10^4 Ci）	★
13		中、高能加速器放射防护检测（大于等于 50MeV）	★
14	工作场所放射性核素分析	γ放射性核素分析	★
15		α放射性核素分析	☆
16		β放射性核素分析	☆
17		总α放射性分析	☆
18		总β放射性分析	☆
19		氡及其子体检测	★
20		放射性气溶胶检测	☆

注：★为重点检测项目；☆为一般检测项目。

说明：

（1）申请第一类业务范围

① 职业卫生技术服务甲级机构职业病危害因素检测能力应涵盖重点化学因素不少于56项、重点物理因素13项。

② 职业卫生技术服务乙级机构职业病危害因素检测能力应涵盖重点化学因素不少于32项、重点物理因素不少于6项。

③ 职业卫生技术服务丙级机构职业病危害因素检测能力应涵盖重点化学因素不少于 28 项、重点物理因素不少于 6 项。

（2）申请第二类业务范围

① 职业卫生技术服务甲级机构申请核电站、大型辐照装置、核燃料循环和中、高能加速器等业务范围的，职业病危害因素检测能力应涵盖重点放射因素不少于 12 项。

② 职业卫生技术服务甲级机构申请核技术工业应用业务范围的，职业病危害因素检测能力应涵盖重点放射因素不少于 9 项。

③ 职业卫生技术服务乙级机构申请核技术工业应用业务范围的，职业病危害因素检测能力应涵盖重点放射因素不少于 9 项。

④ 职业卫生技术服务丙级机构不得申请第二类业务范围。

二、职业危害因素检测评价机构成立的条件

1. 甲级资质职业卫生技术服务机构应具备的条件

① 具有法人资格。

② 注册资金 800 万元以上，固定资产 700 万元以上。

③ 工作场所面积不少于 700m²。

④ 有健全的内部管理制度和质量保证体系。

⑤ 有不少于 25 名经培训合格的专职技术人员。

⑥ 有专职技术负责人和质量控制负责人，专职技术负责人具有与所申报业务相适应的高级专业技术职称和 5 年以上工作经验。

⑦ 具有与所申请资质、业务范围相适应的检测、评价能力。

⑧ 法律、行政法规、规章规定的其他条件。

2. 乙级资质职业卫生技术服务机构应具备的条件

① 具有法人资格。

② 注册资金 500 万元以上，固定资产 400 万元以上。

③ 工作场所面积不少于 400m²。

④ 有健全的内部管理制度和质量保证体系。

⑤ 有不少于 20 名经培训合格的专职技术人员。

⑥ 有专职技术负责人和质量控制负责人，专职技术负责人具有与所申报业务相适应的高级专业技术职称和 3 年以上工作经验。

⑦ 具有与所申请资质、业务范围相适应的检测、评价能力。

⑧ 法律、行政法规、规章规定的其他条件。

3. 丙级资质职业卫生技术服务机构应具备的条件

① 具有法人资格。

② 注册资金 300 万元以上，固定资产 200 万元以上。

③ 工作场所面积不少于 200m²。

④ 有健全的内部管理制度和质量保证体系。

⑤ 有不少于 10 名经培训合格的专职技术人员。

⑥ 有专职技术负责人和质量控制负责人，专职技术负责人具有与所申报业务相适应的中级以上专业技术职称和 1 年以上工作经验。

⑦ 具有与所申请资质、业务范围相适应的检测、评价能力。

⑧ 法律、行政法规、规章规定的其他条件。

三、职业危害因素检测评价机构实验室要求

实验室的选址、建筑设计、采暖、通风、空调、电气、给排水、室内环境应满足职业卫生检测工作的需要，并符合国家有关安全、卫生的要求。

实验室各类用房宜集中布置，做到功能分区明确、布局合理、互不干扰。根据职业卫生检测工作的需要，实验室一般应设置天平室、色谱室、光谱室、高温室、理化室、样品前处理室等专用实验用房，以及样品室、试剂室、洗涤室、气瓶间、现场仪器室等辅助用房。

职业卫生技术服务机构对仪器设备的要求详见表9-3。

表 9-3　职业卫生技术服务机构仪器设备要求表

序号	设备名称、规格	数量要求/(台/件)		
		甲级	乙级	丙级
一	第一类业务			
(一)	采样设备			
1	5～30L/min 采样器(包括防爆)	10(5)	10(5)	6
2	1～5L/min 采样器(包括防爆)	20(10)	10(5)	6
3	0～1L/min 采样器(包括防爆)	20(10)	10(5)	6
4	各种空气样品收集器(大型气泡吸收管、小型气泡吸收管、多孔玻板吸收管、冲击式吸收管等)	15(每种)	15(每种)	8(每种)
5	压力计	2	2	1
6	温、湿度计	2	2	1
7	流量计	2	2	1
(二)	现场检测设备			
8	热球式风速仪	2	2	1
9	辐射热计	2	2	/
10	WBGT 指数仪	2	2	/
11	个体噪声剂量计(包括防爆)	10(4)	5(2)	2
12	倍频程声级计(包括防爆)	2(1)	2(1)	1
13	手传振动测定仪	1	1	/
14	照度计	2	1	/
15	电磁场测定仪(含高频、超高频、工频及微波等频段)	1	1	/
16	紫外线测定仪	1	1	/
17	烟尘浓度测试仪	2	1	/
18	不分光红外线分析仪	1	1	/
19	皮托管	2	1	/
(三)	实验室检测设备			
20	分析天平(1/1000)	1	1	1
21	分析天平(1/10000)	1	1	1
22	分析天平(1/100000)	1	1	1

续表

序号	设备名称、规格	数量要求/（台/件）		
		甲级	乙级	丙级
23	去湿机	1	1	1
24	普通冰箱	3	2	2
25	低温冰箱（-20℃）	1	1	/
26	样品消化装置	1	1	/
27	样品混匀装置	1	1	/
28	磁力搅拌器	1	1	/
29	超声波清洗器	1	1	/
30	恒温水浴箱	1	1	/
31	离心机	1	/	/
32	高温炉	1	1	/
33	干燥箱	1	1	/
34	红外线干燥箱	1	1	/
35	铂金坩埚	5	5	2
36	普通坩埚	5	5	5
37	玛瑙研钵	1	1	/
38	生物显微镜	1	/	/
39	相差显微镜	1	1	1
40	分散度测定器（测微尺）	1	1	1
41	酸度计	1	1	/
42	分光光度计	1	1	1
43	原子吸收分光光度计	1	1	/
44	原子荧光分光光度计	1	1	/
45	高效液相色谱仪	1	/	/
46	离子色谱仪	1	/	/
47	气相色谱-质谱联用仪	1	/	/
48	气相色谱仪（FID、ECD、NPD、FPD 或 PFPD，其中 FPD 和 PFPD 可二选一）	2	1	1
二	第二类业务			
49	X、γ 射线测量仪	2	1	/
50	环境 X、γ 剂量率仪	2	1	/
51	α、β 表面污染监测仪	2	1	/
52	中子测量装置	1	1	/
53	高剂量率测量仪	1	1	/
54	氡测量仪	1	1	/
55	便携式辐射巡测仪	2	2	/
56	空气采样装置 *	1	/	/
57	灰化装置 *	1	/	/
58	γ 能谱仪 *	1	/	/

续表

序号	设备名称、规格	数量要求/(台/件)		
		甲级	乙级	丙级
59	固体径迹探测系统 *	1	/	/
60	低本底 α、β 测量仪 *	1	/	/
61	低本底 α 能谱仪 *	1	/	/
62	低本底液闪测量仪 *	1	/	/

注：1. "/"表示设备可根据工作需要自愿配置。

2. "＊"表示设备为申请核电站、大型辐照装置、核燃料循环和中高能加速器等业务范围必须配备的，对仅申请核技术工业应用范围的机构不做强制要求。

1. 天平室的设置应满足的要求

① 远离振源，防止气流和磁场干扰。实验室设在临街建筑物上的，天平室应设置在背向街道一侧。天平室应设置面积不小于 $6m^2$ 的缓冲间，天平操作间与缓冲间之间采用密封的玻璃隔断墙分隔，宜采用推拉门，并与天平室的门错位布置。天平室外窗应为双层密闭窗并设置窗帘。

② 天平室墙体、地面应平整光滑，不积尘、不起灰。室内应干燥明亮，光线均匀柔和，避免阳光直射在天平上。

③ 天平台台面和台座应做隔振处理。天平台沿墙布置时，应与墙脱开，台面宜采用平整、光洁、有足够刚度的台板，不得采用木制工作台。放置高精度天平的天平台应设独立基座（不宜设在地下室楼板上面）。

④ 应设置室内环境条件控制设施，备有温、湿度计，保持称量环境温度、湿度相对恒定。

⑤ 天平室应设置除静电设备。

2. 色谱室的设置应满足的要求

① 色谱室应保证分析测定所要求的温度、湿度条件。

② 气相色谱仪采用氢气发生器作为气源的，应做好设备的维护管理；使用高压钢瓶作为气源的，气瓶布置应符合相关要求，确保安全使用。

③ 色谱室应保证通风良好，气相色谱仪上方应设置局部排风系统，将尾气排至室外。

④ 液相色谱仪与气相色谱仪应分室放置，避免相互干扰。

3. 光谱室的设置应满足的要求

① 应远离样品前处理室，防止酸、碱、腐蚀性气体等对仪器的损害。

② 原子吸收分光光度计、原子荧光分光光度计应设局部排风，排风罩宜为耐火、耐腐蚀材质，罩口控制风速为 $0.5\sim1.0m/s$。

4. 样品前处理室的设置应满足的要求

① 有机样品和无机样品前处理应分开。

② 墙体地面应平整光滑、耐腐蚀，易于冲洗清扫。实验台、试剂柜等应耐酸碱腐蚀。

③ 样品前处理室应通风良好，设置独立通风橱，样品消化处理应设置耐酸碱腐蚀的通风橱。

5. 理化室的设置应满足的要求

① 设中央实验台或靠墙布置实验台，中央实验台不宜与外窗平行布置，靠墙布置的实

验台端部与走道墙之间的净距不宜小于1200mm。

② 实验台上方应设置局部排风系统。

③ 实验过程中使用的提取溶剂与其他检测项目相同时，需单独设立分析室进行专项测定或处理，避免相互干扰。

④ 理化室内不得长时间放置药品和试剂；需临时放置的，应设置具有通风功能的药品柜，药品和试剂应按要求分类存放，需冷藏的试剂应放置在冷藏设施内。

6. 洗刷室的设置应满足的要求

① 应确保光线充足，通风良好。

② 墙体、地面应防水、防滑、耐腐蚀，地面应设置地漏。

7. 高温室的设置应满足的要求

① 高温设备应放置在耐高温工作台上，高温设备之间应保持一定间距。

② 高温室内严禁储存和使用易燃易爆物品及有机化学品，并保持室内通风良好。

8. 现场仪器室的设置应满足的要求

现场仪器室应保持通风干燥，仪器设备应分类存放，摆放整齐，并设置必要的充电设施，满足使用、维护和保养需要。

9. 气瓶的存放和使用应满足的要求

① 气瓶应分类妥善保管，远离火源、热源，避免阳光直射及强烈振动。

② 气瓶应直立放置并有明显标记，摆放整齐，并设有栏杆或支架进行固定。

③ 严格按照有关安全使用规定正确使用气瓶。

10. 试剂室的设置应满足的要求

① 试剂柜应选用耐腐蚀材料，并安装排风系统。

② 试剂应分类存放，禁忌试剂不得混存。液体试剂和固体试剂应分柜存放，腐蚀性物品应包装严密，酸、碱试剂应分开存放，氧化剂与还原剂应分开存放，光敏试剂应避光保存，易燃易爆试剂应专柜存放。

③ 剧毒物品（含易制毒试剂）的存放应依照公安部门有关规定，设置联网防盗报警、监控、通风换气等装置，安装防盗门、防盗窗、双锁保险柜等，并依法向当地公安机关申请备案。

11. 其他设置应满足的要求

① 实验区域应有控制进入的措施，入口处应有限制无关人员进入的标识。色谱室、光谱室、高温室、理化室、样品前处理室、样品室、试剂室、气瓶间等实验用房的醒目位置应设置警示标识。

② 实验室产生的废液、固体废物应设置收集容器，分类收集、分开存储、定点存放，并指定专人负责管理，委托具有相应资质的单位处置，并有相关处置记录。

③ 实验室的应急管理应满足以下要求：

a. 制定应急预案，明确组织机构及职责、预防与管理、应急程序、后期处置等相关内容。

b. 凡经常使用强酸、强碱、有化学品烧伤危险的实验室应设置洗眼器，在实验用房出口就近处或在10s内可以快步到达的实验室公共区域设置应急喷淋器，并保证应急冲洗设施能够有效使用。

c. 配备应急药品箱，药品箱内应配备止血带、绷带、创可贴、医用酒精、脱脂棉签、剪刀、镊子等应急用品，且种类、数量满足相关标准要求。

d. 应设置紧急疏散通道及标识,在室内及走廊上安装应急灯,安全出口不宜少于两个。

④ 实验室应保持清洁,定期清扫。实验室内物品应摆放整齐、有序,严禁在实验室内堆放杂物,不得在实验室内用餐。

⑤ 实验室应符合相关标准的要求,并制定安全管理制度,每个实验用房应明确专人负责安全卫生管理。

⑥ 职业卫生技术服务机构应为现场采样和实验室分析人员配备必要的个体防护用品,并定期更换,保证防护用品的有效性。

四、职业病危害因素检测评价机构档案室的要求

① 职业病危害因素检测评价机构应有专用档案室,满足防盗、防火、防晒、防虫、防尘、防潮等要求,并有控制进入的安全措施。

② 档案室应配备必要的设施,包括档案柜、档案盒、门禁、消防报警设备、温度和湿度控制设施及必要的桌椅等相关设备设施。

③ 职业卫生技术服务机构应设置专(兼)职的档案管理员。档案管理员负责档案室及档案日常管理工作。职业卫生技术服务专业技术人员超过 50 人的,一般应设置专职档案管理岗位。

五、职业病危害因素检测评价机构人员的要求

职业卫生技术服务机构主要负责人(法定代表人或实际控制人)对本单位职业卫生技术服务全面负责并承担法律责任,职业卫生技术服务机构技术负责人、质量负责人、报告审核人和授权签字人等主管人员及职业卫生技术服务项目负责人、参与人员按职责分工承担相应的法律责任。

1. 专业技术人员

专业技术人员应经培训考核合格后方可从事职业卫生技术服务工作。

开展采样、检测活动时,每个检测项目应由 2 名以上专业技术人员(检验人和复核人)完成。

职业病危害评价项目组中应包含相应行业工程技术人员、卫生工程人员、公共卫生人员和检测人员(必要时);项目负责人应具备中级以上专业技术职称,并具有 3 年以上职业卫生相关工作经验。

职业卫生技术服务机构专职技术人员要求详见表9-4。

表 9-4 职业卫生技术服务机构专职技术人员要求

类别	人数要求/人			备注		
	甲级	乙级	丙级	甲级	乙级	丙级
质量负责人	1	1	1	主管职业卫生的负责人,熟悉本专业业务,具有相关专业中级以上技术职称,从事相关专业工作 5 年以上,具有建立、维护和保证质量管理体系有效运行的能力	主管职业卫生的负责人,熟悉本专业业务,具有相关专业中级以上技术职称,从事相关专业工作 3 年以上,具有建立、维护和保证质量管理体系有效运行的能力	主管职业卫生的负责人,熟悉本专业业务,具有相关专业中级以上技术职称,从事相关专业工作 1 年以上,具有建立、维护和保证质量管理体系有效运行的能力
评价技术负责人	≥1	≥1	≥1	具有与所申报业务相适应的高级专业技术职称和 5 年以上工作经验	具有与所申报业务相适应的高级专业技术职称和 3 年以上工作经验	具有与所申报业务相适应的中级以上专业技术职称和 1 年以上工作经验

续表

类别		人数要求/人			备注		
		甲级	乙级	丙级	甲级	乙级	丙级
检测技术负责人		≥1	≥1	≥1	具有与所申报业务相适应的高级专业技术职称和5年以上工作经验	具有与所申报业务相适应的高级专业技术职称和3年以上工作经验	具有与所申报业务相适应的中级以上专业技术职称和1年以上工作经验
专业技术人员总数		≥25	≥20	≥10	高级专业技术人员不少于5名,中级以上技术职称人员不少于专业技术人员总数的40%	高级专业技术人员不少于4名,中级以上技术职称或相关专业大学本科以上学历的专业人员不少于专业技术人员总数的40%	中级以上技术职称或相关专业大学本科以上学历的专业技术人员不少于专业技术人员总数的40%
第一类业务范围	评价人员	≥10	≥8	≥4	具有2年以上评价工作经验,且高级技术职称人员不少于2名	具有2年以上评价工作经验,且高级技术职称人员不少于1名	中级以上技术职称或相关专业大学本科以上学历的专业技术人员不少于1名
	检测人员	≥10	≥8	≥4	具有2年以上检测工作经验,且高级技术职称人员不少于2名	具有2年以上评价工作经验,且高级技术职称人员不少于1名	中级以上技术职称或相关专业大学本科以上学历的专业技术人员不少于1名
	职业卫生工程技术人员	≥3	≥2	≥1	通风相关专业人员不少于1名,且高级技术职称人员不少于1名,每项申请业务范围专业工程技术人员不少于1名	通风相关专业人员不少于1名,且中级以上技术职称人员不少于1名,每项申请业务范围专业工程技术人员不少于1名	具有满足所申请业务范围专业要求的工程技术人员,且每项专业不少于1名
	公共卫生专业人员	≥3	≥2	≥1	具有2年以上工作经验,且高级技术职称人员不少于1名	具有2年以上评价工作经验,且中级以上技术职称人员不少于1名	—
第二类业务范围	放射卫生相关专业人员	≥5	/	/	申请核电站、大型辐照装置、核燃料循环和中、高能加速器等业务范围的	不得申请	不得申请
		≥2	≥2	/	申请核技术工业应用范围的	申请核技术工业应用范围的	不得申请
	放射工程技术人员	≥3	/	/	申请核电站、大型辐照装置、核燃料循环和中、高能加速器等业务范围的,应具有中级以上技术职称核物理、放射医学和核技术与核工程人员	不得申请	不得申请
		≥2	≥2	/	同时申请第一类和第二类核技术工业应用范围的,应具有中级以上技术职称的核物理和放射医学人员	申请第二类核技术工业应用范围的,应具有中级以上技术职称的核物理和放射医学人员	不得申请
	放射防护评价与检测人员总数	≥10	≥8	/	高级专业技术人员不少于2名;中级以上技术职称或相关专业大学本科以上学历的专业人员不少于专业技术人员总数的40%	高级专业技术人员不少于1名;中级以上技术职称或相关专业大学本科以上学历的专业人员不少于专业技术人员总数的40%	不得申请

注：人员均须培训合格，"/"为不作要求。返聘和外聘人员不得超过专业技术人员总数的10%，且返聘或外聘人员不得出任各类技术负责人。

　　专业技术人员是指取得职业卫生技术服务机构专业技术人员培训合格证书或培训合格注册证书的、在职业卫生技术服务行业协会完成注册的、从事职业卫生技术服务工作的人员，包括职业卫生评价人员、职业卫生检测人员、放射防护评价与检测人员。

　　以下人员视同具有中级技术职称或同等能力：①博士研究生，注册为专业技术人员之日起从事相关专业职业卫生技术服务活动1年以上；②硕士研究生，注册为专业技术人员之日起从事相关专业职业卫生技术服务活动3年以上；③大学本科毕业，注册为专业技术人员之日起从事相关专业职业卫生技术服务活动5年以上；④大学专科毕业，注册为专业技术人员之日起从事相关专业职业卫生技术服务活动8年以上。

2. 技术负责人

　　技术负责人要承担以下岗位职责：

　　① 全面负责机构对外检测评价服务的技术工作，确保质量体系运作所需的资源，代表机构对全部检测评价技术工作负责。

　　② 全面掌握检测评价技术的发展方向，制定检测评价技术的发展规划，组织和实施技术人员的培训和考核。

　　③ 负责组织处理检测评价中的重大技术问题，负责对技术事故的处理。

　　④ 负责组织新建项目、技术改造项目和设备购置计划的论证立项分析工作和技术审核。

　　⑤ 负责机构内外的技术交流、技术服务、技术咨询和技术仲裁工作。

　　⑥ 督促检查机构技术工作的情况，深入了解情况，掌握动态，解决问题。

　　⑦ 负责质量手册和程序文件的审核，负责批准作业指导书，负责对仪器设备周检、运行、维护保养、期间核查计划实施的监督，检测仪器设备的申购、停用、报废的技术审核，负责对非标准方法审批过程的监督。

　　⑧ 审核检测与评价报告。

　　⑨ 负责组织开展技术审核工作，批准能力比对计划，编制能力验证结果评价报告。

　　⑩ 负责检测评价工作所需环境和设施配置的技术审核。

　　⑪ 负责对检测评价过程中技术问题允许例外偏离的审核。

　　⑫ 负责检查技术工作的情况，对检验报告进行抽查，对采用的标准进行审核，对原始记录和检验报告底稿进行审核，发现问题及时安排复查或复测。

3. 授权签字人

　　检测机构的授权签字人应具有中级及以上专业技术职称或者同等能力，并经考核合格。以下情况可视为同等能力：①博士研究生毕业，从事相关专业检验检测活动1年及以上；②硕士研究生毕业，从事相关专业检验检测活动3年及以上；③大学本科毕业，从事相关专业检验检测活动5年及以上；④大学专科毕业，从事相关专业检验检测活动8年及以上。

　　非授权签字人不得签发检验检测报告或证书。

　　授权签字人应履行以下职责：

　　① 按机构程序文件中规定的检测评价报告批准程序和批准内容对检测评价报告进行批准。

　　② 对发现问题的检测评价报告有权告之报告编制人和审核人，使其更正。

　　③ 独立地进行判断，不受来自于各方面的干扰和压力。

　　④ 在授权领域内签发检测评价报告，并对报告的质量负责。

　　⑤ 对检测评价报告完整性和准确性负责。

　　⑥ 在符合要求的检测评价报告中指定的位置签名。

能力提升训练

1. 职业卫生技术服务机构及其专职技术人员在从事职业卫生技术服务活动中有哪些执业禁止规定？

2. 编一份检测评价机构规范执业倡议书。

知识储备

项目二　质量管理体系建立与运行

为了规范建设项目职业病危害评价工作，提高评价工作质量，建立完善的质量管理体系，加强建设项目职业病危害检测评价工作的内部管理，是建设项目职业病危害检测评价工作的重要环节，应当在质量管理工作方针的指引下，根据质量控制工作目标，尽可能控制和消除影响建设项目职业病危害评价报告质量的各种技术、管理、资源等因素。

职业病危害因素检测评价机构管理的目的是保质保量完成被检测评价单位的检测评价任务。建立与运行质量管理体系是保证检测评价工作的重要方法。

质量管理体系是实施质量管理和控制所需要的组织结构、程序、过程和资源。根据质量目标的需求，准备必要的条件（人员、设备、设施、环境等资源），然后通过设置组织机构，分析确定开展职业病危害检测评价所需要的各项质量活动（过程），分配、协调各项活动的职责和接口，通过体系文件的编制给出各项质量活动的工作流程和方法，使各项质量活动（过程）能经济、有效、协调地进行，这样组成的有机整体就是质量体系。一个质量体系的建立和有效运行，通常包括质量方针、目标的制定，识别评价过程（要素），确定控制对象，组织结构及资源配置，质量体系的文件化、运行，内部审核，管理评审，评价报告等多个环节。检测评价报告是运行的结果，即各个环节的共同目的都是保证检测结果、评价报告的高质量。

一、质量方针、目标的制定

质量方针是评价质量管理工作的"纲"，是建立质量体系的出发点。一个检测评价机构的质量方针对内明确质量控制的宗旨和方向，对外则表示检测评价机构最高管理者的决心和承诺，使建设单位了解可以得到什么样的服务。质量方针的表述应力求简明扼要，具有强烈的号召力。

质量目标应在质量方针给定的框架内制定，是检测评价机构所追求并加以实现的主要任务。质量目标也是质量体系有效的重要判定指标。质量目标既要先进，又要可行，便于检查。

二、识别检测评价过程（要素）、确定控制对象

检测与评价过程包含多个纵向（直接）过程，还涉及多个横向（间接、支持）过程，当逐个完成或同时完成这些过程后，才完成一个检测评价的全过程。

其中纵向过程主要包括：收集资料、编制检测评价方案、工程分析、实施检测评价、得出检测评价结论、编制检测评价报告、修改完善检测评价报告等；而横向过程主要包括管理过程（组织机构、文件控制、内部审核、管理审核等）、支持过程（资源配置、外购、协作、培训等）。

三、组织机构及资源配置

1. 组织机构

组织机构是人员的职责权限和相互关系的安排。在建立质量体系时，要合理设计检测评价机构内的组织机构，落实岗位责任制，明确技术、管理、支持服务等工作与质量体系的关系。由此能明确相关的部门或者人员的质量控制与管理责任，使检测评价实现过程各阶段的质量控制与管理工作落实到相关部门和人员身上。

2. 资源配置

（1）人力资源

人力资源是资源配置中首先要考虑的。要明确检测评价机构技术负责人、质量负责人、评价人员、档案管理人员、内部审核人员等相关人员的职责。

① 基本素质要求　建设项目职业病危害检测评价人员除应具备必要的培训、教育和从事职业卫生领域相关工作经历外，还应当具备良好的综合素质，主要有知识要求，素质、能力要求、职业道德要求几个方面。

知识要求：能全面了解、掌握职业病危害评价的原则、程序、内容和技术方法，能全面了解、掌握相关法律、法规、标准、技术规范，能判断建设单位在遵守职业卫生法律、法规、标准、技术规范方面的符合性；具有职业卫生、卫生工程等相关专业知识，并能灵活应用。

素质、能力要求：

a. 较强的逻辑思维与判断能力。能在建设项目职业病危害检测评价过程中，运用职业病危害因素识别与分析方法、检测检验方法、评价方法，给出合理分析，客观、真实地评价建设项目可能产生或产生的职业病危害因素及其对工作场所、劳动者的危害程度。

b. 客观真实。在检测评价工作中，一方面表现在通过正当方式获取项目资料，并依据法律法规和标准的要求，进行客观、真实的评价；另一方面表现在忠于评价目的和评价结论，不屈从于无事实根据要求改变评价结论的压力。

c. 善于沟通和交流。能够与建设单位相关人员进行良好的沟通和交流，在营造一种融洽的评价气氛的同时，能顺利、准确地获取评价工作相关的资料和信息，以取得理想的检测评价效果。

d. 较强的语言和文字表达能力。

职业道德要求：在评价过程中恪尽职守，工作认真、态度严谨、诚信守时，并为建设单位保守有关国家机密和商业秘密。

② 检测评价人员的职责　建设项目职业病危害检测评价人员的职责是，应当根据评价机构的具体情况，明确分工和责任要求；主要负责建设项目职业病危害评价技术工作，参加制定质量方针、质量目标、业务发展规划和工作计划并组织实施等；对于质量负责人，应当主要负责质量体系的正常运行和检测评价报告的质量保证，负责组织评价质量体系的内部审核等；对于检测评价技术人员，应当遵照建设项目职业病危害评价工作准则，依据有关法律、法规、标准、技术规范等要求来完成检测评价工作，并应当做好质量控制相关的文件记录等。

（2）物质资源

物质资源是检测评价机构实现建设项目职业病危害检测评价的基本保证，为了确保评价报告能满足职业卫生法律、法规、标准、技术规范的要求，应确保为实现检测评价工作所需的基础设备、仪器设备等满足安全生产监督管理部门有关职业卫生技术服务机构仪器设备的基本要求，同时还要对其给予维护、保养。

（3）工作环境

必要的工作环境是评价机构实现评价工作的支持条件。广义的工作环境既包括评价机构的环境，也包括建设项目现场或者类比现场的作业环境。一般来说，检测评价机构的工作环境包括人和物两种因素。人的环境是指管理层创造一个稳定、和谐、有安全感和积极向上的工作环境；物的环境则包括温度、湿度、洁净度等条件。评价机构对所需的工作环境加以确定，并对影响评价工作的环境实施监控管理或应对。

实施现场调查时，检测评价人员可短时间暴露于建设单位现场或类比现场的作业环境，因此会接触到作业环境中存在的各种职业病危害因素。此时，评价机构应为现场调查人员配备必需的个人防护用品。

四、质量体系的文件化

编制质量体系文件不是目的，而是手段，是质量体系的一种资源。质量体系文件的方式和程度必须结合检测评价机构的具体情况考虑，不能找个模式生搬硬套。

质量体系文件一般分为 4 个层次：第一层次是质量手册，第二层次是程序性文件，第三层次是作业指导书，第四层次是各类记录、表格、报告等。不同层次文件的作用各不相同，上下层次间应互相衔接，不能矛盾；上层次文件应附有下层次支持文件的目录，下层次文件应比上层次文件更具体，更可操作。

1. 质量手册

质量手册是检测评价机构的纲领性文件，阐述质量方针、质量目标、质量承诺和管理体系要素的要求，明确职责权限和工作范围，也是向客户承诺服务质量的保证文件。质量手册的精髓在于自身的特色，其作用是评价机构的管理层用于指挥和控制整体评价工作。

2. 程序文件

程序文件是为实现检测评价质量管理和技术活动的文件，规定了质量活动全过程的目的、范围、职责、活动顺序等，主要为相关部门使用。程序文件是质量手册的支持性文件，是质量手册中原则性要求的展开与落实，应简明易懂。

3. 作业指导书

作业指导书属于技术性的文件，是详细的技术细则和操作规程等，用于指导检测评价工作更详细、更具有可操作性的文件，是为第一线业务人员使用的。作业指导书的制定应当合理、详细、明了和可操作。

4. 记录、表格和报告

各类质量记录、表格、报告等则是质量体系有效运行的证实性文件。记录一般分为质量记录和技术记录。质量记录应包括人员培训记录、质量审核记录、纠正和预防措施记录、内部审核与管理评审记录；技术记录包括合同或协议、仪器设备使用记录、评价过程记录、检测评价报告等。

五、质量体系的运行

质量体系运行的主要依据是质量体系文件。质量体系的运行一般要经过宣贯、试运行、内部审核和管理评审、正式运行等阶段。

1. 领导重视

领导重视是关键。领导必须以身作则，带头切实执行质量体系文件的规定，履行自己的职责，关注、监督、检查和改进质量体系的运行情况，指挥、控制、协调各项活动，营造一个良好的工作氛围，充分调动全体员工的积极性，最终实现质量目标。

2. 全员参与

全员参与是基础。全体员工是贯彻质量方针、实现质量目标的主体。只有全员参与、充分发挥所有成员的作用，使每个人的本职工作成为自觉自愿的行动，才能使员工的才干创造更大的收益、获得更佳的效果。

3. 严格遵循文件并有完整的记录

质量体系文件是一切活动的规范，必须严格遵照执行。也就是说，检测评价机构中的任何部门、任何人，都必须遵循质量体系文件的规定进行工作，完成的活动、取得的成果都必须有完整的记录。即一切活动都要有文件依据，有文件就要切实执行，执行就要有完整记录。

4. 所有影响质量的因素或过程都处于受控状态

检测评价工作的质量关系到建设单位职业卫生的前期预防工作，关系到安全生产管理部门对建设项目的具体分类管理，也关系到检测评价机构的生存和发展。因此，所有影响检测评价工作质量的管理、技术和支持服务等多种因素或过程，都应当处于严格的受控状态，以最大限度地减少乃至消除可能出现的质量问题，达到预期的最佳效果。

5. 快捷高效的反馈机制

一旦出现或可能出现质量问题，应当能迅速反馈、及时处理，必要时采取相应的纠正措施或预防措施，防止已发生的问题再次发生或可能发生的不会发生。可以说，在质量体系中充分体现预防为主的思想。

6. 适时开展内部审核与管理评审，持续改进

质量体系的内部审核与管理评审是质量体系不断改进、自我完善的重要举措。时代在前进、科技在进步、条件在改变，任何一个质量体系都不可能一成不变，都必须根据形势的变化而不断加以改进和完善，以适应内外环境，确保建设项目职业病危害检测评价的质量控制和管理工作持续、有效地运行。

六、内部审核

职业病危害因素检测评价机构应定期对其质量活动进行内部审核，以验证其运作持续符合管理体系和相关准则的要求。每年度的内审活动应覆盖管理体系的全部要素和所有活动。审核人员应经过培训并审核其资格，只要资源允许，评审人员应独立于被审核的工作。

内审的工作程序如下。

1. 编制审核计划

① 每年年初，质量负责人制订本年度的审核计划（即《内部审核年度计划》），并以文件形式下发，审核应在 12 个月内覆盖所有部门和全部要素。

② 由质量负责人根据审核的部门和内容，指定审核组长，审核组组长指定审核组成员，成立审核组。

③ 审核组组长负责制订每次审核活动计划，并形成文件，经质量负责人批准后执行。

④ 审核活动计划包括审核的目的、范围、依据，审核组成员及分工情况，审核日期和地点，受审部门，首次会议、末次会议的安排和各主要质量审核活动的时间安排。

2. 实施审核

① 根据审核活动计划分工，审核员编制《内部检查表》，内容包括计划审核的项目、需

寻找的证据、抽样的方法和数量、评价的依据及方法、完成该项检查的时间、所依据的文件要点。

② 质量负责人下达审核通知，通知内容包括审核员名单、时间安排、受审核部门等。

③ 首次会由审核组组长主持，内容包括人员介绍、申明审核目的和范围、审核计划确认、介绍审核的原则、采用的方法和程序及其他需要说明或澄清的有关问题等。

④ 现场审核的审核员按《内部核查表》内容进行审核，采取与受审核方人员面谈、查阅文件和记录、现场观察等方式。做好现场审核记录，根据现场审核结果，编写《不符合项报告》。

⑤ 审核小组内部会由审核组组长主持整理、汇总审核结果的书面报告，准备在末次会上交给被审核方代表。

⑥ 末次会由审核组全体成员、受审核方有关职能部门负责人员参加。审核组将审核结果的书面报告交给被审核方代表，就审核结果交换意见，达成共识。

⑦ 内审员根据审核中发现的不符合项，要求责任部门（或人）对其进行分析研究，查找原因并制定和实施纠正措施。

⑧ 内审员对采取的纠正措施应进行跟踪、验证，将跟踪验证的结果填写《纠正/预防措施通知跟踪单》，并报质量负责人进行审批。

3. 形成审核报告

审核结束，由审核组组长撰写《内部审核报告》，内容包括以下几点。

① 审核类型（例行审核/特殊审核）。

② 本次审核的时间和参加人员。

③ 本次审核的内容、范围和依据。

④ 本次审核中出现的主要问题描述。

⑤ 不符合项的数量，类型，要素分布，部门分布。

⑥ 本次审核的结论。

⑦ 需要向管理评审会议报告的其他问题和提请讨论的建议。

⑧ 下次内审预审核的重点区域、部门和活动。

4. 记录保存

文档管理员负责保存以上各种文件和记录，保存期 3 年。

以上内审流程简化后如图 9-1 所示。

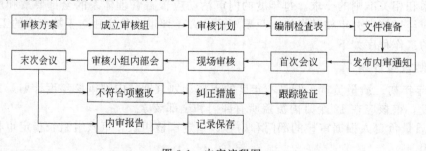

图 9-1 内审流程图

七、管理评审

职业病危害因素检测评价机构的最高管理者应根据预定的计划和程序，定期对管理体系和检测、校准活动进行评审，以确保其持续适用和有效，并进行必要的改进。

1. 管理评审的依据与内容

管理评审的依据与内容主要有以下几条。

① 上次评审中提出整改措施的整改实施效果。

② 公司总体目标实施效果。

③ 公正性与诚实性的贯彻和执行情况。

④ 管理和监督人员的报告。

⑤ 管理体系文件的有效性和适用性。

⑥ 近期内部审核结果。

⑦ 纠正和预防措施实施效果。

⑧ 客户的反馈意见。

⑨ 客户对服务和检测质量的抱怨。

⑩ 改变资源配置和人员培训等其他相关因素。

⑪ 内审中发现管理体系存在待改进和调整的问题。

⑫ 质量控制活动和结果。

2. 管理评审的时机

机构的最高领导者在每个年度里根据以下时机和内容对管理体系进行管理评审。

① 管理体系一年的运行周期。

② 政策和程序发生重大变化时。

③ 由外部机构进行评审的前后。

④ 工作量和工作类型发生较大变化时。

3. 管理评审的程序

（1）管理评审计划的制定

① 最高管理者应在每个年度固定的时间或根据管理体系运行的实际情况适时安排管理评审，制定管理评审计划。

② 管理评审计划要通知到质量和技术负责人以及每一位与会者，质量和技术负责人应组织与会者安排好日常工作，准时参加管理评审会议。

③ 质量和技术负责人应分别组织与会者根据管理评审的内容和要求认真准备与自己分管工作有关的会议文件，在管理评审会议做书面报告。

④ 管理评审会议由最高管理者主持。

（2）评审活动

① 质量和技术负责人应分别向最高管理者报告上次评审以来管理体系运作和技术运行的情况，并将存在的问题和实施的纠正措施以纠正效果作为重点介绍。

② 评审材料一定要翔实充分，技术运作要求提供各种数据细节和应当达到的比例程度，如验证比对数据、分析评价数据、质量控制水平、统计分析结果、培训人数等。

③ 在管理评审会议上，最高管理者应根据上述质量活动的情况，结合公司下一步活动的要求提出改进讨论议题，并结合会议讨论的议题决定落实开展具体活动和要求。

（3）会议纪要

① 质量负责人认真记录会议的内容，将最高管理者对管理体系的改进完善的决定和各项工作计划，编写到《管理评审报告》。

②《管理评审报告》应下发会议的所有人员并上报最高管理者。

（4）整改决定与跟踪实现

① 最高管理者应对管理评审中提出的整改计划要求落实人员组织实施，制定详细的实

施方案，规定听取汇报的时间。

② 相关责任人员应按照管理评审中提出的整改要求制定出详细整改实施计划报最高管理者批准，以求得到必要的时间和资源。整改措施应能够在规定的时间里完成。

③ 负责组织整改实施的人员应按规定时间跟踪实现整改措施。

④ 最高管理者应对整改实施效果进行审查确认，当确认整改效果达到预期要求后，即可关闭整改活动。

⑤ 质量负责人负责组织将本次管理评审的文件归档，待下次管理评审时将上次评审的整改执行情况作为首项评审内容。

⑥ 文档管理员负责管理评审有关资料和记录的保存。

能力提升训练

了解职业卫生技术服务机构质量运行体系，开展一次对职业卫生技术服务机构的内审，并编制一份内审报告。

知识储备

项目三　检测评价过程的质量控制

一、合同评审

在职业病危害评价项目签订合同之前，应进行合同评审，对其进行评价范围及评价能力的确认，以确保评价机构的资质业务范围以及现有评价专业人员构成能够满足评价项目的需要，并确定是否聘请相关专业的技术专家等。

1. 合同评审内容

① 被服务单位的要求是否符合国家有关政策、法律及标准要求；评价项目是否与国家或相关产业政策相违背，是否属于国家淘汰的落后生产能力、工艺和产品。

② 评价机构是否具有承担此项技术服务的能力，其资质条件、人员专业能力、仪器设备及环境条件、检测方法及标准物质、技术服务期限等是否满足检测、评价要求。

③ 技术服务报价是否符合有关收费规定或标准。

2. 合同评审管理

签订技术服务合同前，技术服务机构应组织开展合同评审，填写合同评审记录。合同评审记录表应当受控，规范审核和记录，并按要求归档保存。

二、资料收集及审核

建设单位提供的技术资料是否真实、可靠和翔实，直接影响到评价机构出具的评价报告的真实性。如果建设单位提供的技术资料内容错误，很可能导致评价报告的失实，引起不良后果，特别是职业病危害预评价中，如果建设单位提供的涉及职业病危害因素识别、控制的技术资料错误，可能直接影响评价结论，埋下引发职业病危害事故或事件的隐患。

资料审核的过程如下：

① 建立技术资料承诺制，要求建设单位书面承诺提供的技术资料是真实、可靠、齐全的。

② 结合经验和相关文献资料，认真解读和分析建设单位提供的技术资料。

③ 遇到疑问，加强与建设单位人员的沟通、交流，也可以咨询专家库成员。

④ 必要时应当召开业务技术交流会，邀请建设单位的资深技术人员进行面对面的交流。

三、检测评价方案的制定与审核

1. 检测方案的制定

检测方案应包括利用便携式仪器设备对物理因素的现场测量和对某些化学因素的现场检测以及对空气中有害物质的样品采集几个方面的内容。

应根据现场调查情况，以及《工业企业设计卫生标准》（GBZ 1—2010）、《工作场所有害因素职业接触限值　第 1 部分：化学有害因素》（GBZ 2.1—2007）、《工作场所有害因素职业接触限值　第 2 部分：物理因素》（GBZ 2.2—2007）、《工作场所空气中有害物质监测的采样规范》（GBZ 159—2004）等要求，确定各种职业病危害因素有代表性的现场监测点和样品采集地点、采样对象和数据，根据职业病危害因素的职业接触限值类型和检测方法制定现场采样和检测实施方案。

方案应包括检测范围（职业病危害因素的种类）、有害物质样品采集方式（个体或定点采样）、物理因素的测量时间和电动、化学有害因素的采样地点、采样对象、采样时间、采样时机和采样频次等。

检测方案的制定应与被检测单位相关负责人员做好沟通。

2. 评价方案的制定与审核

（1）评价方案的制定

评价方案是具体指导建设项目职业病危害评价的技术文件，应在对相关资料进行研读与初步现场调查的基础上，编制评价方案，并经过质控审查进行确定。

① 预评价方案　预评价方案应包括以下主要内容。

概述：简述评价任务由来以及建设项目性质、规模、地点等基本情况。

编制依据：列出适用于评价的法律法规、标准和技术规范等。

评价方法、范围及内容：根据建设项目的特点，确定评价范围和评价内容，选定适用的评价方法。

项目分析：初步的工程分析、辐射源项分析、职业病危害因素识别分析，并确定评价单元以及职业病危害防护措施分析的内容与要求等。

类比企业调查、检测方案：确定类比企业职业卫生调查以及收集职业病危害因素检测资料的内容与要求等；如果类比企业没有可收集的检测资料时，应确定类比企业职业病危害因素检测的项目、方法、检测点、检测对象和样品数等检测方案内容。

组织计划：主要包括评价程序、质量控制措施、工作进度、人员分工、经费概算等。

② 控制效果评价方案　控制效果评价方案应包括以下主要内容。

概述：简述评价任务由来、评价目的等。

编制依据：列出适用于评价的法律法规、标准和技术规范、职业病危害预评价报告书、安全生产监督管理部门对项目在可行性研究阶段及设计阶段的审查意见等。

评价方法、范围及内容：根据建设项目的特点，选定适用的评价方法，确定评价范围、评价单元和评价内容。

建设项目概况及试运行情况：简述建设项目性质、规模、地点等基本情况以及建设情况、试运行情况等。

职业卫生调查内容：在分析预评价报告和建设项目有关资料的基础上，确定职业病危害因素及其分布、职业病防护设施与应急救援设施的设置与运行维护、个人使用的职业病防护用品的配备与使用管理、健康监护的实施与结果处置以及职业卫生管理措施的建立与实施等调查内容。

职业卫生检测方案：确定职业病危害因素检测的项目、方法、检测点、检测对象和样品数等；确定所需检测的职业病防护设施及其检测的项目、方法等；确定建筑卫生学检测的方法、仪器、条件、频次、检测点设置等内容。

组织计划：主要包括质量控制措施、工作进度、人员分工、经费概算等。

（2）评价方案的审核

评价单位对制定的职业病危害评价方案进行审核，以确保评价组专业人员的构成、评价范围、评价方法以及职业卫生调查与检测等内容，符合评价项目的实际需求以及相关标准的技术要求。

四、职业卫生调查

开展职业病危害检测评价技术服务时，应按要求做好职业卫生调查和工作日写实。在正常生产情况下，按照工种（岗位）对从事职业病危害作业人员整个工作日内的各种活动及其时间消耗连续观察、如实记录，并进行整理和分析。现场调查（或类比工程调查）应满足：

① 现场调查（或类比工程调查）内容和过程依据相关标准规范要求实施。

② 使用受控的记录表格实时记录，记录信息应全面、完整、填写规范，并经被服务单位陪同人员签字确认。

③ 现场调查（或类比工程调查）人员应包括相关行业工程技术人员。

④ 在被服务单位显著标志物位置前拍照（摄影）留证并归档保存。

⑤ 所有现场调查获取的资料信息、记录表格等均应当按要求归档保存，保证调查过程可溯源。

五、检测评价报告的质量控制

① 根据建设项目工程内容，按照"人、机、料、物、环"的分析原则，确定职业病危害评价的范围。

② 根据评价项目的性质、范围、规模、工艺特征、目标和内容，合理划分评价单元和选用评价方法。

③ 在进行资料收集和初步调查的基础上，认真研读相关技术资料，对建设项目的生产方法、工艺路线等进行深入的分析，可根据项目组成员的特长和技术经验进行分工。

④ 在职业卫生调查、工程分析的基础上，对建设项目中存在的职业病危害因素进行全面、准确的识别和分析，正确应用职业接触限值，综合分析各种影响因素，客观、准确地评价职业病危害因素接触水平。

⑤ 建设项目职业病危害评价，尤其是控制效果工作中，重点考虑的是工作场所职业病危害因素的浓度（强度）是否达到标准以及职业病防护设施和防护用品等的类型和数量、运行是否正常，是否缺乏对职业病防护设施和防护用品等防护效果进行全面分析和评价。

职业病危害因素职业接触限值是评价职业病防护设施防护效果的主要依据，但并不意味着职业病危害因素的浓度或强度达标，其防护设施就有效，未达标就无效。超标原因有多种，有通风系统的，也有通风系统以外的。评价工作中，无论职业病危害因素是否超标，均应有对防护设施的合理性和有效性进行全面分析和评价。除考虑一般卫生要求外，首先应对比分析使用和不适用防护设施的情况下职业病危害因素的浓度或强度有无变化，借此了解其有效性，并进一步分析超标原因，以便有的放矢地提出改进或补救措施。

⑥ 在全面总结评价工作的基础上，归纳各部分评价内容的评价结果，指出存在的主要问题，针对性地提出科学、合理、可行的措施和建议。

六、报告编制过程的质量控制

1. 评价报告的编制

建设项目职业病危害评价报告应按照《职业病危害评价通则》《建设项目职业病危害预评价导则》《建设项目职业病危害控制效果评价导则》和有关评价报告编制的程序和作业指导书等文件的要求进行编制。评价报告书的内容应全面完整、用语规范、表述简洁，报告书的格式应统一规范，评价报告的有关资料及附件应翔实、准确。

2. 评价报告的审核

职业卫生技术服务机构应制定并实施评价报告审核制度和程序，对审核的人员职责、方式、内容、标准、结论等提出明确要求，并按要求组织有关人员对评价报告进行审核。

（1）审核内容

评价报告书审核的内容主要包括以下内容。

① 评价报告书的内容是否全面，内容描述是否清晰、符合逻辑。

② 评价报告格式、用语是否规范，文字是否流畅。

③ 建设项目概况描述是否全面、清晰。

④ 评价目的是否明确，评价范围是否界定正确。

⑤ 评价依据是否与评价内容相符，引用的法规、标准是否为现行有效。

⑥ 工程分析是否全面、准确、深入，工艺流程描述是否清晰。

⑦ 职业病危害因素的识别、分析与评价是否全面，引用的卫生标准是否正确。

⑧ 各项评价内容是否合理、全面，对于存在问题的描述是否准确、清晰。

⑨ 评价结论是否科学、正确，建议措施是否合理、可行，具有针对性。

控制效果评价报告的技术审核中，还应注意以下几个方面：报告中确定的职业病危害因素检测范围是否全面；报告中引用的职业病危害检测数据是否正确。

（2）审核方式

评价报告审核一般实行三级审核制度，即内部审核、技术负责人审核、质量负责人审核。内部审核是由评价机构内非项目组成员进行的审核。

（3）审核记录

评价报告审核所使用的记录表格应当受控，审核记录应满足机构内部的规范管理要求，审核应保留纸质本或电子本的修改痕迹。

3. 评价报告的质量控制

建设单位对评价报告的质量持有异议时，评价单位应认真了解建设单位申述的理由，做好记录，及时对评价报告进行分析和复查，确认申述的理由是否成立，判断评价报告的质量是否存在问题，并做好分析和复查记录。对评价质量不存在问题的情况，评价单位应及时向建设单位说明。当评价报告存在质量问题时，评价单位应启动报告的中断、修改或补充程序进行纠正，并按要求纠正落实。

七、检测评价报告的档案管理

技术服务档案是反映职业卫生服务机构技术服务过程的证明，也是评价其技术服务质量和能力的依据，要求技术服务机构不仅要建立健全技术服务档案，还应按要求保存，保证检测评价工作全过程均有据可查。

1. 档案管理制度

职业卫生服务机构应建立档案管理制度，明确相关部门和人员的职责。由档案管理员统一管理检测评价相关的档案，负责各类文件的及时归档、整理、管理和过期文档的销毁等，并做好各种记录。档案管理应纳入检测评价单位的质量管理体系，并定期进行内部审核。

① 档案按类别放置并编制目录，在档案柜上标明所存档案主体，在档案盒侧面标出档案内存放文件的内容，档案盒内第一页为盒内存放文件目录。

② 基础档案归档材料以年度为单位，由相关管理部门收集齐全并进行整理，在每年 6 月份之前完成归档。

评价档案、检测档案归档材料，以技术服务项目为单位，由项目组收集齐全并进行整理，在出具技术服务报告后的 20 个工作日之内应完成归档。

档案形成部门（或负责收集整理的部门，下同）对归档材料的真实性、完整性、可识别性等负责。

③ 档案管理员与档案形成部门应对相关归档材料进行核对，核对无误后办理归档手续。

④ 评价档案、检测档案经核对无误后，由档案管理员按档案内容形成时间先后顺序排列，并按"第几页　共几页"的格式统一编写页码，建立索引和目录。

⑤ 编码后的评价档案、检测档案应装订成册，资料较多的可分册装订。

⑥ 检测评价档案的档案盒面或盒脊应注明年度、项目名称、项目编号、类型（预评价、控制效果评价、现状评价、定期检测、评价检测、监督检测和事故性检测等）、保管期限等信息。

⑦ 职业卫生技术服务机构应建立健全档案管理制度，查阅、借阅、复印档案应办理相关手续，并做好登记。

⑧ 职业卫生技术服务档案的保存时间不得少于国家规定的有关档案保管期限。

⑨ 职业卫生技术服务机构应建立档案鉴定和销毁制度，档案达到保存期限后经鉴定可以销毁的，按程序进行销毁。销毁档案前，销毁人员应认真清点核对，在销毁清册上签章。

⑩ 职业卫生技术服务机构是档案管理的责任主体，并对本单位的职业卫生档案损坏、散失、失密等承担全部责任。

职业卫生技术服务机构发生解散、破产等情形的，应及时报告资质认可机关，提出处置意见并妥善处置相关档案。

⑪ 涉及保密内容的职业卫生技术服务档案应按照国家有关保密法律法规的规定和要求执行。

⑫ 职业卫生技术服务档案实行电子化管理的，应按照国家法律法规和标准规范的要求，采取有效的档案管理措施，保证档案的真实性、完整性、安全性和可溯源性。

2. 档案管理内容

职业卫生技术服务档案是指职业卫生技术服务机构在技术服务及日常管理过程中形成的具有保存价值的各种文字、图表、声像资料等，主要包括基础档案、评价档案、检测档案三大类。

（1）基础档案

基础档案应至少包括以下内容。

① 法人证书影印件。

② 职业卫生技术服务机构资质证书影印件。

③ 计量认证证书影印件及附表复印件。

④ 质量手册、程序文件、作业指导书、记录表格。

⑤ 质量管理体系运行过程中形成的文件和记录（含职业卫生技术服务专业技术人员培训计划和记录）。

⑥ 职业卫生技术服务专业技术人员基本信息汇总表（含人员签字）。

⑦ 职业卫生技术服务专业技术人员培训合格证原件或影印件。

⑧ 职业卫生技术服务专业技术人员学历证书、技术职称证书影印件。

⑨ 职业卫生技术服务专业技术人员法定劳动关系证明材料（包括劳动合同、基本养老保险、失业保险、基本医疗保险和工伤保险有效证明或住房公积金有效缴存证明）。

⑩ 仪器设备基本信息汇总表（类别、仪器编号、名称、规格型号、量程、精度、购置时间、生产厂家、检定或校准证书有效期和证书编号）。

⑪ 仪器设备购置凭证复印件。

⑫ 其他与职业卫生技术服务相关的基础档案。

（2）评价档案

评价档案应至少包括以下内容。

① 评价服务合同。

② 合同评审记录。

③ 评价方案及审核记录。

④ 现场调查记录、工作日写实等相关原始记录。

⑤ 技术服务过程影像资料。

⑥ 评价所需的技术资料（设计文件、检测资料等）。

⑦ 评价报告及审核记录。

⑧ 其他与评价相关的记录、资料。

（3）检测档案

检测档案应至少包括以下内容。

① 检测服务合同。

② 合同评审记录。

③ 现场调查记录、工作日写实等相关原始记录。

④ 检测方案及审核记录。

⑤ 现场采样记录、现场检测记录、样品接收流转保存记录、实验室分析记录、原始谱图及计算过程记录等相关原始记录。

⑥ 技术服务过程影像资料。

⑦ 检测所需的技术资料。

⑧ 检测报告及审核记录。

⑨ 其他与检测相关的记录、资料。

项目存档资料应同时保存电子文本和纸质文本。

能力提升训练

某厂主要从事塑料灯具的真空镀膜，在真空镀膜前后根据客户的要求需要喷涂底漆与面漆。喷漆的工艺流程如下：塑料灯具上喷架后先喷底漆，喷完底漆进电烘房烘干，烘干后进入真空镀膜机进行真空镀膜，镀膜结束后喷涂面漆，然后自然干燥，干燥后包装、出厂。

烘烤：喷完底漆后在烘房内进行，温度约 60℃。

外观检查：按该企业工艺要求进行检测。

包装、发货：按该企业工艺及用户要求操作。

工艺流程如图 9-2 所示。

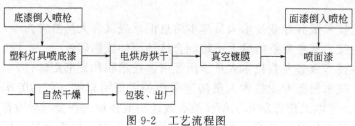

图 9-2　工艺流程图

作为职业病危害检测评价机构的评价人员收到该厂职业病危害因素检测评价的委托任务后，你应该如何开展检测评价工作？

 归纳总结提高 >>

1. 质量体系的建立和有效运行通常包含哪些环节？
2. 简述合同评审的主要内容。
3. 简述建设项目职业病危害评价档案的主要内容。

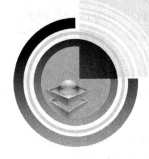

附 录

附录一 职业病分类和目录

在生产劳动中，接触生产中使用或产生的有毒化学物质、粉尘气雾、异常的气象条件、高低气压、噪声、振动、微波、X 射线、γ 射线、细菌、霉菌；长期以强迫体位操作，局部组织器官持续受压等，均可引起职业病，一般将这类职业病称为广义的职业病。对其中某些危害性较大，诊断标准明确，结合国情，由政府有关部门审定公布的职业病，称为狭义的职业病，或称法定（规定）职业病。按照 2011 年 12 月 31 日施行的《中华人民共和国职业病防治法》的规定，职业病是指企业、事业单位和个体经济组织等用人单位的劳动者在职业活动中，因接触粉尘、放射性物质和其他有毒、有害因素而引起的疾病。

根据《中华人民共和国职业病防治法》，2012 年 1 月，国家卫生和计划生育委员会会同国家安全生产监督管理总局、人力资源和社会保障部及全国总工会启动了《职业病分类和目录》调整工作，成立了调整工作领导小组、工作组和技术组，明确了工作机制、调整原则和职业病遴选原则。《职业病分类和目录》的调整原则为坚持以人为本，以维护劳动者健康及其相关权益为宗旨；结合我国职业病防治工作的实际，突出重点职业病种；与我国现阶段经济社会发展水平和工伤保险承受能力相适应；保持《职业病分类和目录》的连续性和可操作性；建立《职业病分类和目录》动态调整的工作机制；公开、透明，充分听取各方面的意见。职业病的遴选原则为有明确的因果关系或剂量反应关系；有一定数量的暴露人群；有可靠的医学认定方法；通过限定条件可明确界定职业人群和非职业人群；患者为职业人群，即存在特异性。技术组在问卷调查、现状分析以及收集国际组织和其他国家做法的基础上，召开三次专家会议，提出了基本框架、拟新增的职业病名单及依据。在此基础上，工作组召开三次工作组会议和一次专家扩大会议，广泛听取相关部门和专家意见，于 2012 年 12 月 7 日形成了《职业病分类和目录（草稿）》。经领导小组全体会议审议通过后，2013 年 1 月 14 日向各地、各有关部门和社会公开征求意见。2013 年 3 月 22 日，工作组召开第四次会议，重点研究讨论各地、各有关部门和社会反映的意见，并深入企业调查研究，充分沟通协商，最后达成共识并联合印发了《职业病分类和目录》。

2013 年 12 月 23 日，国家卫生和计划生育委员会、国家安全生产监督管理总局、人力资源和社会保障部、全国总工会4部门联合印发国卫疾控发〔2013〕48号关于印发《职业病分类和目录》的通知。《职业病分类和目录》将职业病分为职业性尘肺病及其他呼吸系统疾病、职业性皮肤病、职业性眼病、职业性耳鼻喉口腔疾病、职业性化学中毒、物理因素所致职业病、职业性放射性疾病、职业性传染病、职业性肿瘤、其他职业病10类132种。《职业病分类和目录》自印发之日起施行。《职业病分类和目录》具体内容如下。

1. 职业性尘肺病及其他呼吸系统疾病

尘肺病：①硅肺；（硅尘着病）；②煤工尘肺；③石墨尘肺；④炭黑尘肺；⑤石棉肺；⑥滑石尘肺；⑦水泥尘肺；⑧云母尘肺；⑨陶工尘肺；⑩铝尘肺；⑪电焊工尘肺；⑫铸工尘肺；⑬根据《尘肺病诊断标准》和《尘肺病理诊断标准》可以诊断的其他尘肺病。

其他呼吸系统疾病：①过敏性肺炎；②棉尘病；③哮喘；④金属及其化合物粉尘肺沉着病（锡、铁、锑、钡及其化合物等）；⑤刺激性化学物所致慢性阻塞性肺疾病；⑥硬金属肺病。

2. 职业性皮肤病

①接触性皮炎；②光接触性皮炎；③电光性皮炎；④黑变病；⑤痤疮；⑥溃疡；⑦化学性皮肤灼伤；⑧白斑；⑨根据《职业性皮肤病的诊断总则》可以诊断的其他职业性皮肤病。

3. 职业性眼病

①化学性眼部灼伤；②电光性眼炎；③白内障（含辐射性白内障、三硝基甲苯白内障）。

4. 职业性耳鼻喉口腔疾病

①噪声聋；②铬鼻病；③牙酸蚀病；④爆震聋。

5. 职业性化学中毒

①铅及其化合物中毒（不包括四乙基铅）；②汞及其化合物中毒；③锰及其化合物中毒；④镉及其化合物中毒；⑤铍病；⑥铊及其化合物中毒；⑦钡及其化合物中毒；⑧钒及其化合物中毒；⑨磷及其化合物中毒；⑩砷及其化合物中毒；⑪铀及其化合物中毒；⑫砷化氢中毒；⑬氯气中毒；⑭二氧化硫中毒；⑮光气中毒；⑯氨中毒；⑰偏二甲基肼中毒；⑱氮氧化合物中毒；⑲一氧化碳中毒；⑳二硫化碳中毒；㉑硫化氢中毒；㉒磷化氢、磷化锌、磷化铝中毒；㉓氟及其无机化合物中毒；㉔氰及腈类化合物中毒；㉕四乙基铅中毒；㉖有机锡中毒；㉗羰基镍中毒；㉘苯中毒；㉙甲苯中毒；㉚二甲苯中毒；㉛正已烷中毒；㉜汽油中毒；㉝一甲胺中毒；㉞有机氟聚合物单体及其热裂解物中毒；㉟二氯乙烷中毒；㊱四氯化碳中毒；㊲氯乙烯中毒；㊳三氯乙烯中毒；㊴氯丙烯中毒；㊵氯丁二烯中毒；㊶苯的氨基及硝基化合物（不包括三硝基甲苯）中毒；㊷三硝基甲苯中毒；㊸甲醇中毒；㊹酚中毒；㊺五氯酚（钠）中毒；㊻甲醛中毒；㊼硫酸二甲酯中毒；㊽丙烯酰胺中毒；㊾二甲基甲酰胺中毒；㊿有机磷中毒；(51)氨基甲酸酯类中毒；(52)杀虫脒中毒；(53)溴甲烷中毒；(54)拟除虫菊酯类中毒；(55)铟及其化合物中毒；(56)溴丙烷中毒；(57)碘甲烷中毒；(58)氯乙酸中毒；(59)环氧乙烷中毒；(60)上述条目未提及的与职业有害因素接触之间存在直接因果联系的其他化学中毒。

6. 物理因素所致职业病

①中暑；②减压病；③高原病，④航空病；⑤手臂振动病；⑥激光所致眼（角膜、晶状体、视网膜）损伤；⑦冻伤。

7. 职业性放射性疾病

①外照射急性放射病；②外照射亚急性放射病；③外照射慢性放射病；④内照射放射病；⑤放射性皮肤疾病；⑥放射性肿瘤（含矿工高氡暴露所致肺癌）；⑦放射性骨损伤；⑧放射性甲状腺疾病；⑨放射性性腺疾病；⑩放射复合伤；⑪根据《职业性放射性疾病诊断

标准（总则）》可以诊断的其他放射性损伤。

8. 职业性传染病

①炭疽；②森林脑炎；③布鲁氏菌病；④艾滋病（限于医疗卫生人员及人民警察）；⑤莱姆病。

9. 职业性肿瘤

①石棉所致肺癌、间皮瘤；②联苯胺所致膀胱癌；③苯所致白血病；④氯甲醚、双氯甲醚所致肺癌；⑤砷及其化合物所致肺癌、皮肤癌；⑥氯乙烯所致肝血管肉瘤；⑦焦炉逸散物所致肺癌；⑧六价铬化合物所致肺癌；⑨毛沸石所致肺癌、胸膜间皮瘤；⑩煤焦油、煤焦油沥青、石油沥青所致皮肤癌；⑪β-萘胺所致膀胱癌。

10. 其他职业病

①金属烟热；②滑囊炎（限于井下工人）；③股静脉血栓综合征、股动脉闭塞症或淋巴管闭塞症（限于刮研作业人员）。

附录二　职业病危害因素分类目录

一、粉尘

序号	名　　称	CAS 号	序号	名　　称	CAS 号
1	硅尘（游离 SiO_2 含量≥10％）	14808-60-7	24	活性炭粉尘	64365-11-3
2	煤尘		25	聚丙烯粉尘	9003-07-0
3	石墨粉尘	7782-42-5	26	聚丙烯腈纤维粉尘	
4	炭黑粉尘	1333-86-4	27	聚氯乙烯粉尘	9002-86-2
5	石棉粉尘	1332-21-4	28	聚乙烯粉尘	9002-88-4
6	滑石粉尘	14807-96-6	29	矿渣棉粉尘	
7	水泥粉尘		30	麻尘（亚麻、黄麻和苎麻）（游离 SiO_2 含量<10％）	
8	云母粉尘	12001-26-2			
9	陶土粉尘		31	棉尘	
10	铝尘	7429-90-5	32	木粉尘	
11	电焊烟尘		33	膨润土粉尘	1302-78-9
12	铸造粉尘		34	皮毛粉尘	
13	白炭黑粉尘	112926-00-8	35	桑蚕丝尘	
14	白云石粉尘		36	砂轮磨尘	
15	玻璃钢粉尘		37	石膏粉尘（硫酸钙）	10101-41-4
16	玻璃棉粉尘	65997-17-3	38	石灰石粉尘	1317-65-3
17	茶尘		39	碳化硅粉尘	409-21-2
18	大理石粉尘	1317-65-3	40	碳纤维粉尘	
19	二氧化钛粉尘	13463-67-7	41	稀土粉尘（游离 SiO_2 含量<10％）	
20	沸石粉尘		42	烟草尘	
21	谷物粉尘（游离 SiO_2 含量<10％）		43	岩棉粉尘	
22	硅灰石粉尘	13983-17-0	44	萤石混合性粉尘	
23	硅藻土粉尘（游离 SiO_2 含量<10％）	61790-53-2	45	珍珠岩粉尘	93763-70-3
			46	蛭石粉尘	

序号	名　　称	CAS 号	序号	名　　称	CAS 号
47	重晶石粉尘(硫酸钡)	7727-43-7	50	锑及其化合物粉尘	7440-36-0(锑)
48	锡及其化合物粉尘	7440-31-5(锡)	51	硬质合金粉尘	
49	铁及其化合物粉尘	7439-89-6(铁)	52	以上未提及的可导致职业病的其他粉尘	

二、化学因素

序号	名　　称	CAS 号	序号	名　　称	CAS 号
1	铅及其化合物(不包括四乙基铅)	7439-92-1(铅)	33	一甲胺	74-89-5
2	汞及其化合物	7439-97-6(汞)	34	有机氟聚合物单体及其热裂解物	
3	锰及其化合物	7439-96-5(锰)	35	二氯乙烷	1300-21-6
4	镉及其化合物	7440-43-9(镉)	36	四氯化碳	56-23-5
5	铍及其化合物	7440-41-7(铍)	37	氯乙烯	1975-1-4
6	铊及其化合物	7440-28-0(铊)	38	三氯乙烯	1979-1-6
7	钡及其化合物	7440-39-3(钡)	39	氯丙烯	107-05-1
8	钒及其化合物	7440-62-6(钒)	40	氯丁二烯	126-99-8
9	磷及其化合物(磷化氢、磷化锌、磷化铝、有机磷单列)	7723-14-0(磷)	41	苯的氨基及硝基化合物(不含三硝基甲苯)	
10	砷及其化合物(砷化氢单列)	7440-38-2(砷)	42	三硝基甲苯	118-96-7
11	铀及其化合物	7440-61-1(铀)	43	甲醇	67-56-1
12	砷化氢	7784-42-1	44	酚	108-95-2
13	氯气	7782-50-5	45	五氯酚及其钠盐	87-86-5(五氯酚)
14	二氧化硫	7446-9-5	46	甲醛	50-00-0
15	光气(碳酰氯)	75-44-5	47	硫酸二甲酯	77-78-1
16	氨	7664-41-7	48	丙烯酰胺	1979-6-1
17	偏二甲基肼(1,1-二甲基肼)	57-14-7	49	二甲基甲酰胺	1968-12-2
18	氮氧化合物		50	有机磷	
19	一氧化碳	630-08-0	51	氨基甲酸酯类	
20	二硫化碳	75-15-0	52	杀虫脒	19750-95-9
21	硫化氢	7783-6-4	53	溴甲烷	74-83-9
22	磷化氢、磷化锌、磷化铝	7803-51-2、1314-84-7、20859-73-8	54	拟除虫菊酯	
			55	铟及其化合物	7440-74-6(铟)
			56	溴丙烷(1-溴丙烷;2-溴丙烷)	106-94-5;75-26-3
23	氟及其无机化合物	7782-41-4(氟)	57	碘甲烷	74-88-4
24	氰及其腈类化合物	460-19-5(氰)	58	氯乙酸	1979-11-8
25	四乙基铅	78-00-2	59	环氧乙烷	75-21-8
26	有机锡		60	氨基磺酸铵	7773-06-0
27	羰基镍	13463-39-3	61	氯化铵烟	12125-02-9(氯化铵)
28	苯	71-43-2			
29	甲苯	108-88-3	62	氯磺酸	7790-94-5
30	二甲苯	1330-20-7	63	氢氧化铵	1336-21-6
31	正己烷	110-54-3	64	碳酸铵	506-87-6
32	汽油		65	α-氯乙酰苯	532-27-4

序号	名 称	CAS 号	序号	名 称	CAS 号
66	对叔丁基甲苯	98-51-1	107	卤化水杨酰苯胺(N-水杨酰苯胺)	
67	二乙烯基苯	1321-74-0	108	硝基萘胺	776-34-1
68	过氧化苯甲酰	94-36-0	109	对苯二甲酸二甲酯	120-61-6
69	乙苯	100-41-4	110	邻苯二甲酸二丁酯	84-74-2
70	碲化铋	1304-82-1	111	邻苯二甲酸二甲酯	131-11-3
71	铂化物		112	磷酸二丁基苯酯	2528-36-1
72	1,3-丁二烯	106-99-0	113	磷酸三邻甲苯酯	78-30-8
73	苯乙烯	100-42-5	114	三甲苯磷酸酯	1330-78-5
74	丁烯	25167-67-3	115	1,2,3-苯三酚(焦棓酚)	87-66-1
75	二聚环戊二烯	77-73-6	116	4,6-二硝基邻苯甲酚	534-52-1
76	邻氯苯乙烯(氯乙烯苯)	2039-87-4	117	N,N-二甲基-3-氨基苯酚	99-07-0
77	乙炔	74-86-2	118	对氨基酚	123-30-8
78	1,1-二甲基-4,4′-联吡啶鎓盐二氯化物(百草枯)	1910-42-5	119	多氯酚	
			120	二甲苯酚	108-68-9
79	2-N-二丁氨基乙醇	102-81-8	121	二氯酚	120-83-2
80	2-二乙氨基乙醇	100-37-8	122	二硝基苯酚	51-28-5
81	乙醇胺(氨基乙醇)	141-43-5	123	甲酚	1319-77-3
82	异丙醇胺(1-氨基-2-二丙醇)	78-96-6	124	甲基氨基酚	55-55-0
83	1,3-二氯-2-丙醇	96-23-1	125	间苯二酚	108-46-3
84	苯乙醇	60-12-18	126	邻仲丁基苯酚	89-72-5
85	丙醇	71-23-8	127	萘酚	1321-67-1
86	丙烯醇	107-18-6	128	氢醌(对苯二酚)	123-31-9
87	丁醇	71-36-3	129	三硝基酚(苦味酸)	88-89-1
88	环己醇	108-93-0	130	氰氨化钙	156-62-7
89	己二醇	107-41-5	131	碳酸钙	471-34-1
90	糠醇	98-00-0	132	氧化钙	1305-78-8
91	氯乙醇	107-07-3	133	锆及其化合物	7440-67-7(锆)
92	乙二醇	107-21-1	134	铬及其化合物	7440-47-3(铬)
93	异丙醇	67-63-0	135	钴及其氧化物	7440-48-4
94	正戊醇	71-41-0	136	二甲基二氯硅烷	75-78-5
95	重氮甲烷	334-88-3	137	三氯氢硅	10025-78-2
96	多氯萘	70776-03-3	138	四氯化硅	10026-04-7
97	蒽	120-12-7	139	环氧丙烷	75-56-9
98	六氯萘	1335-87-1	140	环氧氯丙烷	106-89-8
99	氯萘	90-13-1	141	柴油	
100	萘	91-20-3	142	焦炉逸散物	
101	萘烷	91-17-8	143	煤焦油	8007-45-2
102	硝基萘	86-57-7	144	煤焦油沥青	65996-93-2
103	蒽醌及其染料	84-65-1(蒽醌)	145	木馏油(焦油)	8001-58-9
104	二苯胍	102-06-7	146	石蜡烟	
105	对苯二胺	106-50-3	147	石油沥青	8052-42-4
106	对溴苯胺	106-40-1	148	苯肼	100-63-0

序号	名　称	CAS 号	序号	名　称	CAS 号
149	甲基肼	60-34-4	190	氯仿(三氯甲烷)	67-66-3
150	肼	302-01-2	191	氯甲烷	74-87-3
151	聚氯乙烯热解物	7647-01-0	192	氯乙烷	75-00-3
152	锂及其化合物	7439-93-2(锂)	193	氯乙酰氯	79-40-9
153	联苯胺(4,4'-二氨基联苯)	92-87-5	194	三氯一氟甲烷	75-69-4
154	3,3-二甲基联苯胺	119-93-7	195	四氯乙烷	79-34-5
155	多氯联苯	1336-36-3	196	四溴化碳	558-13-4
156	多溴联苯	59536-65-1	197	五氟氯乙烷	76-15-3
157	联苯	92-52-4	198	溴乙烷	74-96-4
158	氯联苯(54%氯)	11097-69-1	199	铝酸钠	1302-42-7
159	甲硫醇	74-93-1	200	二氧化氯	10049-04-4
160	乙硫醇	75-08-1	201	氯化氢及盐酸	7647-01-0
161	正丁基硫醇	109-79-5	202	氯酸钾	3811-04-9
162	二甲基亚砜	67-68-5	203	氯酸钠	7775-09-9
163	二氯化砜(磺酰氯)	7791-25-5	204	三氟化氯	7790-91-2
164	过硫酸盐(过硫酸钾、过硫酸钠、过硫酸铵等)		205	氯甲醚	107-30-2
			206	苯基醚(二苯醚)	101-84-8
165	硫酸及三氧化硫	7664-93-9	207	二丙二醇甲醚	34590-94-8
166	六氟化硫	2551-62-4	208	二氯乙醚	111-44-4
167	亚硫酸钠	7757-83-7	209	二缩水甘油醚	
168	2-溴乙氧基苯	589-10-6	210	邻茴香胺	90-04-0
169	苄基氯	100-44-7	211	双氯甲醚	542-88-1
170	苄基溴(溴甲苯)	100-39-0	212	乙醚	60-29-7
171	多氯苯		213	正丁基缩水甘油醚	2426-08-6
172	二氯苯	106-46-7	214	钼酸	13462-95-8
173	氯苯	108-90-7	215	钼酸铵	13106-76-8
174	溴苯	108-86-1	216	钼酸钠	7631-95-0
175	1,1-二氯乙烯	75-35-4	217	三氧化钼	1313-27-5
176	1,2-二氯乙烯(顺式)	540-59-0	218	氢氧化钠	1310-73-2
177	1,3-二氯丙烯	542-75-6	219	碳酸钠(纯碱)	3313-92-6
178	二氯乙炔	7572-29-4	220	镍及其化合物(羰基镍单列)	
179	六氯丁二烯	87-68-3	221	癸硼烷	17702-41-9
180	六氯环戊二烯	77-47-4	222	硼烷	
181	四氯乙烯	127-18-4	223	三氟化硼	7637-07-2
182	1,1,1-三氯乙烷	71-55-6	224	三氯化硼	10294-34-5
183	1,2,3-三氯丙烷	96-18-4	225	乙硼烷	19287-45-7
184	1,2-二氯丙烷	78-87-5	226	2-氯苯基羟胺	10468-16-3
185	1,3-二氯丙烷	142-28-9	227	3-氯苯基羟胺	10468-17-4
186	二氯二氟甲烷	75-71-8	228	4-氯苯基羟胺	823-86-9
187	二氯甲烷	75-09-2	229	苯基羟胺(苯胲)	100-65-2
188	二溴氯丙烷	35407	230	巴豆醛(丁烯醛)	4170-30-3
189	六氯乙烷	67-72-1	231	丙酮醛(甲基乙二醛)	78-98-8

续表

序号	名称	CAS号	序号	名称	CAS号
232	丙烯醛	107-02-8	271	二乙基甲酮	96-22-0
233	丁醛	123-72-8	272	二异丁基甲酮	108-83-8
234	糠醛	98-01-1	273	环己酮	108-94-1
235	氯乙醛	107-20-0	274	环戊酮	120-92-3
236	羟基香茅醛	107-75-5	275	六氟丙酮	684-16-2
237	三氯乙醛	75-87-6	276	氯丙酮	78-95-5
238	乙醛	75-07-0	277	双丙酮醇	123-42-2
239	氢氧化铯	21351-79-1	278	乙基另戊基甲酮(5-甲基-3-庚酮)	541-85-5
240	氯化苄烷胺(洁尔灭)	8001-54-5	279	乙基戊基甲酮	106-68-3
241	双-(二甲基硫代氨基甲酰基)二硫化物(秋兰姆、福美双)	137-26-8	280	乙烯酮	463-51-4
242	α-萘硫脲(安妥)	86-88-4	281	异亚丙基丙酮	141-79-7
243	3-(1-丙酮基苄基)-4-羟基香豆素(杀鼠灵)	81-81-2	282	铜及其化合物	
			283	丙烷	74-98-6
244	酚醛树脂	9003-35-4	284	环己烷	110-82-7
245	环氧树脂	38891-59-7	285	甲烷	74-82-8
246	脲醛树脂	25104-55-6	286	壬烷	111-84-2
247	三聚氰胺甲醛树脂	9003-08-1	287	辛烷	111-65-9
248	1,2,4-苯三酸酐	552-30-7	288	正庚烷	142-82-5
249	邻苯二甲酸酐	85-44-9	289	正戊烷	109-66-0
250	马来酸酐	108-31-6	290	2-乙氧基乙醇	110-80-5
251	乙酸酐	108-24-7	291	甲氧基乙醇	109-86-4
252	丙酸	79-09-4	292	围涎树碱	
253	对苯二甲酸	100-21-0	293	二硫化硒	56093-45-9
254	氟乙酸钠	62-74-8	294	硒化氢	7783-07-5
255	甲基丙烯酸	79-41-4	295	钨及其不溶性化合物	7740-33-7(钨)
256	甲酸	64-18-6	296	硒及其化合物(六氟化硒、硒化氢单列)	7782-49-2(硒)
257	羟基乙酸	79-14-1			
258	巯基乙酸	68-11-1	297	二氧化锡	1332-29-2
259	三甲基己二酸	3937-59-5	298	N,N-二甲基乙酰胺	127-19-5
260	三氯乙酸	76-03-9	299	N-3,4-二氯苯基丙酰胺(敌稗)	709-98-8
261	乙酸	64-19-7	300	氟乙酰胺	640-19-7
262	正香草酸(高香草酸)	306-08-1	301	己内酰胺	105-60-2
263	四氯化钛	7550-45-0	302	环四次甲基四硝胺(奥克托今)	2691-41-0
264	钽及其化合物	7440-25-7(钽)	303	环三次甲基三硝铵(黑索今)	121-82-4
265	锑及其化合物	7440-36-0(锑)	304	硝化甘油	55-63-0
266	五羰基铁	13463-40-6	305	氯化锌烟	7646-85-7(氯化锌)
267	2-己酮	591-78-6			
268	3,5,5-三甲基-2-环己烯-1-酮(异佛尔酮)	78-59-1	306	氧化锌	1314-13-2
			307	氢溴酸(溴化氢)	10035-10-6
269	丙酮	67-64-1	308	臭氧	10028-15-6
270	丁酮	78-93-3	309	过氧化氢	7722-84-1

续表

序号	名　称	CAS号	序号	名　称	CAS号
310	钾盐镁矾		343	异丙胺	75-31-0
311	丙烯基芥子油		344	正丁胺	109-73-9
312	多次甲基多苯基异氰酸酯	57029-46-6	345	1,1-二氯-1-硝基乙烷	594-72-9
313	二苯基甲烷二异氰酸酯	101-68-8	346	硝基丙烷	25322-01-4
314	甲苯-2,4-二异氰酸酯（TDI）	584-84-9	347	三氯硝基甲烷（氯化苦）	76-06-2
315	六亚甲基二异氰酸酯（HDI）（1,6-己二异氰酸酯）	822-06-0	348	硝基甲烷	75-52-5
			349	硝基乙烷	79-24-3
316	萘二异氰酸酯	3173-72-6	350	1,3-二甲基丁基乙酸酯（乙酸仲己酯）	108-84-9
317	异佛尔酮二异氰酸酯	4098-71-9			
318	异氰酸甲酯	624-83-9	351	2-甲氧基乙基乙酸酯	110-49-6
319	氧化银	20667-12-3	352	2-乙氧基乙基乙酸酯	111-15-9
320	甲氧氯	72-43-5	353	N-乳酸正丁酯	138-22-7
321	2-氨基吡啶	504-29-0	354	丙烯酸甲酯	96-33-3
322	N-乙基吗啉	100-74-3	355	丙烯酸正丁酯	141-32-2
323	吖啶	260-94-6	356	甲基丙烯酸甲酯（异丁烯酸甲酯）	80-62-6
324	苯绕蒽酮	82-05-3	357	甲基丙烯酸缩水甘油酯	106-91-2
325	吡啶	110-86-1	358	甲酸丁酯	592-84-7
326	二噁烷	123-91-1	359	甲酸甲酯	107-31-3
327	呋喃	110-00-9	360	甲酸乙酯	109-94-4
328	吗啉	110-91-8	361	氯甲酸甲酯	79-22-1
329	四氢呋喃	109-99-9	362	氯甲酸三氯甲酯（双光气）	503-38-8
330	茚	95-13-6	363	三氟甲基次氟酸酯	
331	四氢化锗	7782-65-2	364	亚硝酸乙酯	109-95-5
332	二乙烯二胺（哌嗪）	110-85-0	365	乙二醇二硝酸酯	628-96-6
333	1,6-己二胺	124-09-4	366	乙基硫代磺酸乙酯	682-91-7
334	二甲胺	124-40-3	367	乙酸苄酯	140-11-4
335	二乙烯三胺	111-40-0	368	乙酸丙酯	109-60-4
336	二异丙胺基氯乙烷	96-79-7	369	乙酸丁酯	123-86-4
337	环己胺	108-91-8	370	乙酸甲酯	79-20-9
338	氯乙基胺	689-98-5	371	乙酸戊酯	628-63-7
339	三乙烯四胺	112-24-3	372	乙酸乙烯酯	108-05-4
340	烯丙胺	107-11-9	373	乙酸乙酯	141-78-6
341	乙胺	75-04-7	374	乙酸异丙酯	108-21-4
342	乙二胺	107-15-3	375	以上未提及的可导致职业病的其他化学因素	

三、物理因素

序号	名　称	序号	名　称
1	噪声	4	高气压
2	高温	5	高原低氧
3	低气压	6	振动

续表

序号	名　称	序号	名　称
7	激光	12	工频电磁场
8	低温	13	高频电磁场
9	微波	14	超高频电磁场
10	紫外线	15	以上未提及的可导致职业病的其他物理因素
11	红外线		

四、放射性因素

序号	名　称	备　注
1	密封放射源产生的电离辐射	主要产生 γ、中子等射线
2	非密封放射性物质	可产生 α、β、γ 射线或中子
3	X 射线装置(含 CT 机)产生的电离辐射	X 射线
4	加速器产生的电离辐射	可产生电子射线、X 射线、质子、重离子、中子以及感生放射性等
5	中子发生器产生的电离辐射	主要是中子、γ 射线等
6	氡及其短寿命子体	限于矿工高氡暴露
7	铀及其化合物	
8	以上未提及的可导致职业病的其他放射性因素	

五、生物因素

序号	名　称	备　注
1	艾滋病病毒	限于医疗卫生人员及人民警察
2	布鲁氏菌	
3	伯氏疏螺旋体	
4	森林脑炎病毒	
5	炭疽芽孢杆菌	
6	以上未提及的可导致职业病的其他生物因素	

六、其他因素

序号	名　称	备　注
1	金属烟	
2	井下不良作业条件	限于井下工人
3	刮研作业	限于手工刮研作业人员

附录三　建设项目职业病危害风险分类管理目录（2012 年版）

序号	类别名称	严重	较重	一般
一	采矿业			

续表

序号	类别名称	严重	较重	一般
(一)	煤炭开采和洗选业			
1	烟煤和无烟煤开采洗选	√		
2	褐煤开采洗选	√		
3	其他煤采选	√		
(二)	石油和天然气开采业			
1	石油开采	√		
2	高含硫化氢气田开采	√		
3	其他天然气开采		√	
(三)	黑色金属矿采选业			
1	铁矿采选	√		
2	锰矿、铬矿采选	√		
3	其他黑色金属矿采选	√		
(四)	有色金属矿采选业			
1	常用有色金属矿采选	√		
2	贵金属矿采选	√		
3	稀有稀土金属矿采选	√		
(五)	非金属矿采选业			
1	土砂石开采	√		
2	化学矿开采	√		
3	采盐(井工开采)	√		
4	采盐(其他方式)		√	
5	石棉及其他非金属矿采选	√		
6	石英砂开采及加工	√		
(六)	其他采矿业		√	
二	制造业			
(一)	农副食品加工业			
1	谷物磨制		√	
2	饲料加工		√	
3	植物油加工			√
4	制糖业			√
5	屠宰及肉类加工		√	
(二)	食品制造业			√
(三)	酒制造业		√	
(四)	烟草制品业		√	
(五)	纺织业			
1	棉纺织及印染精加工		√	
2	毛纺织及染整精加工		√	

续表

序号	类别名称	严重	较重	一般
3	麻纺织及染整精加工		√	
4	丝绢纺织及印染精加工		√	
5	化纤织造及印染精加工		√	
6	家用纺织制成品制造			√
(六)	纺织服装、服饰业			√
(七)	皮革、毛皮、羽毛及其制品和制鞋业			
1	皮革鞣制加工	√		
2	皮革制品制造	√		
3	毛皮鞣制及制品加工	√		
4	羽毛(绒)加工及制品制造		√	
5	制鞋业	√		
(八)	木材加工和木制品业			
1	木材加工		√	
2	人造板制造	√		
3	木制品制造			√
(九)	家具制造业			
1	木质家具制造	√		
2	竹、藤家具制造		√	
3	金属家具制造		√	
(十)	造纸和纸制品业			
1	纸浆制造	√		
2	造纸		√	
3	纸制品制造			√
(十一)	印刷业		√	
(十二)	石油加工、炼焦和核燃料加工业			
1	精炼石油产品制造	√		
2	炼焦	√		
3	核燃料加工	√		
(十三)	化学原料和化学制品制造业			
1	基础化学原料制造	√		
2	肥料制造	√		
3	农药制造	√		
4	涂料、油墨、颜料及类似产品制造	√		
5	合成材料制造	√		
6	专用化学产品制造	√		
7	炸药、火工及焰火产品制造	√		
8	日用化学产品制造		√	

序号	类别名称	严重	较重	一般
（十四）	医药制造业			
1	化学药品原料药制造	√		
2	化学药品制剂制造		√	
3	中药饮片加工		√	
4	中成药生产		√	
5	兽用药品制造		√	
6	生物药品制造		√	
7	卫生材料及医药用品制造			√
（十五）	化学纤维制造业			
1	纤维素纤维原料及纤维制造	√		
2	合成纤维制造	√		
（十六）	橡胶和塑料制品业			
1	橡胶制品业	√		
2	塑料制品业			√
（十七）	非金属矿物制品业			
1	水泥、石灰和石膏制造	√		
2	石膏、水泥制品及类似制品制造	√		
3	砖瓦、石材等建筑材料制造	√		
4	玻璃制造	√		
5	玻璃制品制造	√		
6	玻璃纤维和玻璃纤维增强塑料制品制造	√		
7	陶瓷制品制造	√		
8	耐火材料制品制造	√		
9	石墨及其他非金属矿物制品制造	√		
（十八）	黑色金属冶炼和压延加工业			
1	炼铁	√		
2	炼钢	√		
3	黑色金属铸造	√		
4	钢压延加工		√	
5	铁合金冶炼	√		
（十九）	有色金属冶炼和压延加工业			
1	常用有色金属冶炼	√		
2	贵金属冶炼	√		
3	稀有稀土金属冶炼	√		
4	有色金属合金制造	√		
5	有色金属铸造	√		
6	有色金属压延加工		√	

续表

序号	类别名称	严重	较重	一般
（二十）	金属制品业		√	
（二十一）	通用设备制造业		√	
（二十二）	专用设备制造业		√	
（二十三）	汽车制造业		√	
（二十四）	铁路、船舶、航空航天和其他运输设备制造业		√	
（二十五）	电气机械和器材制造业		√	
（二十六）	计算机、通信和其他电子设备制造业		√	
（二十七）	仪器仪表制造业			√
（二十八）	其他制造业			
1	日用杂品制造			√
2	煤制品制造		√	
3	核辐射加工	√		
4	其他未列明制造业		√	
（二十九）	废弃资源综合利用业			
1	金属废料和碎屑加工处理		√	
2	非金属废料和碎屑加工处理		√	
（三十）	金属制品、机械和设备修理业		√	
三	电力、热力、燃气及水生产和供应业			
（一）	电力、热力生产和供应业			
1	火力发电（燃煤发电）	√		
2	核力发电	√		
3	其他电力生产		√	
4	电力供应			√
5	热力生产和供应		√	
（二）	燃气生产和供应业			
1	燃气生产	√		
2	燃气供应			√
（三）	水的生产和供应业			
1	自来水生产和供应			√
2	污水处理及其再生利用		√	
3	其他水的处理、利用和分配		√	
四	交通运输、仓储业			
（一）	铁路、水上、航空运输业			
1	货运火车站		√	
2	货运港口		√	
3	机场			√
（二）	管道运输业			√

续表

序号	类别名称	严重	较重	一般
(三)	装卸搬运和运输代理业			
1	装卸搬运		√	
(四)	仓储业			
1	谷物、棉花等农产品仓储		√	
2	其他仓储业		√	
五	科学研究和技术服务业			
(一)	研究和试验发展			√
六	水利、环境和公共设施管理业			
(一)	生态保护和环境治理业			
1	固体废物治理		√	
2	危险废物治理	√		
3	放射性废物治理	√		
4	环境卫生管理(生活垃圾处理)		√	
七	居民服务、修理和其他服务业		√	
(一)	居民服务业			
1	洗染服务		√	
(二)	机动车、电子产品和日用产品修理业			
1	汽车、摩托车修理与维护		√	
八	农、林、牧、渔业			
(一)	畜牧业			√

附录四　工作场所空气中化学物质容许浓度

序号	中文名	英文名	化学文摘号 (CAS No.)	OELs/(mg/m³)			备注
				MAC	PC-TWA	PC-STEL	
1	安妥	Antu	86-88-4	—	0.3	—	—
2	氨	Ammonia	7664-41-7	—	20	30	—
3	2-氨基吡啶	2-Aminopyridine	504-29-0	—	2	—	皮 d
4	氨基磺酸铵	Ammonium sulfamate	7773-06-0	—	6	—	—
5	氨基氰	Cyanamide	420-04-2	—	2	—	—
6	奥克托今	Octogen	2691-41-0	—	2	4	—
7	巴豆醛	Crotonaldehyde	4170-30-3	12	—	—	—
8	百草枯	Paraquat	4685-14-7	—	0.5	—	—
9	百菌清	Chlorothalonile	1897-45-6	1	—	—	G2Bc
10	钡及其可溶性化合物(按Ba计)	Barium and soluble compounds, as Ba	7440-39-3(Ba)	—	0.5	1.5	—
11	倍硫磷	Fenthion	55-38-9	—	0.2	0.3	皮
12	苯	Benzene	71-43-2	—	6	10	皮,G1a

续表

序号	中文名	英文名	化学文摘号 (CAS No.)	OELs/(mg/m³)			备注
				MAC	PC-TWA	PC-STEL	
13	苯胺	Aniline	62-53-3	—	3	—	皮
14	苯基醚(二苯醚)	Phenyl ether	101-84-8	—	7	14	—
15	苯硫磷	EPN	2104-64-5	—	0.5	—	皮
16	苯乙烯	Styrene	100-42-5	—	50	100	皮,G2B
17	吡啶	Pyridine	110-86-1	—	4	—	—
18	苄基氯	Benzyl chloride	100-44-7	5	—	—	G2Ab
19	丙醇	Propyl alcohol	71-23-8	—	200	300	—
20	丙酸	Propionic acid	79-09-4	—	30	—	—
21	丙酮	Acetone	67-64-1	—	300	450	—
22	丙酮氰醇(按CN计)	Acetone cyanohydrin, as CN	75-86-5	3	—	—	皮
23	丙烯醇	Allyl alcohol	107-18-6	—	2	3	皮
24	丙烯腈	Acrylonitrile	107-13-1	—	1	2	皮,G2B
25	丙烯醛	Acrolein	107-02-8	0.3	—	—	皮
26	丙烯酸	Acrylic acid	79-10-7	—	6	—	皮
27	丙烯酸甲酯	Methyl acrylate	96-33-3	—	20	—	皮,敏e
28	丙烯酸正丁酯	n-Butyl acrylate	141-32-2	—	25	—	敏
29	丙烯酰胺	Acrylamide	79-06-1	—	0.3	—	皮,G2A
30	草酸	Oxalic acid	144-62-7	—	1	2	—
31	重氮甲烷	Diazomethane	334-88-3	—	0.35	0.7	—
32	抽余油(60～220℃)	Raffinate(60～220℃)		—	300	—	—
33	臭氧	Ozone	10028-15-6	0.3	—	—	—
34	滴滴涕(DDT)	Dichlorodiphenyltrichloroethane(DDT)	50-29-3	—	0.2	—	G2B
35	敌百虫	Trichlorfon	52-68-6	—	0.5	1	—
36	敌草隆	Diuron	330-54-1	—	10	—	—
37	碲化铋(按Bi₂Te₃计)	Bismuth telluride, as Bi₂Te₃	1304-82-1	—	5	—	—
38	碘	Iodine	7553-56-2	1	—	—	—
39	碘仿	Iodoform	75-47-8	—	10	—	—
40	碘甲烷	Methyl iodide	74-88-4	—	10	—	皮
41	叠氮酸蒸气	Hydrazoic acid vapor	7782-79-8	0.2	—	—	—
42	叠氮化钠	Sodium azide	26628-22-8	0.3	—	—	—
43	丁醇	Butyl alcohol	71-36-3	—	100	—	—
44	1,3-丁二烯	1,3-Butadiene	106-99-0	—	5	—	G2A
45	丁醛	Butylaldehyde	123-72-8	—	5	10	—
46	丁酮	Methyl ethyl ketone	78-93-3	—	300	600	—
47	丁烯	Butylene	25167-67-3	—	100	—	—
48	毒死蜱	Chlorpyrifos	2921-88-2	—	0.2	—	皮
49	对苯二甲酸	Terephthalic acid	100-21-0	—	8	15	—
50	对二氯苯	p-Dichlorobenzene	106-46-7	—	30	60	G2B

续表

序号	中文名	英文名	化学文摘号 (CAS No.)	OELs/(mg/m³)			备注
				MAC	PC-TWA	PC-STEL	
51	对茴香胺	p-Anisidine	104-94-9	—	0.5	—	皮
52	对硫磷	Parathion	56-38-2	—	0.05	0.1	皮
53	对叔丁基甲苯	p-Tert-butyltoluene	98-51-1	—	6	—	—
54	对硝基苯胺	p-Nitroaniline	100-01-6	—	3	—	皮
55	对硝基氯苯	p-Nitrochlorobenzene	100-00-5	—	0.6	—	皮
56	多次甲基多苯基多异氰酸酯	Polymetyhlene polyphenyl isocyanate(PMPPI)	57029-46-6	—	0.3	0.5	—
57	二苯胺	Diphenylamine	122-39-4	—	10	—	—
58	二苯基甲烷二异氰酸酯	Diphenylmethane diisocyanate	101-68-8	—	0.05	0.1	—
59	二丙二醇甲醚	Dipropylene glycol methyl ether	34590-94-8	—	600	900	皮
60	2-N-二丁氨基乙醇	2-N-Dibutylaminoethanol	102-81-8	—	4	—	皮
61	二噁烷	1,1,4-Dioxane	123-91-1	—	70	—	皮,G2B
62	二氟氯甲烷	Chlorodifluoromethane	75-45-6	—	3500	—	—
63	二甲胺	Dimethylamine	124-40-3	—	5	10	—
64	二甲苯(全部异构体)	Xylene(all isomers)	1330-20-7; 95-47-6; 108-38-3	—	50	100	—
65	二甲基苯胺	Dimethylanilne	121-69-7	—	5	10	皮
66	1,3-二甲基丁基醋酸酯(乙酸仲己酯)	1,3-Dimethylbutyl acetate (sec-hexylacetate)	108-84-9	—	300	—	—
67	二甲基二氯硅烷	Dimethyl dichlorosilane	75-78-5	2	—	—	—
68	二甲基甲酰胺	Dimethylformamide(DMF)	68-12-2	—	20	—	皮
69	3,3-二甲基联苯胺	3,3-Dimethylbenzidine	119-93-7	0.02	—	—	皮,G2B
70	N,N-二甲基乙酰胺	Dimethyl acetamide	127-19-5	—	20	—	皮
71	二聚环戊二烯	Dicyclopentadiene	77-73-6	—	25	—	—
72	二硫化碳	Carbon disulfide	75-15-0	—	5	10	皮
73	1,1-二氯-1-硝基乙烷	1,1-Dichloro-1-nitroethane	594-72-9	—	12	—	—
74	1,3-二氯丙醇	1,3-Dichloropropanol	96-23-1	—	5	—	皮
75	1,2-二氯丙烷	1,2-Dichloropropane	78-87-5	—	350	500	—
76	1,3-二氯丙烯	1,3-Dichloropropene	542-75-6	—	4	—	皮,G2B
77	二氯二氟甲烷	Dichlorodifluoromethane	75-71-8	—	5000	—	—
78	二氯甲烷	Dichloromethane	75-09-2	—	200	—	G2B
79	二氯乙炔	Dichloroacetylene	7572-29-4	0.4	—	—	—
80	1,2-二氯乙烷	1,2-Dichloroethane	107-06-2	—	7	15	G2B
81	1,2-二氯乙烯	1,2-Dichloroethylene	540-59-0	—	800	—	—
82	二缩水甘油醚	Diglycidyl ether	2238-07-5	—	0.5	—	—
83	二硝基苯(全部异构体)	Dinitrobenzene(all isomers)	528-29-0; 99-65-0; 100-25-4	—	1	—	皮

续表

序号	中文名	英文名	化学文摘号 (CAS No.)	OELs/(mg/m³)			备注
				MAC	PC-TWA	PC-STEL	
84	二硝基甲苯	Dinitrotoluene	25321-14-6	—	0.2	—	皮,G2B (2,4-二 硝基甲 苯;2,6- 二硝基 甲苯)
85	4,6-二硝基邻苯甲酚	4,6-Dinitro-o-cresol	534-52-1	—	0.2	—	皮
86	二硝基氯苯	Dinitrochlorobenzene	25567-67-3	—	0.6	—	皮
87	二氧化氮	Nitrogen dioxide	10102-44-0	—	5	10	—
88	二氧化硫	Sulfur dioxide	7446-09-5	—	5	10	—
89	二氧化氯	Chlorine dioxide	10049-04-4	—	0.3	0.8	—
90	二氧化碳	Carbon dioxide	124-38-9	—	9000	18000	—
91	二氧化锡(按 Sn 计)	Tin dioxide,as Sn	1332-29-2		2		—
92	2-二乙氨基乙醇	2-Diethylaminoethanol	100-37-8	—	50	—	皮
93	二亚乙基三胺	Diethylene triamine	111-40-0		4		皮
94	二乙基甲酮	Diethyl ketone	96-22-0	—	700	900	—
95	二乙烯基苯	Divinyl benzene	1321-74-0	—	50	—	—
96	二异丁基甲酮	Diisobutyl ketone	108-83-8	—	145		—
97	二异氰酸甲苯酯(TDI)	Toluene-2,4-diisocyanate (TDI)	584-84-9	—	0.1	0.2	敏,G2B
98	二月桂酸二丁基锡	Dibutyltin dilaurate	77-58-7	—	0.1	0.2	皮
99	钒及其化合物(按 V 计) 五氧化二钒烟尘 钒铁合金尘	Vanadium and compounds,as V Vanadium pentoxide fume,dust Ferrovanadium alloy dust	7440-62-6(V)	— —	0.05 1	— —	— —
100	酚	Phenol	108-95-2	—	10		皮
101	呋喃	Furan	110-00-9	—	0.5	—	G2B
102	氟化氢(按 F 计)	Hydrogen fluoride, as F	7664-39-3	2	—	—	—
103	氟化物(不含氟化氢)(按 F 计)	Fluorides(except HF), as F		—	2	—	—
104	锆及其化合物(按 Zr 计)	Zirconium and compounds, as Zr	7440-67-7(Zr)		5	10	—
105	镉及其化合物(按 Cd 计)	Cadmium and compounds, as Cd	7440-43-9(Cd)	—	0.01	0.02	G1
106	汞-金属汞(蒸气)	Mercury metal(vapor)	7439-97-6	—	0.02	0.04	皮
107	汞-有机汞化合物(按 Hg 计)	Mercury organic compounds, as Hg			0.01	0.03	皮
108	钴及其氧化物(按 Co 计)	Cobalt and oxides, as Co	7440-48-4(Co)	—	0.05	0.1	G2B
109	光气	Phosgene	75-44-5	0.5	—	—	—
110	癸硼烷	Decaborane	17702-41-9	—	0.25	0.75	皮
111	过氧化苯甲酰	Benzoyl peroxide	94-36-0	—	5	—	—
112	过氧化氢	Hydrogen peroxide	7722-84-1	—	1.5	—	—

序号	中文名	英文名	化学文摘号 (CAS No.)	OELs/(mg/m³)			备注
				MAC	PC-TWA	PC-STEL	
113	环己胺	Cyclohexylamine	108-91-8	—	10	20	—
114	环己醇	Cyclohexanol	108-93-0	—	100	—	皮
115	环己酮	Cyclohexanone	108-94-1	—	50	—	皮
116	环己烷	Cyclohexane	110-82-7	—	250	—	—
117	环氧丙烷	Propylene Oxide	75-56-9	—	5	—	敏,G2B
118	环氧氯丙烷	Epichlorohydrin	106-89-8	—	1	2	皮,G2A
119	环氧乙烷	Ethylene oxide	75-21-8	—	2	—	G1
120	黄磷	Yellow phosphorus	7723-14-0	—	0.05	0.1	—
121	己二醇	Hexylene glycol	107-41-5	100	—	—	—
122	1,6-己二异氰酸酯	Hexamethylene diisocyanate	822-06-0	—	0.03	—	—
123	己内酰胺	Caprolactam	105-60-2	—	5	—	—
124	2-己酮	2-Hexanone	591-78-6	—	20	40	皮
125	甲拌磷	Thimet	298-02-2	0.01	—	—	皮
126	甲苯	Toluene	108-88-3	—	50	100	皮
127	N-甲苯胺	N-Methyl aniline	100-61-8	—	2	—	皮
128	甲醇	Methanol	67-56-1	—	25	50	皮
129	甲酚(全部异构体)	Cresol(all isomers)	1319-77-3; 95-48-7; 108-39-4; 106-44-5	—	10	—	皮
130	甲基丙烯腈	Methylacrylonitrile	126-98-7	—	3	—	皮
131	甲基丙烯酸	Methacrylic acid	79-41-4	—	70	—	—
132	甲基丙烯酸甲酯	Methyl methacrylate	80-62-6	—	100	—	敏
133	甲基丙烯酸 缩水甘油酯	Glycidyl methacrylate	106-91-2	5	—	—	—
134	甲基肼	Methyl hydrazine	60-34-4	0.08	—	—	皮
135	甲基内吸磷	Methyl demeton	8022-00-2	—	0.2	—	皮
136	18-甲基炔诺酮(炔诺孕酮)	18-Methyl norgestrel	6533-00-2	—	0.5	2	—
137	甲硫醇	Methyl mercaptan	74-93-1	—	1	—	—
138	甲醛	Formaldehyde	50-00-0	0.5	—	—	敏,G1
139	甲酸	Formic acid	64-18-6	—	10	20	—
140	甲氧基乙醇	2-Methoxyethanol	109-86-4	—	15	—	皮
141	甲氧氯	Methoxychlor	72-43-5	—	10	—	—
142	间苯二酚	Resorcinol	108-46-3	—	20	—	—
143	焦炉逸散物(按苯溶物计)	Coke oven emissions, as benzene soluble matter		—	0.1	—	G1
144	肼	Hydrazine	302-01-2	—	0.06	0.13	皮,G2B
145	久效磷	Monocrotophos	6923-22-4	—	0.1	—	皮
146	糠醇	Furfuryl alcohol	98-00-0	—	40	60	皮
147	糠醛	Furfural	98-01-1	—	5	—	皮
148	可的松	Cortisone	53-06-5	—	1	—	—

续表

序号	中文名	英文名	化学文摘号 （CAS No.）	OELs/（mg/m³）			备注
				MAC	PC-TWA	PC-STEL	
149	苦味酸	Picric acid	88-89-1	—	0.1	—	—
150	乐果	Rogor	60-51-5	—	1	—	皮
151	联苯	Biphenyl	92-52-4	—	1.5	—	—
152	邻苯二甲酸二丁酯	Dibutyl phthalate	84-74-2	—	2.5	—	—
153	邻苯二甲酸酐	Phthalic anhydride	85-44-9	1	—	—	敏
154	邻二氯苯	o-Dichlorobenzene	95-50-1	—	50	100	—
155	邻茴香胺	o-Anisidine	90-04-0	—	0.5	—	皮,G2B
156	邻氯苯乙烯	o-Chlorostyrene	2038-87-47	—	250	400	—
157	邻氯苄叉丙二腈	o-Chlorobenzylidene malononitrile	2698-41-1	0.4	—	—	皮
158	邻仲丁基苯酚	o-sec-Butylphenol	89-72-5	—	30	—	皮
159	磷胺	Phosphamidon	13171-21-6	—	0.02	—	皮
160	磷化氢	Phosphine	7803-51-2	0.3	—	—	—
161	磷酸	Phosphoric acid	7664-38-2	—	1	3	—
162	磷酸二丁基苯酯	Dibutyl phenyl phosphate	2528-36-1	—	3.5	—	皮
163	硫化氢	Hydrogen sulfide	7783-06-4	10	—	—	—
164	硫酸钡（按 Ba 计）	Barium sulfate, as Ba	7727-43-7	—	10	—	—
165	硫酸二甲酯	Dimethyl sulfate	77-78-1	—	0.5	—	皮,G2A
166	硫酸及三氧化硫	Sulfuric acid and sulfur trioxide	7664-93-9	—	1	2	G1
167	硫酰氟	Sulfuryl fluoride	2699-79-8	—	20	40	—
168	六氟丙酮	Hexafluoroacetone	684-16-2	—	0.5	—	皮
169	六氟丙烯	Hexafluoropropylene	116-15-4	—	4	—	—
170	六氟化硫	Sulfur hexafluoride	2551-62-4	—	6000	—	—
171	六六六	Hexachlorocyclohexane	608-73-1	—	0.3	0.5	G2B
172	γ-六六六	γ-Hexachlorocyclohexane	58-89-9	—	0.05	0.1	皮,G2B
173	六氯丁二烯	Hexachlorobutadine	87-68-3	—	0.2	—	皮
174	六氯环戊二烯	Hexachlorocyclopentadiene	77-47-4	—	0.1	—	—
175	六氯萘	Hexachloronaphthalene	1335-87-1	—	0.2	—	皮
176	六氯乙烷	Hexachloroethane	67-72-1	—	10	—	皮,G2B
177	氯	Chlorine	7782-50-5	1	—	—	—
178	氯苯	Chlorobenzene	108-90-7	—	50	—	—
179	氯丙酮	Chloroacetone	78-95-5	4	—	—	皮
180	氯丙烯	Allyl chloride	107-05-1	—	2	4	—
181	β-氯丁二烯	Chloroprene	126-99-8	—	4	—	皮,G2B
182	氯化铵烟	Ammonium chloride fume	12125-02-9	—	10	20	—
183	氯化苦	Chloropicrin	76-06-2	1	—	—	—
184	氯化氢及盐酸	Hydrogen chloride and chlorhydric acid	7647-01-0	7.5	—	—	—
185	氯化氰	Cyanogen chloride	506-77-4	0.75	—	—	—
186	氯化锌烟	Zinc chloride fume	7646-85-7	—	1	2	—

续表

序号	中文名	英文名	化学文摘号 (CAS No.)	OELs/(mg/m³)			备注
				MAC	PC-TWA	PC-STEL	
187	氯甲甲醚	Chloromethyl methyl ether	107-30-2	0.005	—	—	G1
188	氯甲烷	Methyl chloride	74-87-3	—	60	120	皮
189	氯联苯(54%氯)	Chlorodiphenyl(54%Cl)	11097-69-1	—	0.5	—	皮,G2A
190	氯萘	Chloronaphthalene	90-13-1	—	0.5	—	皮
191	氯乙醇	Ethylene chlorohydrin	107-07-3	2	—	—	皮
192	氯乙醛	Chloroacetaldehyde	107-20-0	3	—	—	—
193	氯乙酸	Chloroacetic acid	79-11-8	2	—	—	皮
194	氯乙烯	Vinyl chloride	75-01-4	—	10	—	G1
195	α-氯乙酰苯	α-Chloroacetophenone	532-27-4	—	0.3	—	—
196	氯乙酰氯	Chloroacetyl chloride	79-04-9	—	0.2	0.6	皮
197	马拉硫磷	Malathion	121-75-5	—	2	—	皮
198	马来酸酐	Maleic anhydride	108-31-6	—	1	2	敏
199	吗啉	Morpholine	110-91-8	—	60	—	皮
200	煤焦油沥青挥发物(按苯溶物计)	Coal tar pitch volatiles, as Benzene soluble matters	65996-93-2	—	0.2	—	G1
201	锰及其无机化合物(按MnO₂计)	Manganese and inorganic compounds, as MnO₂	7439-96-5(Mn)	—	0.15	—	—
202	钼及其化合物(按Mo计) 钼,不溶性化合物 可溶性化合物	Molybdeum and compounds, as Mo Molybdeum and insoluble compounds soluble compounds	7439-98-7(Mo)	— 	 6 4	— 	—
203	内吸磷	Demeton	8065-48-3	—	0.05	—	皮
204	萘	Naphthalene	91-20-3	—	50	75	皮,G2B
205	2-萘酚	2-Naphthol	2814-77-9	—	0.25	0.5	—
206	萘烷	Decalin	91-17-8	—	60	—	—
207	尿素	Urea	57-13-6	—	5	10	—
208	镍及其无机化合物(按Ni计) 金属镍与难溶性镍化合物 可溶性镍化合物	Nickel and inorganic compounds,as Ni Nickelmetal and insoluble compounds Soluble nickel compounds	7440-02-0(Ni)	 	 1 0.5	 — —	G1(镍化合物), G2B(金属镍和镍合金)
209	铍及其化合物(按Be计)	Beryllium and compounds, as Be	7440-41-7(Be)	—	0.0005	0.001	G1
210	偏二甲基肼	Unsymmetric dimethylhydrazine	57-14-7	—	0.5	—	皮,G2B
211	铅及其无机化合物(按Pb计) 铅尘 铅烟	Lead and inorganic Compounds, as Pb Lead dust Lead fume	7439-92-1(Pb)	 — —	 0.05 0.03	 — —	G2B(铅), G2A(铅的无机化合物)
212	氢化锂	Lithium hydride	7580-67-8	—	0.025	0.05	—
213	氢醌	Hydroquinone	123-31-9	—	1	2	—

续表

序号	中文名	英文名	化学文摘号 (CAS No.)	OELs/(mg/m³)			备注
				MAC	PC-TWA	PC-STEL	
214	氢氧化钾	Potassium hydroxide	1310-58-3	2	—	—	—
215	氢氧化钠	Sodium hydroxide	1310-73-2	2	—	—	—
216	氢氧化铯	Cesium hydroxide	21351-79-1	—	2	—	—
217	氰氨化钙	Calcium cyanamide	156-62-7	—	1	3	—
218	氰化氢(按CN计)	Hydrogen cyanide, as CN	74-90-8	1	—	—	皮
219	氰化物(按CN计)	Cyanides, as CN	460-19-5(CN)	1	—	—	皮
220	氰戊菊酯	Fenvalerate	51630-58-1	—	0.05	—	皮
221	全氟异丁烯	Perfluoroisobutylene	382-21-8	0.08	—	—	—
222	壬烷	Nonane	111-84-2	—	500	—	—
223	溶剂汽油	Solvent gasolines		—	300	—	—
224	乳酸正丁酯	*n*-Butyl lactate	138-22-7	—	25	—	—
225	三次甲基三硝基胺(黑索今)	Cyclonite(RDX)	121-82-4	—	1.5	—	皮
226	三氟化氯	Chlorine trifluoride	7790-91-2	0.4	—	—	—
227	三氟化硼	Boron trifluoride	7637-07-2	3	—	—	—
228	三氟甲基次氟酸酯	Trifluoromethyl hypofluorite		0.2	—	—	—
229	三甲苯磷酸酯	Tricresyl phosphate	1330-78-5	—	0.3	—	皮
230	1,2,3-三氯丙烷	1,2,3-Trichloropropane	96-18-4	—	60	—	皮,G2A
231	三氯化磷	Phosphorus trichloride	7719-12-2	—	1	2	—
232	三氯甲烷	Trichloromethane	67-66-3	—	20	—	G2B
233	三氯硫磷	Phosphorous thiochloride	3982-91-0	0.5	—	—	—
234	三氯氢硅	Trichlorosilane	10025-28-2	3	—	—	—
235	三氯氧磷	Phosphorus oxychloride	10025-87-3	—	0.3	0.6	—
236	三氯乙醛	Trichloroacetaldehyde	75-87-6	3	—	—	—
237	1,1,1-三氯乙烷	1,1,1-trichloroethane	71-55-6	—	900	—	—
238	三氯乙烯	Trichloroethylene	79-01-6	—	30	—	G2A
239	三硝基甲苯	Trinitrotoluene	118-96-7	—	0.2	0.5	皮
240	三氧化铬、铬酸盐、重铬酸盐(按Cr计)	Chromium trioxide、chromate、dichromate, as Cr	7440-47-3(Cr)	—	0.05	—	G1
241	三乙基氯化锡	Triethyltin chloride	994-31-0	—	0.05	0.1	皮
242	杀螟松	Sumithion	122-14-5	—	1	2	皮
243	砷化氢(胂)	Arsine	7784-42-1	0.03	—	—	G1
244	砷及其无机化合物(按As计)	Arsenic and inorganic compounds, as As	7440-38-2(As)	—	0.01	0.02	G1
245	升汞(氯化汞)	Mercuric chloride	7487-94-7	—	0.025	—	—
246	石蜡烟	Paraffin wax fume	8002-74-2	—	2	4	—
247	石油沥青烟(按苯溶物计)	Asphalt(petroleum)fume, as benzene soluble matter	8052-42-4	—	5	—	G2B
248	双(巯基乙酸)二辛基锡	Bis(marcaptoacetate) dioctyltin	26401-97-8	—	0.1	0.2	—

续表

序号	中文名	英文名	化学文摘号 (CAS No.)	OELs/(mg/m³)			备注
				MAC	PC-TWA	PC-STEL	
249	双丙酮醇	Diacetone alcohol	123-42-2	—	240	—	—
250	双硫仑	Disulfiram	97-77-8	—	2	—	—
251	双氯甲醚	Bis(chloromethyl)ether	542-88-1	0.005	—	—	G1
252	四氯化碳	Carbon tetrachloride	56-23-5	—	15	25	皮,G2B
253	四氯乙烯	Tetrachloroethylene	127-18-4	—	200	—	G2A
254	四氢呋喃	Tetrahydrofuran	109-99-9	—	300	—	—
255	四氢化锗	Germanium tetrahydride	7782-65-2	—	0.6	—	—
256	四溴化碳	Carbon tetrabromide	558-13-4	—	1.5	4	—
257	四乙基铅(按 Pb 计)	Tetraethyl lead, as Pb	78-00-2	—	0.02	—	皮
258	松节油	Turpentine	8006-64-2	—	300	—	—
259	铊及其可溶性化合物(按 Ti 计)	Thallium and soluble compounds, as Ti	7440-28-0(Tl)	—	0.05	0.1	皮
260	钽及其氧化物(按 Ta 计)	Tantalum and oxide,as Ta	7440-25-7(Ta)	—	5	—	—
261	碳酸钠(纯碱)	Sodium carbonate	3313-92-6	—	3	6	—
262	羰基氟	Carbonyl fluoride	353-50-4	—	5	10	—
263	羰基镍(按 Ni 计)	Nickel carbonyl, as Ni	13463-39-3	0.002	—	—	G1
264	锑及其化合物(按 Sb 计)	Antimony and compounds , as Sb	7440-36-0(Sb)	—	0.5	—	—
265	铜(按 Cu 计) 铜尘 铜烟	Copper,as Cu Copper dust Copper fume	7440-50-8	— — —	 1 0.2	— — —	 — —
266	钨及其不溶性化合物(按 W 计)	Tungsten and insoluble compounds, as W	7440-33-7(W)	—	5	10	—
267	五氟氯乙烷	Chloropentafluoroethane	76-15-3	—	5000	—	—
268	五硫化二磷	Phosphorus pentasulfide	1314-80-3	—	1	3	—
269	五氯酚及其钠盐	Pentachlorophenol and sodium salts	87-86-5	—	0.3	—	皮
270	五羰基铁(按 Fe 计)	Iron pentacarbonyl, as Fe	13463-40-6	—	0.25	0.5	—
271	五氧化二磷	Phosphorus pentoxide	1314-56-3	1	—	—	—
272	戊醇	Amyl alcohol	71-41-0	—	100	—	—
273	戊烷(全部异构体)	Pentane(all isomers)	78-78-4; 109-66-0; 463-82-1	—	500	1000	—
274	硒化氢(按 Se 计)	Hydrogen selenide, as Se	7783-07-5	—	0.15	0.3	—
275	硒及其化合物(按 Se 计) (不包括六氟化硒、硒化氢)	Selenium and compounds, as Se (except hexafluoride, hydrogen selenide)	7782-49-2(Se)	—	0.1	—	—
276	纤维素	Cellulose	9004-34-6	—	10	—	—
277	硝化甘油	Nitroglycerine	55-63-0	1	—	—	皮
278	硝基苯	Nitrobenzene	98-95-3	—	2	—	皮,G2B
279	硝基丙烷	1-Nitropropane	108-03-2	—	90	—	—

续表

序号	中文名	英文名	化学文摘号 (CAS No.)	OELs/(mg/m³)			备注
				MAC	PC-TWA	PC-STEL	
280	硝基丙烷	2-Nitropropane	79-46-9	—	30	—	G2B
281	硝基甲苯(全部异构体)	Nitrotoluene(all isomers)	88-72-2; 99-08-1; 99-99-0	—	10	—	皮
282	硝基甲烷	Nitromethane	75-52-5	—	50	—	G2B
283	硝基乙烷	Nitroethane	79-24-3	—	300	—	—
284	辛烷	Octane	111-65-9	—	500	—	—
285	溴	Bromine	7726-95-6	—	0.6	2	—
286	溴化氢	Hydrogen bromide	10035-10-6	10	—	—	—
287	溴甲烷	Methyl bromide	74-83-9	—	2	—	皮
288	溴氰菊酯	Deltamethrin	52918-63-5	—	0.03	—	—
289	氧化钙	Calcium oxide	1305-78-8	—	2	—	—
290	氧化镁烟	Magnesium oxide fume	1309-48-4	—	10	—	—
291	氧化锌	Zinc oxide	1314-13-2	—	3	5	—
292	氧乐果	Omethoate	1113-02-6	—	0.15	—	皮
293	液化石油气	Liquified petroleum gas (L. P. G.)	68476-85-7	—	1000	1500	—
294	一甲胺	Monomethylamine	74-89-5	—	5	10	—
295	一氧化氮	Nitric oxide(Nitrogen monoxide)	10102-43-9	—	15	—	—
296	一氧化碳 非高原 高 原 海拔 2000～3000m 海拔＞3000m	Carbon monoxide not in high altitude area In high altitude area 2000～3000m ＞3000m	630-08-0	— 20 15	20	30	—
297	乙胺	Ethylamine	75-04-7	—	9	18	皮
298	乙苯	Ethyl benzene	100-41-4	—	100	150	G2B
299	乙醇胺	Ethanolamine	141-43-5	—	8	15	—
300	乙二胺	Ethylenediamine	107-15-3	—	4	10	皮
301	乙二醇	Ethylene glycol	107-21-1	—	20	40	—
302	乙二醇二硝酸酯	Ethylene glycol dinitrate	628-96-6	—	0.3	—	皮
303	乙酐	Acetic anhydride	108-24-7	—	16	—	—
304	N-乙基吗啉	N-Ethylmorpholine	100-74-3	—	25	—	皮
305	乙基戊基甲酮	Ethyl amyl ketone	541-85-5	—	130	—	—
306	乙腈	Acetonitrile	75-05-8	—	30	—	皮
307	乙硫醇	Ethyl mercaptan	75-08-1	—	1	—	—
308	乙醚	Ethyl ether	60-29-7	—	300	500	—
309	乙硼烷	Diborane	19287-45-7	—	0.1	—	—
310	乙醛	Acetaldehyde	75-07-0	45	—	—	G2B
311	乙酸	Acetic acid	64-19-7	—	10	20	—
312	2-甲氧基乙基乙酸酯	2-Methoxyethyl acetate	110-49-6	—	20	—	皮

续表

序号	中文名	英文名	化学文摘号 (CAS No.)	OELs/(mg/m³)			备注
				MAC	PC-TWA	PC-STEL	
313	乙酸丙酯	Propyl acetate	109-60-4	—	200	300	—
314	乙酸丁酯	Butyl acetate	123-86-4	—	200	300	—
315	乙酸甲酯	Methyl acetate	79-20-9	—	200	500	—
316	乙酸戊酯(全部异构体)	Amyl acetate(all isomers)	628-63-7	—	100	200	—
317	乙酸乙烯酯	Vinyl acetate	108-05-4	—	10	15	G2B
318	乙酸乙酯	Ethyl acetate	141-78-6	—	200	300	—
319	乙烯酮	Ketene	463-51-4	—	0.8	2.5	—
320	乙酰甲胺磷	Acephate	30560-19-1	—	0.3	—	皮
321	乙酰水杨酸(阿司匹林)	Acetylsalicylic acid(aspirin)	50-78-2	—	5	—	—
322	2-乙氧基乙醇	2-Ethoxyethanol	110-80-5	—	18	36	皮
323	2-乙氧基 乙基乙酸酯	2-Ethoxyethyl acetate	111-15-9	—	30	—	皮
324	钇及其化合物(按 Y 计)	Yttrium and compounds(as Y)	7440-65-5	—	1	—	—
325	异丙胺	Isopropylamine	75-31-0	—	12	24	—
326	异丙醇	Isopropyl alcohol(IPA)	67-63-0	—	350	700	—
327	N-异丙基苯胺	N-Isopropylaniline	768-52-5	—	10	—	皮
328	异稻瘟净	Kitazin o-p	26087-47-8	—	2	5	皮
329	异佛尔酮	Isophorone	78-59-1	30	—	—	—
330	异佛尔酮 二异氰酸酯	Isophorone diisocyanate (IPDI)	4098-71-9	—	0.05	0.1	—
331	异氰酸甲酯	Methyl isocyanate	624-83-9	—	0.05	0.08	皮
332	异亚丙基丙酮	Mesityl oxide	141-79-7	—	60	100	—
333	铟及其化合物(按 In 计)	Indium and compounds, as In	7440-74-6(In)	—	0.1	0.3	—
334	茚	Indene	95-13-6	—	50	—	—
335	正丁胺	n-Butylamine	109-73-9	15	—	—	皮
336	正丁基硫醇	n-Butyl mercaptan	109-79-5	—	2	—	—
337	正丁基缩水甘油醚	n-Butyl glycidyl ether	2426-08-6	—	60	—	—
338	正庚烷	n-Heptane	142-82-5	—	500	1000	—
339	正己烷	n-Hexane	110-54-3	—	100	180	皮

附录五　工作场所空气中粉尘容许浓度

工作场所空气中粉尘容许浓度见附录五。

序号	中文名	英文名	化学文摘号 (CAS No.)	PC-TWA/(mg/m³)		备注
				总尘	呼尘	
1	白云石粉尘	Dolomite dust		8	4	—
2	玻璃钢粉尘	Fiberglass reinforced plastic dust		3		—
3	茶尘	Tea dust		2		—
4	沉淀 SiO₂(白炭黑)	Precipitated silica dust	112926-00-8	5		—

续表

序号	中文名	英文名	化学文摘号（CAS No.）	PC-TWA /(mg/m³) 总尘	呼尘	备注
5	大理石粉尘	Marble dust	1317-65-3	8	4	—
6	电焊烟尘	Welding fume		4	—	G2B
7	二氧化钛粉尘	Titanium dioxide dust	13463-67-7	8	—	—
8	沸石粉尘	Zeolite dust		5	—	—
9	酚醛树脂粉尘	Phenolic aldehyde resin dust		6	—	—
10	谷物粉尘（游离 SiO₂ 含量＜10%）	Grain dust（free SiO₂＜10%）		4	—	—
11	硅灰石粉尘	Wollastonite dust	13983-17-0	5	—	—
12	硅藻土粉尘（游离 SiO₂ 含量＜10%）	Diatomite dust(free SiO₂＜10%)	61790-53-2	6	—	—
13	滑石粉尘（游离 SiO₂ 含量＜10%）	Talc dust（free SiO₂＜10%）	14807-96-6	3	1	—
14	活性炭粉尘	Active carbon dust	64365-11-3	5	—	—
15	聚丙烯粉尘	Polypropylene dust		5	—	—
16	聚丙烯腈纤维粉尘	Polyacrylonitrile fiber dust		2	—	—
17	聚氯乙烯粉尘	Polyvinyl chloride（PVC）dust	9002-86-2	5	—	—
18	聚乙烯粉尘	Polyethylene dust	9002-88-4	5	—	—
19	铝尘 铝金属、铝合金粉尘 氧化铝粉尘	Aluminum dust Metal & alloys dust Aluminium oxide dust	7429-90-5	3 4	— —	— —
20	麻尘（游离 SiO₂ 含量＜10%） 亚麻 黄麻 苎麻	Flax, jute and ramie dusts（free SiO₂＜10%） Flax Jute Ramie		1.5 2 3	— — — —	— — — —
21	煤尘（游离 SiO₂ 含量＜10%）	Coal dust（free SiO₂＜10%）		4	2.5	—
22	棉尘	Cotton dust		1	—	—
23	木粉尘	Wood dust		3	—	G1
24	凝聚 SiO₂ 粉尘	Condensed silica dust		1.5	0.5	—
25	膨润土粉尘	Bentonite dust	1302-78-9	6	—	—
26	皮毛粉尘	Fur dust		8	—	—
27	人造玻璃质纤维 玻璃棉粉尘 矿渣棉粉尘 岩棉粉尘	Man-made vitreous fiber Fibrous glass dust Slag wool dust Rock wool dust		3 3 3	— — —	— — —
28	桑蚕丝尘	Mulberry silk dust		8	—	—
29	砂轮磨尘	Grinding wheel dust		8	—	—
30	石膏粉尘	Gypsum dust	10101-41-4	8	4	—
31	石灰石粉尘	Limestone dust	1317-65-3	8	4	—
32	石棉（石棉含量＞10%） 粉尘 纤维	Asbestos(Asbestos＞10%)dust Asbestos fibre	1332-21-4	0.8 0.8f/mL	— —	G1

序号	中文名	英文名	化学文摘号 （CAS No.）	PC-TWA/(mg/m³)		备注
				总尘	呼尘	
33	石墨粉尘	Graphite dust	7782-42-5	4	2	—
34	水泥粉尘（游离 SiO₂ 含量＜10%）	Cement dust（free SiO₂＜10%）		4	1.5	—
35	炭黑粉尘	Carbon black dust	1333-86-4	4	—	G2B
36	碳化硅粉尘	Silicon carbide dust	409-21-2	8	4	—
37	碳纤维粉尘	Carbon fiber dust		3	—	—
38	硅尘 10%≤游离 SiO₂含量≤50% 50%＜游离 SiO₂含量≤80% 游离 SiO₂含量＞80%	Silica dust 10%≤free SiO₂≤50% 50%＜free SiO₂≤80% free SiO₂＞80%	14808-60-7	1 0.7 0.5	0.7 0.3 0.2	G1 （结晶型）
39	稀土粉尘（游离 SiO₂ 含量＜10%）	Rare-earth dust（free SiO₂＜10%）		2.5	—	—
40	洗衣粉混合尘	Detergent mixed dust		1	—	—
41	烟草尘	Tobacco dust		2	—	—
42	萤石混合性粉尘	Fluorspar mixed dust		1	0.7	—
43	云母粉尘	Mica dust	12001-26-2	2	1.5	—
44	珍珠岩粉尘	Perlite dust	93763-70-3	8	4	—
45	蛭石粉尘	Vermiculite dust		3	—	—
46	重晶石粉尘	Barite dust	7727-43-7	5	—	—
47	其他粉尘①	Particles not otherwise regulated		8	—	—

　　①指游离 SiO₂低于10%，不含石棉和有毒物质，而尚未制定容许浓度的粉尘。表中列出的各种粉尘（石棉纤维尘除外），凡游离 SiO₂高于10%者，均按硅尘容许浓度对待。

附录六　职业病危害评价通则

1　范围

本标准规定了职业病危害评价的类别、基本原则、内容、程序、方法以及质量控制等基本要求。

本标准适用于可能产生职业病危害的建设项目的职业病危害预评价、职业病危害控制效果评价以及用人单位职业病危害现状评价。

2　规范性引用文件

下列文件对于本文件的应用是必不可少的。凡是注日期的引用文件，仅注日期的版本适用于本文件。凡是不注日期的引用文件，其最新版本（包括所有的修改单）适用于本文件。

GB/T 4200　　　高温作业分级
GB 5083　　　　生产设备安全卫生设计总则
GB/T 11651　　 个体防护装备选用规范
GB/T 12801　　 生产过程安全卫生要求总则
GB/T 16758　　 排风罩的分类及技术条件
GB/T 18664　　 呼吸防护用品的选择、使用与维护
GB 18871　　　 电离辐射防护与辐射源安全基本标准

GB 50187　　　　工业企业总平面设计规范

GBZ 1　　　　　工业企业设计卫生标准

GBZ 2.1　　　　工作场所有害因素职业接触限值　第1部分：化学有害因素

GBZ 2.2　　　　工作场所有害因素职业接触限值　第2部分：物理因素

GBZ 158　　　　工作场所职业病危害警示标识

GBZ 159　　　　工作场所空气中有害物质监测的采样规范

GBZ/T 160　　　工作场所空气有毒物质测定

GBZ/T 181　　　建设项目职业病危害放射防护评价报告编制规范

GBZ 188　　　　职业健康监护技术规范

GBZ/T 189　　　工作场所物理因素测量

GBZ/T 192　　　工作场所空气中粉尘测定

GBZ/T 229.1　　工作场所职业病危害作业分级　第一部分：生产性粉尘

GBZ/T 229.2　　工作场所职业病危害作业分级　第二部分：化学物

3　术语和定义

下列术语和定义适用于本文件。

3.1　职业病危害（occupational hazard）

对从事职业活动的劳动者可能导致职业病及其他健康影响的各种危害。

3.2　职业病危害评价（assessment of occupational hazard）

对建设项目或用人单位的职业病危害因素及其接触水平、职业病防护设施与效果、相关职业病防护措施与效果以及职业病危害因素对劳动者的健康影响情况等做出的综合评价。

3.3　职业病危害因素（occupational hazard factors）

职业活动中影响劳动者健康的、存在于生产工艺过程以及劳动过程和生产环境中的各种危害因素的统称。

3.4　职业病危害作业（operation exposed to occupational hazard）

劳动者在劳动过程中可能接触到职业病危害因素的作业。

3.5　职业病防护设施（facility for control occupational hazard）

消除或者降低工作场所的职业病危害因素的浓度或者强度，预防和减少职业病危害因素对劳动者健康的损害或者影响，保护劳动者健康的设备、设施、装置、构（建）筑物等的总称。

3.6　建设项目（construction project）

新建、扩建、改建建设项目和技术改造、技术引进项目。

3.7　职业病危害预评价（pre-assessment of occupational hazard）

可能产生职业病危害的建设项目，在其可行性论证阶段，对建设项目可能产生的职业病危害因素及其有害性与接触水平、职业病防护设施及应急救援设施等进行的预测性卫生学分析与评价。

3.8　职业病危害控制效果评价（effect-assessment for control of occupational hazard）

建设项目完工后、竣工验收前，对工作场所职业病危害因素及其接触水平、职业病防护设施与措施及其效果等做出的综合评价。

3.9　职业病危害现状评价（status quo assessment of occupational hazard）

对用人单位工作场所职业病危害因素及其接触水平、职业病防护设施及其他职业病防护措施与效果、职业病危害因素对劳动者的健康影响情况等进行的综合评价。

3.10　职业卫生调查（occupational health investigation）

对评价对象的职业卫生管理以及生产过程、劳动过程及工作环境的卫生学调查。

3.11　应急救援设施（first-aid facility）

在工作场所设置的报警装置、辐射剂量测量设备、个人剂量监测设备、现场急救用品、洗眼器、喷淋装置等冲洗设备和强制通风设备，以及应急救援使用的通讯、运输设备等。

3.12　辅助用室（auxiliary room）

评价对象依据其卫生特征状况所设置的工作场所办公室、卫生用室（浴室、存衣室、盥洗室、洗衣房）、生活用室（休息室、食堂、厕所）、妇女卫生室、医务室等。

4　职业病危害评价的类别

4.1　职业病危害评价的分类

根据评价的对象、评价的时机和评价的目的不同，职业病危害评价可分为职业病危害预评价、职业病危害控制效果评价和职业病危害现状评价三类。

4.2　职业病危害预评价

评价的对象为可能产生职业病危害的建设项目；评价的时机为建设项目的可行性论证阶段；评价的依据是有关职业病防治的法律法规、标准以及建设项目的可行性研究报告等；评价的范围是以拟建项目可行性研究报告中提出的建设内容为准；评价的目的是明确建设项目在职业病防治方面的可行性，并为建设项目的职业病危害分类管理以及职业病防护设施的初步设计提供科学依据。

4.3　职业病危害控制效果评价

评价的对象为可能产生职业病危害的建设项目；评价的时机为建设项目完工后、竣工验收前；评价的依据是有关职业病防治的法律法规、标准、职业病防护设施设计以及建设项目试运行阶段的职业卫生实际状况等；评价的范围是以建设项目实施的工程内容为准；评价的目的是明确建设项目的职业病危害程度以及职业病防护设施的效果等，并为政府监管部门对建设项目职业病防护设施竣工验收以及建设单位职业病防治的日常管理提供科学依据。

4.4　职业病危害现状评价

评价的对象为可能存在职业病危害的用人单位；评价的时机为用人单位正常生产期间；评价的依据是有关职业病防治的法律法规、标准以及用人单位从事生产经营活动过程中的职业卫生实际现状等；评价的范围是以用人单位生产经营活动所涉及的内容、场所以及过程等为准；评价的目的是明确用人单位生产经营活动过程中的职业病危害程度以及职业病防护设施和职业卫生管理措施的效果等，并为政府监管部门职业卫生行政许可以及用人单位职业病防治的日常管理提供科学依据。

5　职业病危害评价的基本原则

5.1　贯彻落实预防为主、防治结合的方针。

5.2　遵循科学、公正、客观、真实的原则。

5.3　遵循国家法律法规的有关规定。

6　职业病危害评价的程序

6.1　准备阶段

6.1.1　接受建设单位或用人单位委托、签订评价工作合同。

6.1.2　收集职业病危害评价所需的相关资料并查阅相关文献资料。

6.1.3　开展初步现场调查。

6.1.4　根据需要编制职业病危害评价方案并对方案进行技术审核。

6.1.5　确定职业病危害评价的质量控制措施及要点。

6.2　实施阶段

6.2.1　职业卫生调查与分析（或工程分析、辐射源项分析）。

6.2.2　现场（或类比现场）职业卫生检测与分析以及辐射防护检测与分析，或收集与分析现场（类比现场）职业卫生检测数据。

6.2.3 现场（或类比现场）职业病防护设施、职业健康监护等职业病防护措施调查与分析。

6.2.4 对评价内容进行分析、评价并得出结论，提出对策和建议。

6.3 报告编制阶段

6.3.1 汇总实施阶段获取的各种资料、数据。

6.3.2 完成职业病危害评价报告书的编制。

7 职业病危害评价的内容

7.1 总体布局、生产工艺和设备布局。

7.2 建筑卫生学、辅助用室。

7.3 职业病危害因素及其危害程度。

7.4 职业病防护设施。

7.5 辐射防护措施与评价，辐射防护监测计划与实施等。

7.6 个人使用的职业病防护用品。

7.7 职业健康监护及其处置措施。

7.8 应急救援措施。

7.9 职业卫生管理措施。

7.10 其他应评价的内容。

8 职业病危害评价方法

根据建设项目或用人单位职业病危害特点以及职业病危害评价目的需要等，可采用职业卫生现场调查、职业卫生检测、职业健康检查、类比法、检查表分析法、辐射防护屏蔽计算、职业病危害作业分级等方法进行综合分析、定性和定量评价，必要时可采用其他评价方法。

职业病危害的常用评价方法参见附录 A。

9 职业病危害评价的质量控制

职业病危害评价应符合有关标准的要求，并通过（不限于）下列措施进行质量控制：

9.1 合同评审

在职业病危害评价项目签订合同之前，对其进行评价范围及评价能力的确认，以确保评价机构的资质业务范围以及现有评价专业人员构成能够满足评价项目的需要，并确定是否聘请相关专业的技术专家等。

9.2 评价方案审核

对制定的职业病危害评价方案进行审核，以确保评价组专业人员的构成、评价范围、评价方法以及职业卫生调查与检测等内容，符合评价项目的实际需求以及相关标准的技术要求。

9.3 评价报告审核

对评价报告进行内部审核、技术负责人审核和质量负责人审核的内部三级审核，确保评价报告的规范性与科学性。

附录 A （资料性附录） 职业病危害评价方法

A.1 职业病危害作业分级法

根据作业场所职业病危害因素的检测（类比检测）结果，按照国家有关职业病危害作业分级标准对不同职业病危害作业的危害程度进行分级。

A.2 类比法

通过对与拟评价项目相同或相似工程（项目）的职业卫生调查、工作场所职业病危害因素浓度（强度）检测以及对拟评价项目有关的文件、技术资料的分析，类推拟评价项目的职业病危害因素的种类和危害程度，对职业病危害进行风险评估，预测拟采取的职业病危害防护措施的防护效果。

A.3　检查表分析法

依据国家有关职业卫生的法律、法规和技术规范、标准，以及操作规程、职业病危害事故案例等，通过对拟评价项目的详细分析和研究，列出检查单元、部位、项目、内容、要求等，编制成表，逐项检查符合情况，确定拟评价项目存在的问题、缺陷和潜在危害。

A.4　职业卫生调查法

运用现场观察、文件资料收集与分析、人员沟通等方法，了解调查对象相关卫生信息的过程。职业卫生调查内容主要包括：工程概况、试运行情况、总体布局、生产工艺、生产设备及布局、生产过程中的物料及产品、建筑卫生学、职业病防护设施、个人使用的职业病防护用品、辅助用室、应急救援、职业卫生管理、职业病危害因素以及时空分布、预评价报告与防护设施设计及审查意见的落实情况等。

A.5　职业卫生检测法

A.5.1　职业病危害因素检测

根据检测规范和方法，对化学因素、粉尘、物理因素、生物因素、不良气象条件等进行检测。

A.5.2　职业病防护设施及建筑卫生学检测

根据检测规范和方法，对职业病防护设施的技术参数以及采暖、通风、空气调节、采光照明、微小气候等建筑卫生学内容进行检测。

A.6　职业健康检查法

按照《职业健康监护技术规范》（GBZ 188—2007）等有关规定，对从事职业病危害作业的劳动者进行健康检查，根据健康检查结果评价职业病危害作业的危害程度。

参 考 文 献

[1] 傅梅绮，张良军. 职业卫生 [M]. 北京：化学工业出版社，2008.

[2] 国家安全生产监督管理总局职业安全健康监督管理司，中国安全生产科学研究院. 建设项目职业病危害评价 [M]. 北京：煤炭工业出版社，2013.

[3] 国家安全生产监督管理总局职业安全健康监督管理司，中国安全生产科学研究院. 职业病危害危害因素检测 [M]. 北京：煤炭工业出版社，2013.

[4] 国家安全生产监督管理总局职业安全健康监督管理司，中国安全生产科学研究院. 职业卫生基础知识 [M]. 北京：煤炭工业出版社，2013.

[5] 国家安全生产监督管理总局职业安全健康监督管理司，中国安全生产科学研究院. 典型行业职业病危害评价要点分析 [M]. 北京：煤炭工业出版社，2013.

[6] 张东普. 职业卫生危害因素及控制 [M]. 北京：化学工业出版社，2004.

[7] 张殿印，王纯. 除尘工程设计手册 [M]. 北京：化学工业出版社，2010.

[8] 邢娟娟，陈江，等. 劳动防护用品与应急防护装备实用手册 [M]. 北京：航空工业出版社，2007.

[9] 邵强，胡伟江，张东普. 职业病危害卫生工程控制技术 [M]. 北京：化学工业出版社，2005.

[10] 黎源倩，杨正文. 空气理化检验 [M]. 北京：人民卫生出版社，2000.

[11] 杨乐华，罗普泉，何滔. 建设项目职业病危害评价案例分析 [M]. 北京：化学工业出版社，2006.

[12] 杨乐华. 建设项目职业病危害因素识别 [M]. 北京：化学工业出版社，2006.

[13] 陶雪. 工作场所职业危害因素检测技术 [M]. 北京：中国劳动社会保障出版社，2010.

[14] 刘卓慧. 实验室资质认定工作指南 [M]. 2版. 北京：中国计量出版社，2012.

[15] 陈江. 工作场所职业危害检测检验技术 [M]. 北京：中国劳动社会保障出版社，2012.

[16] 杨乐华. 建设项目职业病危害因素识别 [M]. 北京：化学工业出版社，2006.